葡萄糖女神

4周恢复精力，感觉棒极了！

[法]
杰西·安佐斯佩
Jessie Inchauspé
著

费高扬 黄少安
译

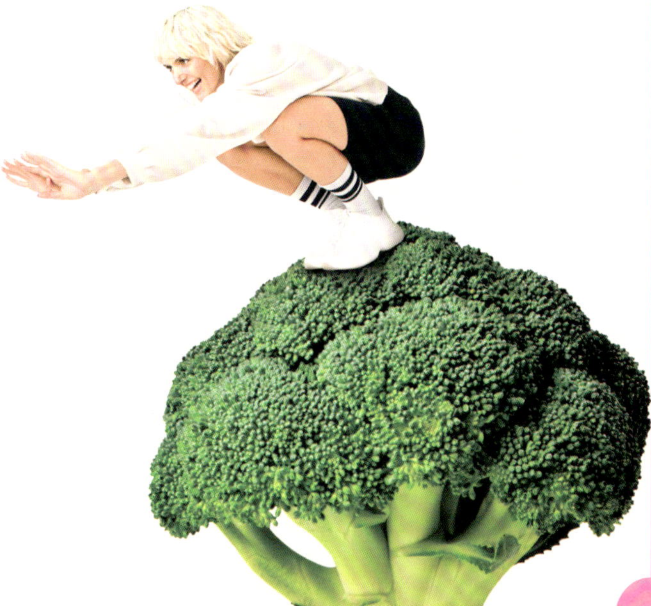

化学工业出版社
·北京·

内容简介

你是否饱受精力匮乏、莫名饥饿或情绪起伏的困扰？背后的隐形推手很可能是血糖波动！现象级健康理念开创者、“葡萄糖女神”杰西•安佐斯佩，继畅销处女作后，带来万众期待的实践指南——《葡萄糖女神：4周恢复精力，感觉棒极了！》。

本书聚焦血糖管理，直击血糖波动对精力、情绪、皮肤及长期健康的深远危害。为读者倾力打造了一套科学、易行、为期仅4周的渐进式饮食计划，每周聚焦一个关键策略：第1周咸味早餐，开启血糖稳定之门；第2周醋，深化血糖控制效果；第3周素食前菜，优化餐后血糖反应；第4周运动，全面提升代谢活力。更包含102道精心设计的食谱，完美融入每周方案，彻底解决“吃什么、怎么做”的难题。

告别理论，即刻行动！跟随“葡萄糖女神”，投入这4周的蜕变之旅，用科学的方法和每日的美味实践，稳定你的血糖，激发生命原动力，解锁由内而外的最佳健康状态！

北京市版权局著作权合同登记号：01-2025-1674

图书在版编目(CIP)数据

葡萄糖女神 ：4周恢复精力，感觉棒极了！ /（法）杰西·安佐斯佩著 ；费高扬，黄少安译. -- 北京 ：化学工业出版社，2025. 10. -- ISBN 978-7-122-48845-9

Ⅰ. R587.1

中国国家版本馆CIP数据核字第2025YQ2086号

责任编辑：丰　华　王丹娜　　　文字编辑：李锦侠
责任校对：边　涛　　　装帧设计：史利平

出版发行：化学工业出版社（北京市东城区青年湖南街13号　邮政编码100011）
印　　装：北京宝隆世纪印刷有限公司
710mm×1000mm　1/16　印张$16^3/_4$　字数345千字　2026年1月北京第1版第1次印刷

购书咨询：010-64518888　　　售后服务：010-64518899
网　　址：http://www.cip.com.cn
凡购买本书，如有缺损质量问题，本社销售中心负责调换。

定　　价：98.00元

一切始于一次询问

在我的处女作《控糖革命》上市不久后，我在Instagram上收到了一个特别的询问："杰西，你愿意搬来与我一起住吗？"

为什么有人突然希望与我成为室友呢？因为许多人需要的，远不止我在第一本书中提供的内容。研究显示，大多数人都会经历"血糖飙升"，即餐后血糖水平急剧上升，但大多数人对此浑然不知。你或许已经察觉到了自己体内的高血糖迹象（如食欲亢进、慢性疲劳、糖成瘾、睡眠问题、炎症、脑雾、多囊卵巢综合征、糖尿病前期等）。你或许了解那些血糖管理的小窍门，并且认可它们的实用性，但你需要一个明确的计划来实现你的健康目标。

你希望我亲自指导，帮助你将这些科学知识转化为日常实践，日复一日，餐餐如此。你渴望一本实操手册和食谱，既能提供知识，又能给予你鼓励和灵感。你还想了解其他人是如何康复的，希望得到支持，将这些控糖技巧转变为终身习惯。

我欣然采纳了这个提议，并开始了相关工作。我回顾了自己四年以来的控糖之旅，如何将这些小技巧融入我的生活中。我记得第一个小技巧是如何确定的，紧接着是第二个……我想起在超市挑选商品时的思考，以及尝试的第一道新菜。我回忆起了帮朋友们制订分步计划时的建议，思考了如果有人打电话寻求帮助，我会推荐什么样的食谱给他们。我反思了自己对自己说的话，以及一路上是什么激励了我。我联系了第一本书的读者们，询问将这些小技巧成功变为习惯的人是如何做到的，以及那些发现这些技巧难以坚持的人需要什么支持。

这项研究带来了两件事：首先，对我个人而言，它带来了许多激动人心的时刻。其次，它孕育了你们现在手中的这本书。让我向你们介绍……（掌声响起）：《葡萄糖女神：4周恢复精力，感觉棒极了！》。

在这本书中，我探讨了血糖对我们日常生活各个方面的影响，并提供了十种简单的控糖技巧，旨在修复我们的身体功能，重拾活力和健康。

参与者对“葡萄糖女神法”的评价

“不再有难以抑制的冲动，这真是一个翻天覆地的变化。我不会整天只想着吃东西了，我感觉自己摆脱了重负。”

“对于那些觉得很难坚持的人，‘葡萄糖女神法’绝对值得一试。这本书以简单易懂的方式介绍了血糖控制的小技巧，让人轻松上手。许多节食计划要求严格遵守，一旦出错（几乎是必然的），人们就会感到非常失落，要么大吃特吃来缓解情绪，要么干脆放弃。但当这些小技巧成为日常生活中的一部分时，我们就能慢慢调整饮食习惯，满足自己的需求，而不会有被剥夺感。”

“我的感觉太神奇了。更令人惊喜的是，我的腹部变瘦了，而我吃得比以前还多，甚至还能吃甜点。”

“我的月经规律了，真的非常感激。这个计划彻底改变了我的生活！”

“我从各个方面都感觉好多了。我觉得自己仿佛变成了一个全新的人，我非常快乐，体重减轻了，抑郁症状也大大缓解。这感觉太棒了，脑雾也完全消散了。”

“我已经5个多月没有正常排卵了，原本打算使用促排卵药物（克罗米芬），但幸亏采用了这个方法，我自然而然地怀孕了，我和我丈夫都非常开心。”

“以前，我会在下午2点之前做完所有日常杂务，因为之后我就会筋疲力尽，几乎无法动弹，经常需要小憩。现在，我整天都充满活力！这简直不可思议，我都不敢相信自己现在能做这么多事情。”

“因为我同时患有乳糜泻和2型糖尿病，我的营养师说，调整我的新陈代谢就如同调转一艘大油轮的航向一样困难。但采用这种方法仅仅4天我就感觉到了变化。我坚持了超过4周，并在4个月内让我的HbA1c从9.6%降到了4.7%，并且我还减重了25公斤。政府真应该为所有糖尿病前期或糖尿病患者提供这项服务。”

“出乎意料的是，我发现我的皮肤发生了巨大的变化！我的痤疮明显减少了。这是一个令人意外但非常令人愉快的‘副作用’。”

“我患有湿疹和组胺不耐受，这两种状况都会导致我的脸和身体出现红疹。在使用这种方法的第一周，我就有了显著的改善。”

“这个方法最棒的地方是，作为一个55岁的人，我意识到我可以改变自己的饮食习惯，让自己感觉更好，而且完全不会让人觉得是一种惩罚。”

“我的血压下降了，脱发减少了，体重下降了，特别是腹部。我非常感谢这些改变生活的小技巧！我知道很多人都将从中获益。”

“任何感觉不太对劲但又找不到原因的人都将从这里获益。”

“我的内分泌科医生问我做了什么来改善我的健康状况，他几乎不敢相信我的身体竟然有了这么大的改善！”

“这个方法可以称为：用4个步骤改变你的生活。”

“在4周内，我减掉了2.8公斤，难以置信的是，减掉的都是腰腹部的脂肪。我的计划是为了健康减掉6公斤，现在已经完成了一半。整个减重过程都很轻松愉快。我将继续适应所有这些变化，直到它们完全成为我自己的一部分。非常感谢。”

“每个人都将从这个方法中获益。”

“我和食物的关系彻底改变了。我非常喜欢这种方法，它不会把任何类型的食物或欲望妖魔化，没有任何东西是非戒不可的。”

“我的身体感觉很好，关节疼痛减轻了，食欲也大大减少了。”

“我正在经历围绝经期，我发现这些小技巧减轻了我的疲劳、精力不足、脑雾和经常感到饥饿等症状。”

“非常感谢你的这个方法。我感觉自己被困住了很长时间，现在终于取得了突破，我看到了成果！”

编者注：本节内容整理自作者收集的若干参与者对“葡萄糖女神法”的主观体验分享。这些反馈源于个人实践后的真实感受，但需注意的是，文中并未详细收录每位分享者的身体状况、历史健康问题及个体差异等背景信息。读者在参阅时，请结合自身情况审慎判断，理性看待相关效果描述。本书内容仅作信息参考，不构成任何健康建议或效果保证。

目录

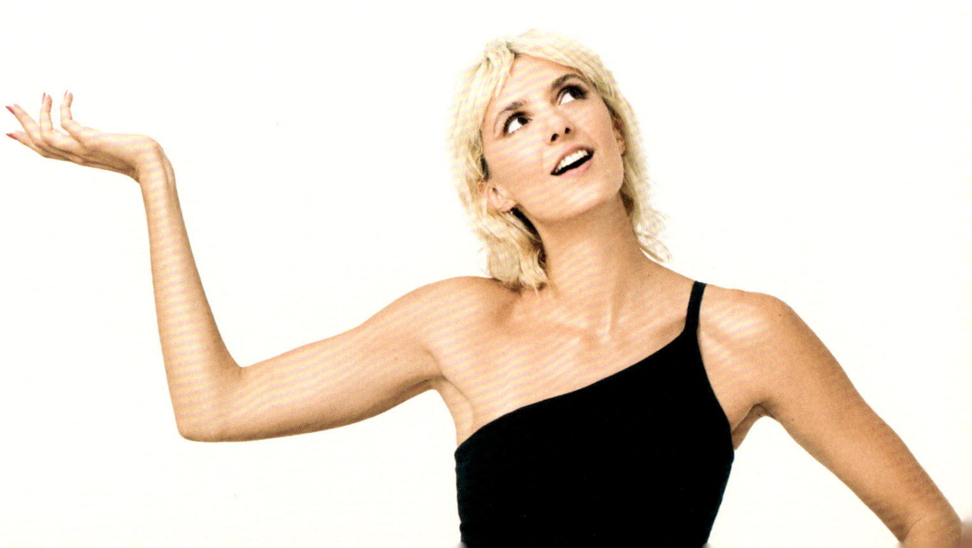

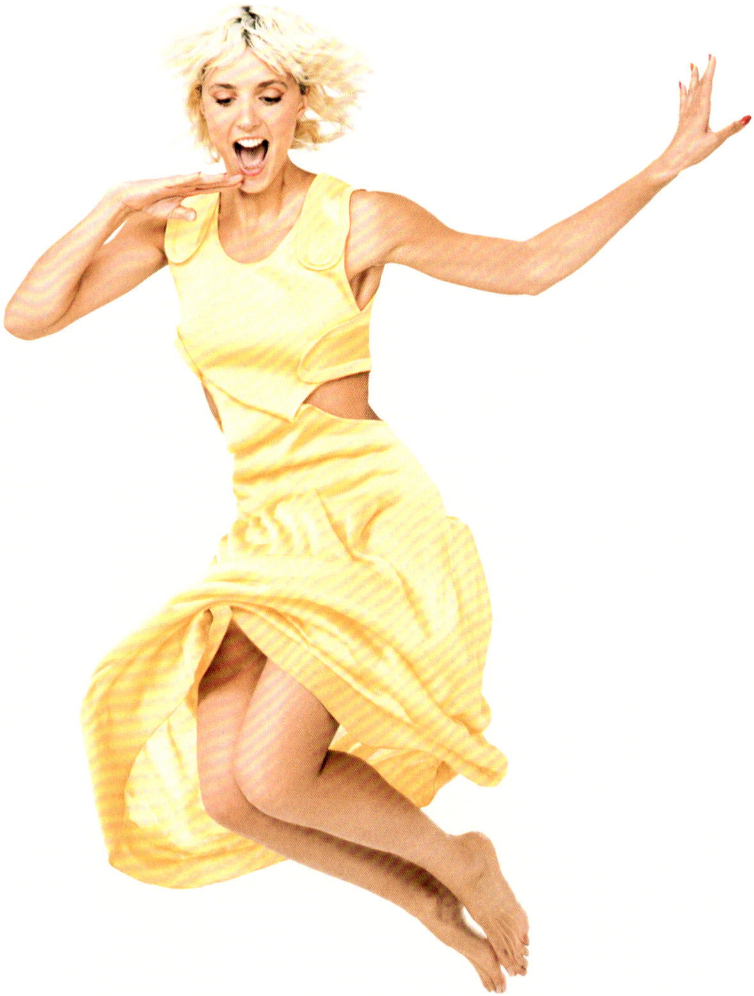

2700人参与的试点试验

从2019年开始的“葡萄糖女神”运动，人们的参与度一直很高。为了编写这本书，我进行试点试验，让大家学习方法、提出问题并分享成果。填写招募表格时，我原以为100人参与就足够了，但令我惊喜的是，数千人自愿加入了这项试验。

最终，2700人尝试并完善了“葡萄糖女神法”。我要感谢他们。他们来自110个国家，年龄从20岁到70岁。

在这项试点试验中，许多因血糖问题而停经的女性恢复了月经周期，三名难以受孕的女性成功怀孕！我收到了无数关于人际关系改善、糖尿病数据改善、生活质量提升的反馈。

为期四周的“葡萄糖女神法”试验结束后：

90% 的参与者更少感到饥饿	89% 的参与者食欲得到抑制	77% 的参与者精力更充沛
67% 的参与者感到更快乐	58% 想改善睡眠的参与者的睡眠质量有所提升	58% 有心理健康问题的参与者的心理健康得到改善
46% 有皮肤问题的参与者的皮肤状况得到改善	41% 希望改善糖尿病状况的参与者有所好转	35% 希望改善激素健康的参与者的激素水平得到了改善

关于减肥的说明

“葡萄糖女神法”并非一种节食方法，其目标不是减轻体重。它不限制饮食，不要求计算热量，甚至鼓励你比平时吃得更多。它专注于健康，目的是从内到外修复你的身体，让你无论体型如何都感到自信。然而，令许多人惊讶的是，尽管他们吃得比平时更多，没有计算热量，他们的体重在试验期间却减轻了。这是因为当我们的血糖曲线变得更加平稳时，我们的饥饿感会消失，激素水平重新达到平衡，我们更频繁且持久地进入脂肪燃烧状态。体重减轻是血糖水平稳定后的自然结果。在2700名参与者中，有38%希望减轻体重的人在这4周试验期间确实减轻了体重。

最后，99%的参与者表示，当为期4周的试验结束后，他们将继续采用这些方法。他们已经培养出了能够改变生活的新习惯。你也可以做到。

在我们深入探索之前，这里有一些基础知识你需要了解。

“葡萄糖女神法”适合你吗

我曾误以为，只有糖尿病患者才需关注自身的血糖水平。这一观念曾被普遍接受。然而，最新的科学研究表明，情况远非如此。几乎每个人都有可能遇到血糖波动的问题，这会引发多种症状和健康问题。我认为，这些症状其实是身体的一种信号，告诉我们正在经历血糖的剧烈波动。

请自问以下问题，判断自己是否经历过血糖波动，以及“葡萄糖女神法”是否适合你：

- 你是否总是渴望吃甜食？
- 你是否对糖有“上瘾”感？
- 你是否全天都感到疲惫？
- 你是否觉得难以有精力去做你想做的事情？
- 你是否需要依赖咖啡因来保持一天的精神？
- 你有没有经历过“脑雾”？
- 餐后，你是否感到极度疲乏？
- 你是否需要每隔几小时就吃点什么？
- 饿的时候，你是否会变得烦躁或易怒？
- 你白天是否有极度饥饿感？
- 餐食延迟是否会让你感到颤抖、头晕或目眩？
- 你有痤疮问题吗？
- 你患有湿疹吗？
- 你是否患有银屑病（牛皮癣）？
- 你有炎症问题吗？
- 你是否患有子宫内膜异位症？
- 你是否患有多囊卵巢综合征（PCOS）或月经不调？
- 你是否经历过经前期综合征或痛经？

- 如果你是女性，是否有脱发或面部多毛困扰?
- 你是否有生育方面的问题?
- 你是否曾尝试减肥，但发现很难成功?
- 你是否有失眠问题或在醒来时感到心慌?
- 当你大汗淋漓或感到恶心时，是否会出现精力不足?
- 你是否感到焦虑?
- 你是否感到抑郁?
- 你是否有其他心理健康问题?
- 你是否经常无缘无故地被朋友和家人激怒?
- 你的情绪是否容易波动?
- 你是否经常感冒?
- 你有胃酸反流或胃炎问题吗?
- 有人告诉过你你的血糖水平高吗?
- 你是否有反应性低血糖?
- 你有胰岛素抵抗的问题吗?
- 你是否被诊断为糖尿病前期或2型糖尿病?
- 你是否被妊娠糖尿病困扰?
- 你是否被1型糖尿病困扰?
- 你是否患有非酒精性脂肪肝?
- 你是否患有心脏病?

最后（但同样重要的是）……

- 你认为自己有潜力变得更好吗?

如果你的回答多数为“是”，那么“葡萄糖女神法”正是你需要的。欢迎加入!

葡萄糖到底是什么

葡萄糖是我们身体的首要能量来源。身体的每一个细胞都能利用葡萄糖来发挥作用：比如，脑细胞主要依赖它来思考，心肌细胞在活动时会利用它，视网膜细胞靠它来维持视觉，等等。葡萄糖对我们来说是绝对必要的。而我们向身体供给葡萄糖的主要途径就是饮食。葡萄糖主要来自我们所说的“碳水化合物”食物，包括淀粉类食物（如面包、面条、米饭、土豆）以及含糖食物（如水果、糖果、蛋糕）。

你可能会想，既然我们需要葡萄糖来提供能量，那么摄入更多的葡萄糖岂不是会让我们更有活力？我们是否应该尽量多吃含糖或淀粉的食物呢？事实并非如此：正如植物需要适量的水分才能生长，过多则会导致沤根一样，对于人类而言，不合理的葡萄糖摄入也会带来不良后果。

当我们在短时间内摄入大量高GI（血糖指数）食物后，就会出现所谓的血糖高峰。这种现象不仅影响糖尿病患者，实际上，大多数人都会遇到血糖明显波动的问题，而这种波动的后果会对我们的身心健康造成潜在损害。

当我们一天之内多次经历血糖高峰时，我们的血糖曲线就会出现剧烈的波动。

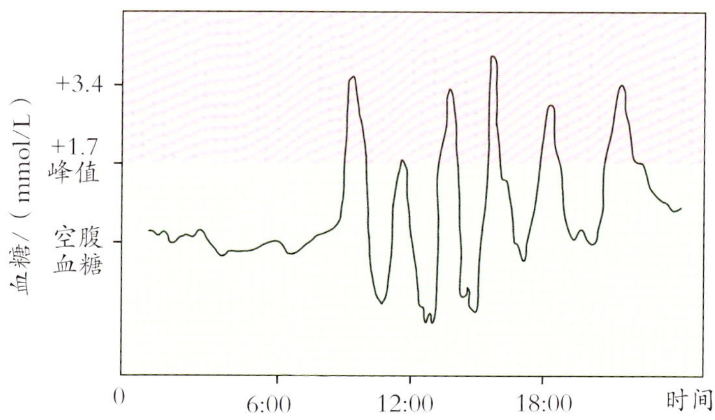

编者注：对于健康人群，餐后2小时血糖应<7.8mmol/L，若以正常成人空腹血糖上限6.1mmol/L为准，则餐后2小时血糖水平上升不应超过1.7mmol/L，作者以此为血糖正常波动的峰值。

这种忽高忽低的血糖值会让我们感到疲惫不堪，产生强烈的食欲，每2小时就会感到饥饿，并导致体内出现炎症、衰老加速（产生皱纹）、情绪低落、激素水平失衡（可能引起难以忍受的更年期症状）、多囊卵巢综合征、脑雾……长期下去，还可能引起2型糖尿病和阿尔茨海默病。这听起来可能很恐怖，但好消息是，我们不需要与这些共存。

我们该如何打破这种“过山车”模式呢？我们需要让血糖曲线平稳下来。这正是本书中技巧的精髓。

当我们恰当使用这些小技巧时，血糖曲线将变得更加平稳。

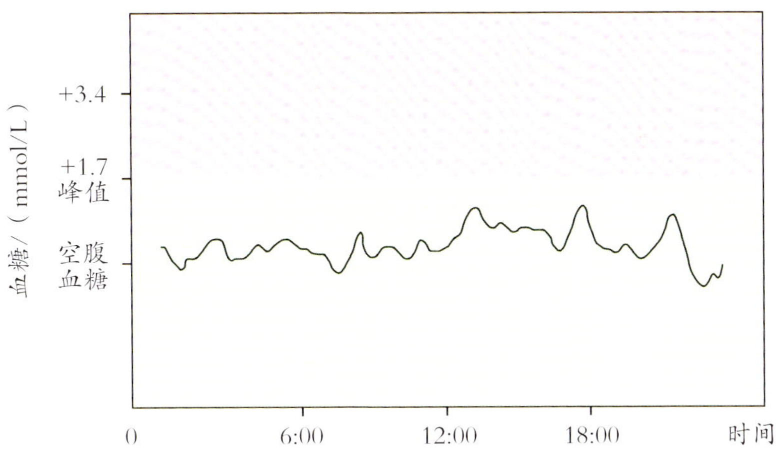

这一切之所以美妙，在于获得这些成果的小技巧都非常简单。它们不要求你节食或限制任何食物的摄入。这些技巧易于执行，一旦成为习惯，你会觉得自己的状态极佳，不愿再回到过去的生活方式。

血糖失控，细胞遭殃

在介绍控糖实用小技巧之前，我想让你们先对血糖波动时身体内部发生的情况有所了解。

当我们经历血糖波动时，这种变化不仅仅局限于血液。实际上，我们体内的每个部位、每个器官乃至每个细胞都会感受到这种变化。葡萄糖遍布于我们体内的每一个角落，并触发三个主要的生理过程。

线粒体

第一，我们的线粒体（细胞的能量工厂）会承受巨大压力。这些细胞器负责将葡萄糖转化为身体所需的能量。然而，在血糖波动期间，大量葡萄糖涌入血液，能量工厂不得不加班加点工作。长期的超负荷工作会导致线粒体氧化损伤，引起炎症，它们正常产生能量的能力被削弱。这就是为什么我们会感到慢性疲劳。

糖化

第二，我们经历的血糖高峰越多，衰老的速度就越快。血糖波动会加快糖化过程，而糖化正是导致衰老的主要原因之一。这个过程很像烹饪，就好比将鸡肉放入烤箱中烤制。人从出生的那一刻起，就会通过糖化过程慢慢地被“烤熟”（听起来疯狂，但这是事实）。然后，当我们完全“熟透”后，生命就终结了。每一次血糖波动（特别是来自甜食的葡萄糖）都会加速这一过程。在皮肤上表现为出现皱纹，内部则是器官逐渐衰退。糖化还会加剧炎症，正如上述线粒体的相关过程一样。

胰岛素

第三，我们谈谈胰岛素。我们的身体有一套巧妙的保护机制，以防血糖水平上升对我们造成损害。当血糖波动时，我们的胰腺会释放一种名为胰岛素的激素，其任务是将葡萄糖从血液中带走，以减轻对线粒体的损害和糖化过程。那么胰岛素是如何处理这些多余的葡萄糖的呢？它将葡萄糖储存在我们的肝脏、肌肉和脂肪细胞中，这也是我们体内脂肪增加的一个原因。我们应该感激胰岛素的存在，因为如果没有它，我们的身体就会不断处于危机之中。但问题是，当胰岛素水平升高时，身体优先利用葡萄糖供能，同时暂时减缓脂肪分解。若长期频繁出现血糖波动，可能引发胰岛素抵抗，进而引发其他问题，如激素水平失衡或2型糖尿病。

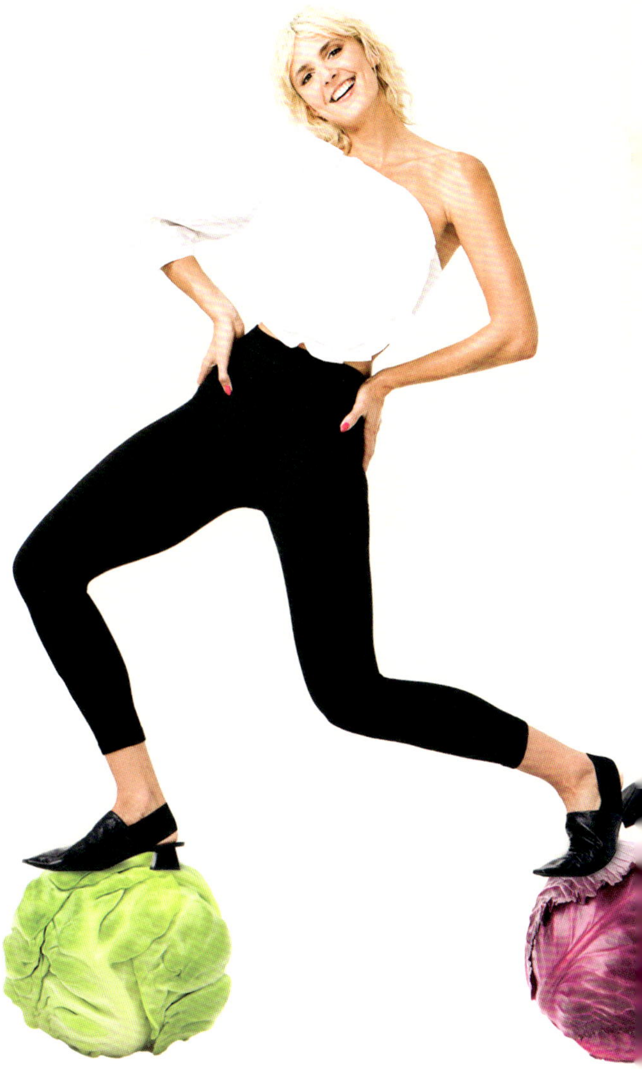

与血糖波动相关的症状和疾病

葡萄糖对我们身体功能的运转至关重要，但过量的葡萄糖却会对身体和心理健康造成广泛影响。你可能已在日常生活中观察到了一些相关现象。

渴求

“我惊讶地发现自己的‘渴求’大大减少了。以前我总是感觉需要每天吃大量巧克力，现在这种情况不复存在了。”

2011年，耶鲁大学的一个研究小组改变了我们对“渴求”的理解。他们将受试者放入fMRI扫描仪中，并在屏幕上向他们展示令人垂涎的食物图片，同时监测他们的血糖水平。研究发现，当受试者血糖水平稳定时，一切正常；但当血糖水平较低时，大脑的“渴求”中心会变得活跃，他们对看到的食物的渴求评分更高，甚至会渴求平时不太在意的食物。通过稳定血糖曲线，避免血糖的飙升和骤降，可以有效抑制这种渴求。

慢性疲劳

“自从采用这种方法后，我感到体力恢复了，这是几个月以来的第一次。”

让我们再次聚焦线粒体：负责生产能量的细胞器。过量的葡萄糖会使它们过载并进入低效状态，影响能量的生成，使我们感到疲惫。研究显示，相比于令血糖呈现“过山车”式波动的饮食，让血糖曲线平稳的饮食更不容易让人感到疲劳。如果线粒体功能受损，那么从事体力活动会让你力不从心，精疲力尽，而且无法很好地应对压力。

持续饥饿

“我不再总是感到饥饿，而且能更快地产生饱腹感，我觉得食物似乎也更美味了，这是怎么回事？”

如果你总是感到饥饿，那么这也与血糖水平有关。短期而言，如果比较两顿热量相同的膳食，低GI（血糖指数），也就是血糖峰值较低的食物能让你保持更长时间的饱腹感。因此，即使不改变摄入的热量，只要关注血糖水平，就能避免持续的饥饿感。长期而言，经历多年的血糖波动后，我们的激素会变得失调。瘦素（告诉我们已经吃饱的激素）的信号被阻断，而胃饥饿素（产生饥饿感）却变得更加活跃。尽管我们有足够的能量储备，但身体却会告诉我们需要更多的食物。这是一个恶性循环。我们通过降低胰岛素水平，拉平血糖曲线，可以打破这个恶性循环，而且，这通常意味着需要吃更多的食物，而不是试图少吃。

体重增加

“到目前为止，我已经减掉了5公斤，感觉精力充沛多了。我将继续坚持这个方法，它已经成了我新的生活方式。”

我们中有许多人对脂肪持有复杂情感，但实际上它非常有用：我们的身体利用脂肪细胞作为储存空间，用来部分储备血液中多余的葡萄糖。因此，我们不应该因身体中增加了脂肪而生气；相反，我们应该感谢它在一定程度上保护我们免受糖化和炎症的伤害。话虽如此，如果你想减轻体重，关注血糖水平是一个很好的出发点。当血糖曲线趋于平缓时，两件事会发生：一是减少了对食物的渴求和饥饿感；二是由于体内循环的胰岛素减少，身体会更频繁地进入脂肪燃烧模式。虽然减重不是调整血糖水平的主要目的，但它往往是一个自然的结果。

睡眠质量差

“以前我需要1小时左右才能入睡，但现在我很快就能睡着了。”

睡眠与血糖水平密切相关：血糖波动越大，睡眠质量越差。当血糖如过山车般剧烈起伏时，人体修复性的深度睡眠会显著减少。高血糖状态下就寝或餐后血糖骤升时立即入睡，与更年期女性的失眠问题及部分男性的睡眠呼吸暂停综合征存在关联。此外，血糖失调的典型症状之一便是夜间突然心悸惊醒——这往往是睡眠中血糖骤降引发的反应。这糟糕的一夜并没有结束，糟糕的睡眠还会导致次日早餐后血糖更剧烈的波动。要打破这个循环，关键在于平缓血糖曲线。

心理健康

“我比以前更开心了，我的抑郁和焦虑似乎得到了更好的控制。我的情绪虽然仍有起伏，但现在控制得更好了。”

我们的大脑没有痛觉神经，因此当出现异常时，它无法像其他器官那样通过疼痛发出警报。取而代之的是，我们会感受到精神层面的紊乱——比如焦虑和情绪低落。与血糖曲线平缓的人相比，血糖波动较大的人更易出现抑郁症状。血糖波动越大，这些症状会同步恶化。因此，任何平缓血糖曲线的努力——即便是适度调整——都可能改善心理状态。

情绪

“我最近的沮丧情绪和挫败感大大减少了。这种变化非常明显。我和丈夫的关系也得到了改善。”

你知道血糖水平会影响你的性格和人际关系吗？最近的研究发现了一些有趣的关联：当血糖水平不正常时，我们更容易被周围的人激怒，别人犯错时，我们也更倾向于惩罚他们。这是因为血糖剧烈波动会影响大脑中调控情绪的特定分子，血糖峰值越高，酪氨酸水平下降越显著。酪氨酸是一种能改善情绪的神经递质。你是否经历过“饿怒症”？这种现象在血糖激增和骤降的人群中更为常见。

脑雾

“脑雾的减少是我最大的进步。这让我非常高兴。现在，这种方法已经成为我新的生活方式，而不仅仅是一种节食方法。”

虽然葡萄糖是大脑不可或缺的能量来源，但过多的葡萄糖却会对大脑造成伤害。首先，多项研究表明，长期的血糖波动会对我们的脑血管和神经细胞造成损害，导致大脑功能下降和脑卒中风险上升。其次，血糖波动会减慢神经元之间的信号传递速度，我们就会感受到脑雾（难以集中注意力、头晕、思维混乱）、记忆问题和认知能力下降。如果你能使血糖曲线变得更平缓，你的大脑会感激你。

肠道健康

“从我开始采用这种方法以来，就再也没有出现过消化不良或腹胀的问题了，肚子也变得更平坦了。”

肠道是我们消化食物的地方，因此，肠道不适（如肠漏、肠易激综合征和肠道蠕动缓慢）与饮食紧密相关就不足为奇了。还记得我之前提到的，血糖波动会增加炎症的发生吗？炎症是导致肠道内壁破损的原因之一，这意味着原本不应该通过肠道的“毒素”却通过肠壁进入血液了。同时，这又会导致肠漏、胀气和腹胀，引起食物过敏和其他自身免疫性疾病。当出现多次血糖波动时，肠道中的“坏”细菌就会大量繁殖，而“好”细菌的数量就会减少。如果你正在为肠道健康而苦恼，那么让你的血糖曲线趋于平缓会对你大有帮助。

衰老

“我曾对自己的衰老速度感到担忧，因为我觉得我老得比预期要快。现在，我的这些担忧要么已经消失，要么正在大大减轻。我的医生们都感到震惊。”

根据饮食习惯的不同，当你活到80岁时，你的血糖波动次数可能比你的邻居多数千次。这不仅影响你外表看起来的年龄，更会影响你身体内部的生理年龄。糖化和炎症是导致细胞功能下降和组织损伤的原因，也就是我们所说的衰老。这些过程会损害胶原蛋白和弹性蛋白，导致皮肤松弛、皱纹增多，还可能诱发或加重关节炎，比如类风湿关节炎、骨关节炎等疾病。血糖波动出现得越频繁，我们衰老得越快。

皮肤病

“我患有湿疹，脸上和身上会长出红色的疹子。但在我开始采用这种方法的第一周，我的皮肤就得到了改善，皮肤的愈合速度变快了，皮肤屏障也更加坚固了。”

许多皮肤病，包括痤疮、湿疹和银屑病（牛皮癣）等，都会受到炎症的影响，而炎症正是血糖波动的结果之一。当我们通过改变饮食方式使血糖曲线趋于平缓时，炎症得到了一定的控制，有助于缓解一些皮肤病。在一项针对15～25岁男性的研究中，血糖曲线最平稳的饮食能显著减轻痤疮，控制血糖峰值可以改善皮肤的状态。

性激素相关问题

“我的经前期综合征、子宫内膜异位症和子宫腺肌病的症状在这个过程中得到了惊人的缓解。自今年年初以来，我一直在与多囊卵巢综合征作斗争，我努力调节自己的月经周期，后来我成功怀孕了！”

无论是多囊卵巢综合征、子宫肌瘤、子宫内膜异位症，还是经前期综合征、月经失调……它们都与性激素异常有关。要使性激素正常发挥作用，维持血糖水平平衡是重要因素之一。特别是多囊卵巢综合征，这一疾病正在变得越来越普遍。一些情况下，多囊卵巢综合征是由过多的胰岛素引起的。为什么会这样？因为胰岛素过多会刺激卵巢分泌更多的睾酮（一种雄激素），而且可能影响雄激素向雌激素的正常转化，这会导致体内睾酮水平升高，所以一些多囊卵巢综合征患者会出现男性化特征，如多毛、痤疮，以及月经失调。许多患有多囊卵巢综合征的女性也难以减肥，因为胰岛素过多，就会从一定程度上阻止脂肪的燃烧。好消息是，当胰岛素水平下降时，睾酮也会减少，多囊卵巢综合征的症状也会随之减轻。

围绝经期综合征

“我的睡眠障碍、注意力不集中、潮热等情况已经消失了。我还减掉了2.5公斤，这是我长期以来一直想减掉的。除了用这些饮食小窍门，我没有做任何额外的努力。”

女性在围绝经期前后，激素水平急剧下降引发的变化就像地震一样——一切都失去了平衡。这一过程会带来性欲减退、盗汗、失眠和潮热等症状。不稳定的血糖水平和胰岛素水平可能会使更年期的感觉更糟。研究表明，潮热和盗汗等更年期的常见症状更常见于血糖水平较高和胰岛素抵抗的女性。不过，令人欣慰的是，哥伦比亚大学在2020年的一项研究发现，血糖曲线趋平与围绝经期症状减轻密切相关。

妊娠糖尿病

“怀孕29周时，我被诊断出妊娠糖尿病。在试了这个方法后，我的变化巨大，感觉前所未有地好。我的身体不再肿胀了，血糖稳定了，医生也很高兴，最重要的是，我不再担心了。”

在正常妊娠的中晚期，母体会出现生理性胰岛素抵抗，也就是胰岛素水平有一定程度的升高。胰岛素通过调节血糖水平，间接促进胎儿的生长和准妈妈乳房组织的生长，为哺乳做准备。但有时，这种额外增加的胰岛素会导致孕妇患上妊娠糖尿病。通过稳定血糖曲线，可以降低妊娠糖尿病发生的可能性，降低胎儿体重过重的风险，减少需要药物治疗的情况，降低需要采取剖宫产的概率。需要注意的是，如果你正在怀孕，请务必与医生确认这种方法对你是否安全。

1型糖尿病

“我患有1型糖尿病，我的血糖控制得很好！谢谢这个方法！”

1型糖尿病是一种自身免疫性疾病，患者几乎无法自行产生胰岛素。当1型糖尿病患者的血糖波动时，由于缺乏胰岛素的帮助，他们的身体无法有效利用葡萄糖。因此，他们需要每天多次注射胰岛素或胰岛素泵治疗来弥补这一不足。但是，血糖的大幅波动是每天都要面对的挑战，也是一种压力。通过使血糖曲线趋于平稳，1型糖尿病患者可以减轻这种挑战。如果你患有1型糖尿病，在开始采用这种方法之前，请务必咨询医生，并确保在必要时调整胰岛素的剂量。

胰岛素抵抗、糖尿病前期和2型糖尿病

“在这4周里，我的糖化血红蛋白水平从6.3%（糖尿病前期）降至5.7%（基本正常），我终于体会到了掌控身体的感觉。”

2型糖尿病是最常见的糖尿病类型，其核心发病机制是胰岛素抵抗和胰岛素分泌缺陷。每一次血糖波动都会缓慢地加重胰岛素抵抗的程度，损害胰岛β细胞功能，并提高血糖的基线水平。基线水平过高，就会进展为糖尿病前期和2型糖尿病。因此，在饮食中减少葡萄糖（尤其是精制碳水和高GI食物）的摄入，有助于缓解2型糖尿病的进展。2021年的23项临床试验明确表明，缓解2型糖尿病最有效的方法是稳定血糖曲线，这比低热量或低脂饮食更有效。鉴于越来越多令人信服的证据表明稳定血糖饮食能改善2型糖尿病，美国糖尿病协会开始支持稳定血糖的饮食。如果你想改善2型糖尿病，这个方法会在一定程度上帮助你提高身体对胰岛素的敏感性，且无须放弃任何你喜爱的食物。当然，在开始这个方法之前，同样要咨询你的医生。

癌症

“在与乳腺癌的斗争中，我有了力量，我正在通过这种新的饮食方式帮助自己。”

不良饮食习惯和吸烟是导致很多癌症的主要可预防因素。研究表明，癌

症可能始于过量的自由基引发的DNA损伤和突变，而自由基又是由线粒体功能障碍和糖化等产生的。此外，胰岛素还有促进细胞增殖的作用。通过降低血糖峰值，可以减缓这个过程。研究表明，与糖尿病前期患者相比，没有糖尿病的人死于癌症的可能性要低近一半。如果你正在与癌症作斗争，并希望使用这些小窍门帮助自己，请务必先向你的护理团队咨询。

阿尔茨海默病

“我感觉头脑更清醒，能够更好地专注于工作。”

在所有器官中，大脑消耗的能量最多。大脑中存在大量线粒体，这意味着当体内葡萄糖过多时，大脑很容易受到影响，大脑中的神经元会感受到因葡萄糖过多而引起的炎症、糖化和胰岛素抵抗。随着时间的推移，大脑中的血管也会受损。阿尔茨海默病与胰岛素抵抗密切相关，因此它有时被比喻为“3型糖尿病”或“脑部糖尿病”。2型糖尿病患者患阿尔茨海默病的概率是非糖尿病患者的4倍。而且早期的一些研究也表明：2型糖尿病患者的血糖控制不佳与记忆和学习能力缺陷有关。新的研究表明，中年时期（35岁左右）出现的胰岛素抵抗是未来认知能力下降的预兆。因此，在年轻时保持平稳的血糖水平可能会降低我们患阿尔茨海默病的风险。越来越多的研究表明，如果让糖尿病患者采用稳定血糖的饮食，他们的记忆力和认知能力会得到不同程度的改善。

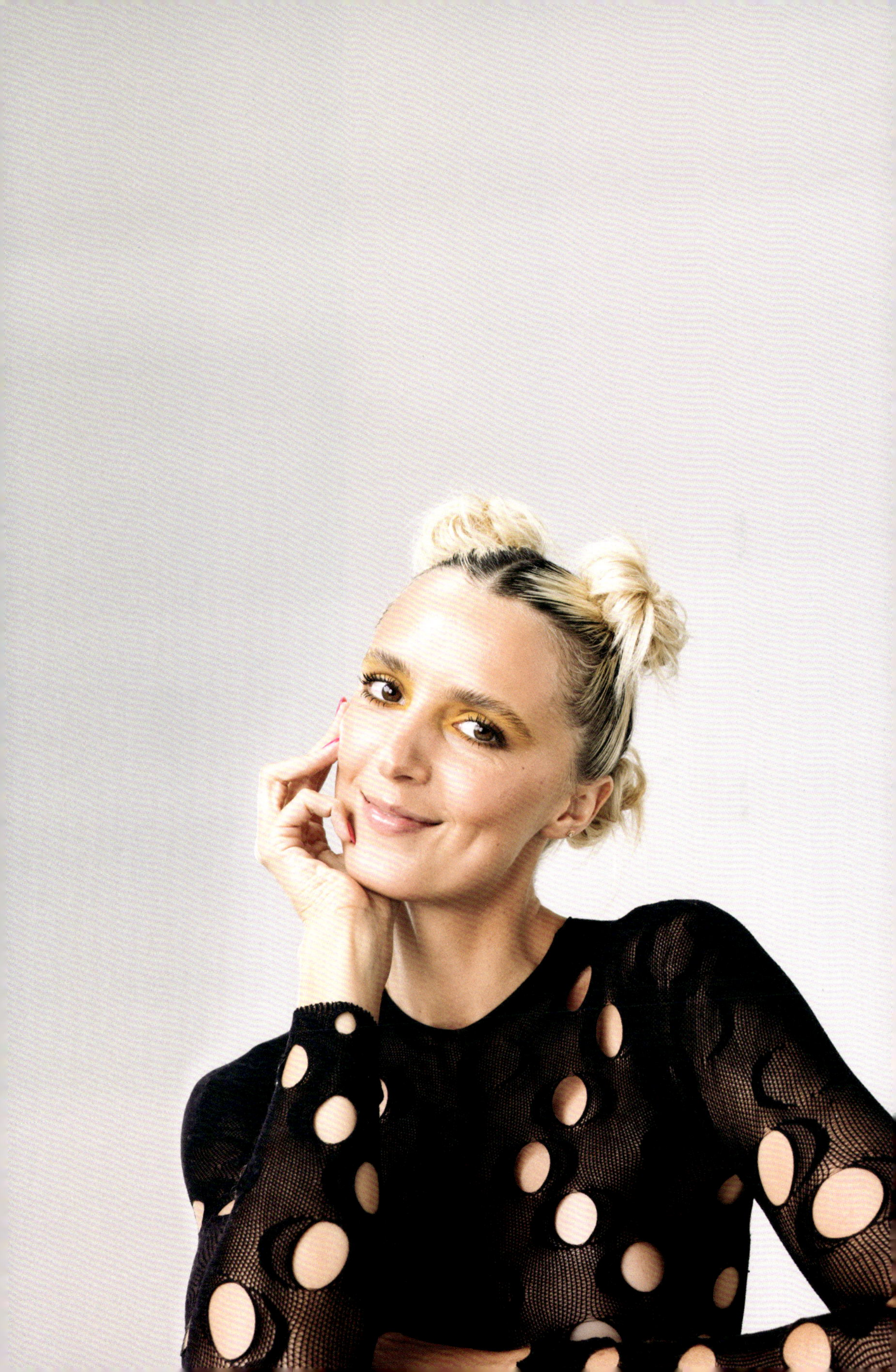

4周解锁控糖力

在以前的作品中，我分享了10个经过科学验证的技巧，旨在帮助我们遏制血糖的急剧升高（详见下方列表）。在这个为期4周的计划里，我要着重介绍其中四个至关重要的策略。为什么这四个策略至关重要？因为它们能对你的血糖水平及整体健康产生最直接且显著的影响。

在后续章节中，我们会深入探讨更多策略，但首先介绍的这四个最关键的策略能立刻对你的血糖产生积极影响——而且，这一切不要求你大幅改变饮食习惯、计算热量，或是从你的生活中删减任何东西。它们是我们每个人都要随身携带的温和而强大的工具，只需付出相对较少的努力，便能实现我们的目标。

10个控糖技巧：

我们在此计划中重点关注的策略，我已用粗体标出。

- 按正确顺序进食（先膳食纤维，再蛋白质和脂肪，最后是淀粉和糖）
- **每餐增加一份蔬菜**
- 停止计算热量
- **享用咸味早餐**
- 尽情享受各种糖——它们本质相同
- 选择甜点而不是甜味小吃
- **每天在含糖量最高的那一餐前饮用一汤匙醋**
- **餐后适量活动**
- 如需零食，选择咸味小吃
- 给碳水化合物“穿上衣服”（与蛋白质、脂肪或膳食纤维一起食用，以减缓葡萄糖吸收，例如，吃巧克力蛋糕时搭配希腊酸奶，或者是吃面包时加点火腿）。

第1周，你会坚持吃咸味早餐。第2周，你将在保持新早餐习惯的同时，让醋成为你生活的一部分。第3周，你将继续执行前两周的策略，并额外增加蔬菜的摄入量。第4周，我们将引入“四大秘诀”中的最后一招：饭后适量活动。

我之所以按此顺序安排这些策略，是因为它们构成了抑制血糖波动最有效的方法，能让你迅速体验到变化。我还会分享数十种食谱，激发你的灵感，帮助你将这些策略融入日常生活。

然而，除了这些方法，你还可以随心所欲地吃喜欢的食物，做想做的事。我想再次强调：除了采用这些小窍门，你完全可以按自己的喜好进食和生活。你可以继续享用自己喜爱的所有食物，包括甜食和酒精饮料。

4周计划结束后，你可以自主决定是否继续采用这些方法。我敢打赌，你会发现它们非常简单有效，以至于它们将会成为你生活的一部分。现在，让我们一起详细了解它们吧。

	第1天	第2天	第3天	第4天	第5天	第6天	第7天
第1周	咸味早餐						

	第8天	第9天	第10天	第11天	第12天	第13天	第14天
第2周	咸味早餐						
	醋（1天1次）						

	第15天	第16天	第17天	第18天	第19天	第20天	第21天
第3周	咸味早餐						
	醋（1天1次）						
	素食前菜（1天1次）						

	第22天	第23天	第24天	第25天	第26天	第27天	第28天
第4周	咸味早餐						
	醋（1天1次）						
	素食前菜（1天1次）						
	10分钟运动（餐后）						

第1周：咸味早餐

很多人都认为，早餐吃甜食能让我们精力满满，但实际上并非如此。虽然甜食能带给我们快乐，但它们并不是能量的最佳来源。甜食早餐导致的血糖波动对我们的线粒体有害（导致疲劳），而且，因为胰岛素会急速工作以储存葡萄糖，所以在热量相同的情况下，甜食早餐实际上提供的能量比咸味早餐要少。

遗憾的是，典型的西方早餐倾向于选择使血糖快速上升的食物，如麦片、吐司配果酱、牛角面包、蛋糕、甜燕麦粥、饼干、果汁、果酱馅饼、水果冰沙、巴西莓碗等。这些食物的主要成分是淀粉和糖，它们会引发血糖波动，从而影响我们一整天的身体状态。

第1周的“葡萄糖女神法”将改变早餐时的血糖波动现象，让你的每一天都有所不同：没有渴求，能量稳定。

我们将如何做呢？第1周，我们将坚持每天吃咸味早餐。

从第25页开始的内容为你解答了所有问题，提供了食谱和建议，教你如何制作自己的咸味早餐。

第2周：醋

第2周，你将继续吃咸味早餐，并引入另一个元素：醋。这个方法不需要你改变任何饮食习惯，只需在日常饮食中加入1汤匙我们的好朋友——醋。醋作为一种健康食材已被人们使用好几代，特别是在伊朗等国家，人们习惯在家制作醋并每日饮用。18世纪，人们甚至将醋当作一种“茶”推荐给糖尿病患者饮用。

科学研究揭示了醋对我们有益的确切原因。研究显示，1汤匙醋可以将一餐中的血糖峰值降低30%。胰岛素峰值最多可降低20%。这样，“渴求”被抑制，饥饿感得以控制，更多脂肪被燃烧。这也是一个非常经济实惠的技巧，一瓶醋的价格绝大多数人都是可以接受的，且可使用多次。

从第2周开始，你的目标是每天饮用1汤匙醋。从最简单的“GG经典”醋水（使用吸管以保护牙齿）到我最爱的暖身茶和无酒精鸡尾酒……你能在本书中找到许多食谱来启发你的灵感。

更多细节和疑问解答，请参见第83页开始的内容。

第3周：素食前菜

第3周，我们将继续执行咸味早餐和醋的做法，此外还会加入素食前菜。这意味着在午餐或晚餐开始时添加一道蔬菜。

为什么这么做？因为蔬菜中含有一种强大的成分，叫作膳食纤维。如果在一餐开始时摄入膳食纤维，就能显著降低随后摄入的食物引起的血糖峰值。膳食纤维的作用机制非常神奇：进入肠道后，它会贴近肠壁，在那里形成一个保护网，减缓和减少肠道对随后进入的任何形式的糖的吸收。

吃完蔬菜后你可以吃任何你平时喜欢的食物，因为有了膳食纤维的保护，你的餐后血糖峰值会相对降低。

素食前菜可以很简单，比如直接从冰箱里拿出来的生蔬菜（参见第138页），也可以多样化，比如第174页的菜谱。理想情况下，尽量让蔬菜占全餐的30%。第3周，我为你准备了30多道蔬菜食谱，每一道都比前一道更简单、更美味。此外，我还为你准备了包含醋的蔬菜沙拉食谱：如果你选择这些食谱，或者在蔬菜沙拉中添加自制的醋调味料，你就能在一餐中实现两个目标。

第4周：饭后运动

最后进入第4周，这一周，我们将引入稳定血糖旅程中最强大的伙伴——我们的肌肉。现在是时候唤醒它们的新角色了。

肌肉收缩得越多、越用力，就需要越多的能量。需要的能量越多，就需要越多的葡萄糖。根据我们活动的强度，葡萄糖燃烧的速度会有很大变化，但肌肉的每一次收缩都会消耗葡萄糖分子。我们可以利用这个简单的原理，使血糖曲线更平稳。

第4周你将继续享用咸味早餐、醋和素食前菜，增加的是在每天的一餐后进行10分钟的肌肉锻炼，需要在那顿饭后的90分钟内完成。

所有问题的答案请参见从第205页开始的内容。

你可能有以下疑问

我需要使用动态血糖仪吗?

不，你并不需要。虽然我使用了动态血糖仪的数据来阐述科学概念，但你个人无需佩戴。当然，如果你已经有了一个血糖仪，那也完全没有问题。实际上，你可以实时监测自己的血糖在实践这个方法期间的稳定性，这对你来说可能会非常有趣。

我必须严格遵循你的食谱吗?

食谱仅作为你日常饮食的启发和帮助。如果你能从中获得灵感，甚至创造出自己的食谱，我会非常高兴。我会在每周开始时提供一些指导。

是否提供了素食、纯素食和无麸质的食谱?

是的！我已经在食谱页面上标注了哪些食谱是素食、纯素食和/或无麸质的。

我可以在外面就餐吗?

当然可以。每周开始时，我都会提供一些建议，指导你如何在外就餐时也能实践这些“小技巧”。

如果有一天我没能按照计划行事怎么办?我必须每天都这样做吗?

理想情况下，是的。你执行得越频繁，看到的效果就越明显。但是，即便你只能做到80%的时间遵守这些方法，也仍然有效。偶尔错过一天也无妨。这些是你在培养的终身习惯，坚持可能是你最大的挑战。

有禁忌食物吗?

没有任何食物是禁忌的。只要你遵循这些技巧，其他时间你可以随心所欲地吃喜欢的食物，包括甜点和比萨。早餐是唯一不能吃甜食的一餐，除了健康的水果。

我还能喝酒吗?

能喝，你可以照常饮食。因为这个问题经常被问到，我在这里详细说明一下关于酒精的更多细节：与苏打水混合的烈酒和葡萄酒（任何颜色）是保持血糖稳定的最佳选择；鸡尾酒和啤酒可能会更容易引起血糖波动。尽管如此，我的理念是，喝酒不是为了健康（酒精对健康没有益处），而是为了快乐。所以，请自由选择你喜欢的酒精饮料。

如果我对食谱中的某些食材过敏，可以去除或替换成别的食材吗？

当然可以。

我可以调整或增添食谱的内容吗？

当然可以，但请避免添加糖分。

我应该停服正在服用的药物吗？

绝对不可以。在未经医生许可的情况下，不应停止服用任何药物。实际上，如果你正在服用药物，你应该在开始这个饮食计划之前向医生介绍这个方法，并告知他们你打算采取的行动。

如果我已经在使用这些技巧了怎么办？

太好了，不需要担心。你可以选择继续进行，也可以从第1周开始重新来过，首先是咸味早餐，然后是添加醋，以此类推。一切由你决定。

我需要计算热量或减少食物量吗？

完全不需要！你只需将这些技巧融入生活中。其他时间，可以自由自在地生活。

我能更快地添加更多的技巧吗？

当然可以，但这并非必要。

我应该从一周中的哪一天开始实施这个计划？

任何时候都可以。最好是从明天开始。

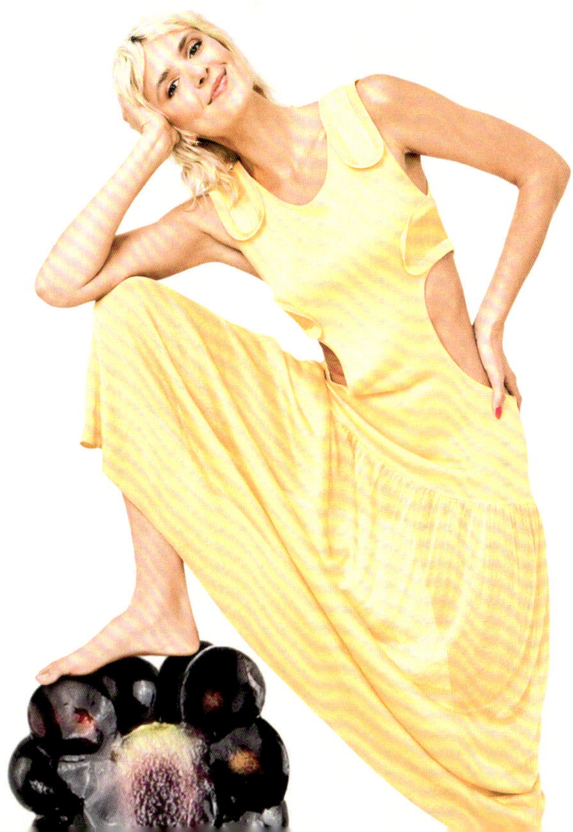

食谱说明及附加内容

每周我们都会提供一系列既有趣又简单的食谱供你选择，以便完成每日的小技巧。我把食谱整理得非常简便：食材不会太多，制作过程也不费时，而且味道绝佳。

你需要准备什么？

盐、胡椒粉、橄榄油和自来水即可。

购买杂货的建议

因为你有自由选择食谱的权利，所以我没有提供每周的购物清单。最佳的准备方法是提前规划并列出自己的购物清单。第1周，你需要准备咸味早餐所需的食材。因此，浏览一下你想尝试的早餐食谱，或者思考一下你自己想要的咸味早餐，然后去购买相应的食材。

无麸质、素食及纯素食食谱

你会看到许多标有无麸质、素食和纯素食的食谱，这并不是说哪种饮食方式更优，只是为了让遵循这些特定饮食习惯的人生活得更加轻松。所有的奶酪我都当作是素食，尽管一些奶酪使用了动物源性酶，因此并不是严格意义上的素食。我这样做是为了简化分类，让食谱更易于使用。

牛油果的小贴士

如果食谱要求使用半个牛油果，那么保留带核的那一半并用铝箔纸包裹好，这有助于保持新鲜。你可以将它冷藏，第二天再用于其他食谱中。

附加内容

在本书的末尾，你还会找到一些额外的食谱，随时都可以使用：包括主菜和甜点（是的，我们可以吃甜点！）。我制作这些菜肴是为了帮助你保持血糖稳定。无论是主菜还是甜点，它们都有一个共同特点：你不会在它们中单独找到糖或淀粉——我总是为它们“穿上衣服”。也就是说，只要食谱中含有糖和淀粉，就一定会同时含有脂肪、蛋白质或膳食纤维（或三者兼备），这些都是保持血糖稳定的关键。

此外，我还附上了“如何处理突如其来的‘渴求’”的小技巧清单。

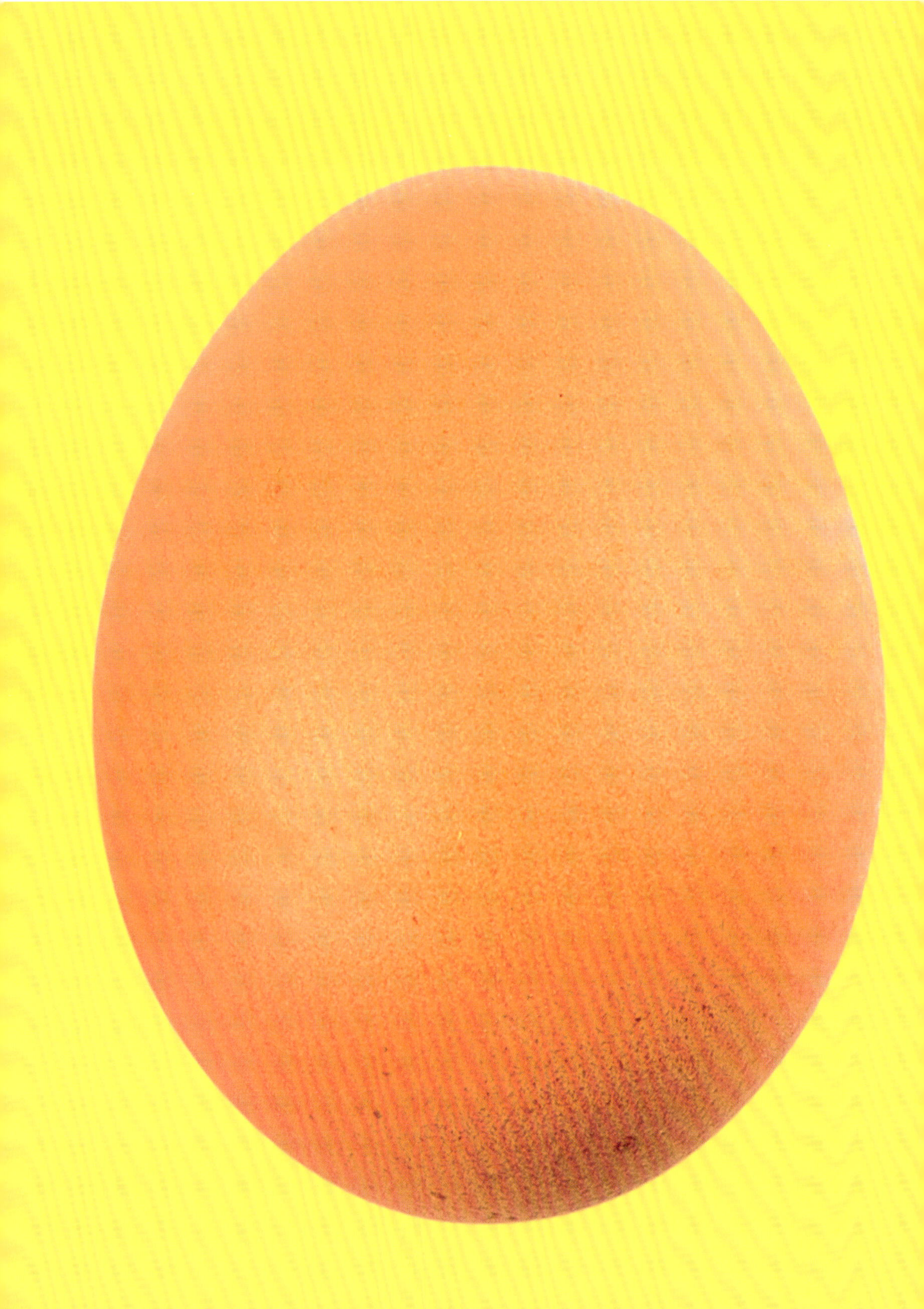

稳糖·赋能日志

接下来的四周，我们每周都会增添一项新的“血糖管理小技巧”。你可能会发现，有一个属于自己的地方来记录所有变化会很有帮助——我也非常赞同。因此，我设计了下面这个简单的记录表格，供您参考。

它可以帮助你记录采用的各种方法，以及你的身体反应和整体感受，从而让你开始将血糖水平的变化与症状的改善联系起来。你可以在一周中的任何一天开始记录。工作日和周末没有区别。

当你决定开始实践这个方法的那一天，请在你选择的记录媒介上标注日期。然后，每天都回到日志中，跟踪你的进展与变化。找到属于你的节奏，一步一步，看见改变。

DAY 1 | 日期：

今天感觉如何：😃 🙂 😐 ☹️ 😞

你的食欲有多强？＿＿＿＿＿＿
（1~5分为标准打分）

你有多少能量？＿＿＿＿＿＿
（1~5分为标准打分）

你的笔记：

第1周

咸味早餐

我们开始吧!

首先，我们将介绍一天中最重要的一餐——早餐。

参与者的真实反馈

“真不知该从哪里开始说起！我感到自己的状态好得令人难以置信！只是过了1周而已！我迫不及待地想继续实施后面的计划。我现在充满了活力，笑着，跳着。我不再因为饥饿而脾气暴躁了。”

“把早餐从甜食改为咸食，彻底改变了我的每一天。”

“以前我总是感到疲惫，还会频繁吃甜食，这让我觉得内疚。现在，我简直不敢相信，这么一个简单的早餐的改变竟能带来身体上这么巨大的变化。最重要的是，我现在整天都精力充沛——我不再嗜睡。我对甜食的渴求大大降低，我以前深受其扰。我重新获得了意志力和活力！现在，即使是半夜起来给我最小的孩子喂奶，我也是精力充沛，而不是像以前那样感觉疲惫不堪！”

“我可以很好地集中精力工作了。我在我父亲的公司工作，他昨天（第六天）说他注意到我的表现很出色，这让我非常开心。”

“最近几天，我真的感觉到自己的精力状况有了惊人的改善。以前，无论我睡多久，起床总是非常困难，每天都是拖着疲惫的身体度过。但现在完全不同了：我每天早上都能从床上蹦起来！即使工作了一整天，我也仍然精力充沛。我还注意到我睡得更沉了（这一切都离不开睡眠时间的延长）。”

“最大的改善是我不再感到那么饥饿了，我可以耐心地等待。我的焦虑感也减轻了。我现在可以平静地表达我的烦恼，而不是爆发出来。”

“看到并感受到了好的结果真的对我很有帮助。一旦你感受到了变化，它就能激发你内心的某种动力，并激励你继续前进。它让你相信自己正在做的事情并不是一场骗局。大多数时间，你都能看到立竿见影的效果，哪怕只是小小的变化。对我来说，第一个变化是吃完饭后不会立刻感到困倦了。第二个变化是没有腹胀感了。这对我来说效果显著。”

“这一周过后，我和孩子们相处得更加轻松了。我感觉到压力减小了。”

“现在，我选择以咸味早餐开始我的一天。我喜欢这种方式，因为它不会过多地干扰我的生活。我感到非常受鼓舞。”

“我曾经认为，早上需要大量的碳

水化合物，才能保持精力充沛和有更强的饱腹感……但我发现自己错了。我很高兴能吃到咸味早餐，而且我整天都能保持充沛的精力和创造力。虽然我仍有一些对食物的渴求，但我能够控制它，而不是被它控制。这种方法真的改变了我的生活。”

“第1周过后，我在进食时的负罪感大大减小，身体也重新感受到生理性的饥饿。这让这些年来一直与食物关系紧张的我激动得几乎要哭出来了。”

“以前，我在两餐之间总想吃东西，大多数时候都忍不住。现在，我吃完早餐后，直到午餐时间才会想要吃东西。”

“以前上午我总要吃点零食，但现在至少要等到中午12点或下午1点。现在，即便早餐时给我机会吃甜食，我也觉得自己其实真的不需要，反而我喜欢坚持吃咸味早餐，这对我来说很不寻常！我以前通常会先吃咸的，最后才考虑是否要吃个果酱煎饼或涂有果酱和花生酱的吐司，现在我觉得没有这个必要了。”

“仅仅一周，我的皮肤和头发就变得更好了。我感到更加平静，睡眠也改善了。”

“上个月，我的医生告诉我，我急需调节自己的压力水平，否则就必须开始服药。我无法做任何事情，因为我没有精力和力气。但在采用这种方法的第1周后（唯一的改变就是吃了咸味早餐），我的感觉好极了。它对我的压力水平产生了巨大的影响。我感觉非常好。”

“我经常佩戴一款智能手表，它能以某种方式测量我的压力水平。直到最近，我的平均压力分数为60~70（高压力分数）。今天，也就是第7天，我的压力分数是21！你可以从图表中看到我的压力分数骤降！此外，所有食物都非常美味，准备起来也很快。”

第1周的目标

在第1周中，我们的目标是确保每天都享用一顿咸味早餐。为什么这么重要呢？因为咸味早餐奠定了一天中稳定血糖的基础。只要我们早餐吃得好，一整天的精神和活力都会有明显改善。

在接下来的内容里，我会详细介绍是什么构成了一顿咸味早餐（主要是蛋白质和脂肪，不包含甜食，水果除外），并且分享我个人非常喜爱的一些食谱。理想情况下，你会找到那些自己喜欢且每早都能轻松准备的食谱。请记得，在这4周的“健康早餐挑战”期间，你需要每天坚持吃咸味早餐，所以我建议你尝试多种不同的食谱，直到找到那些你乐意反复制作的食谱。

一旦确保了早餐是咸的（详细做法将在后续介绍），剩下的一天时间内你就可以吃任何你想吃的东西。如果感到饿，就大胆去吃，不要试图抗拒。你无须限制自己的饮食选择，想吃什么就吃什么。你会发现，一旦你的血糖水平开始在这种新模式的辅助下趋于稳定，那些“渴求”自然就会消失。这正是我们从根本上解决了由于血糖波动导致的食物渴求。

科学依据

正如我在前文中所提到的，虽然长期以来人们一直认为早餐应该吃甜食或淀粉类食品（如麦片、粥、面包、果汁冰沙、燕麦、糕点）以补充能量，但实际上情况正好相反。科学研究告诉我们，尽管甜食和淀粉类早餐能让身体在我们的大脑中释放多巴胺，带来愉悦感，但它们并不是最佳的能量补充方式。甜食和淀粉类早餐引起的血糖波动实际上削弱了我们身体有效制造能量的能力，让我们感到更加疲倦，并引发一系列不良反应。

而且，早餐后的血糖波动会让我们不久后再次感到饥饿，早餐后的血糖峰值越高，随后的血糖下降幅度也就越大，因此感到的饥饿和渴求就越强烈。这样的早餐还会导致我们一整天的血糖水平失调，以至于午餐和晚餐也会引起更大的血糖波动。

此外，清晨时我们处于空腹状态，这时我们的身体对葡萄糖尤其敏感。我们的胃空了，任何食物进入后都会很快被吸收。这就是为什么早餐吃糖和淀粉会引发全天中最大的血糖波动。早餐是最不宜仅摄取糖和淀粉的时刻，但大多数人恰恰在这个时间这么做。

你可能还没意识到一天中的不适感是由早餐引起的。这也不奇怪，因为我们不会立即感受到高糖早餐对我们的影响。如果我们在吃完那碗麦片后立刻感到恐慌发作，然后在餐桌上睡着了，我们就会明白它对我们的影响。但是，由于新陈代谢需要几小时，并随着时间的推移变得越来越复杂，再与一天中的其他事情混杂在一起，因此需要一些“侦查工作”才能将这些因素联系起来——至少在我们掌握规律之前是这样的。

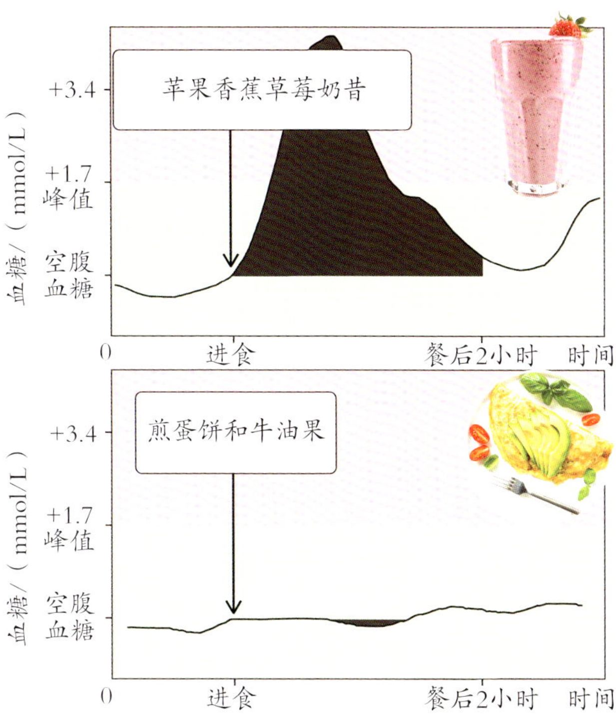

咸味早餐（如图所示的煎蛋饼和牛油果）使我们的血糖展现出惊人的稳定性。

这一周，你会发现从甜食和淀粉类早餐转向咸味早餐，会让你感觉焕然一新。是的，真的！有了咸味早餐，你可能长期以来一直感到不适的症状会消失无踪。你将释放细胞中的能量，避免大脑陷入渴求的循环，控制饥饿感。午餐和晚餐的饥饿感也会减轻，形成一个良性循环。把这个技巧变成习惯，你的生活将彻底改变。让我们开始吧！

咸味早餐的制作方法

在接下来的内容里，所有的食谱都经过了咸味早餐的考验，它们能帮助你维持血糖的稳定。我希望你能找到几款自己喜爱的食谱。以下是所有咸味早餐共有的特点。

● 蛋白质为主。蛋白质是咸味早餐的核心，它能帮你维持饱腹感和血糖稳定。你可以自由选择：希腊酸奶、豆腐、肉类、冷切肉、鱼类、奶酪、奶油奶酪、蛋白粉、坚果、坚果酱、种子，以及鸡蛋（炒的、煎的、水煮的或者是蒸的）。

● 含有脂肪。可以用黄油或橄榄油来煎鸡蛋，加入牛油果片，或者在希腊酸奶里加一些杏仁、奇亚籽或亚麻籽。避免使用脱脂酸奶，选择至少含有5%脂肪的希腊酸奶。脂肪是非常重要的，不必恐惧它。

● 尽可能包含膳食纤维。早上摄入膳食纤维可能是个挑战，因为这意味着你的早餐需要包含蔬菜。如果你不习惯，我完全理解。但如果可以，请尽量做到。我个人喜欢在炒鸡蛋里加入菠菜，或者将菠菜放在烤面包和牛油果下面。从菠菜、蘑菇、西红柿到西葫芦、秋葵、酸菜、扁豆或生菜，任何蔬菜都可以。

● 不含任何甜味成分，唯一可选项是完整的水果（仅用于调味，如果你喜欢的话，但并非必需）。不允许添加果干或果汁，也不能含蜂蜜、龙舌兰糖浆等甜味剂。如果你犹豫某种食物是否合适，那它大概率不符合要求。但请记住，其他时间你仍然可以吃甜食——只是早餐除外。

● 含有可选的淀粉类食物。如面包、土豆或玉米饼，以增添风味。

如何判断做法是否正确

一个简单的方法可以帮助你判断咸味早餐是否有效：看它是否能让你在4小时内不感到饥饿。如果你在早上8点吃早餐，那么理论上你一直到中午都不会感到饥饿。这可能比你预期的时间长，但这正是我们的目标。如果你在此之前就感到饥饿，那么就增加早餐食物的量。你可以加1倍甚至加2倍的量，或者将几种早餐组合起来。大多数人发现，要达到这个目标，他们需要吃比平时更多的早餐，这是件好事。

当你把咸味早餐融入日常生活中时，你会发现上午不再有吃东西的冲动，但下午或晚上可能仍会有。首先，不要试图抵抗这些冲动，想吃什么就吃什么。其次，审视一下你的午餐和晚餐。和早餐一样，确保你的其他餐食不完全由糖或淀粉构成，这有助于减轻饥饿感。

来自参与者的建议

- 不要犹豫，早餐要比平常吃得更多，以达到4小时不饿的目标。组合食谱也很有效且有趣。
- 写下你想尝试的几种食谱，并一次性购买几天的早餐食材。
- 提前规划你的咸味早餐，这样一早起来就能明确知道要吃什么，避免不健康的选择。
- 如果你怀念早餐中的甜味食物，记住，你可以在一天的其他时间享用它们。最佳时机是午餐或晚餐后立即或同时食用，因为这两个时间段吃甜食对血糖的影响最小。

常见问题解答

如果我平常不吃早餐怎么办？ 如果平常没有吃早餐的习惯，那就不必非得开始。不过，如果你愿意尝试，也许会很有趣。只需保证你一天中的首餐是咸味的即可。

咖啡和茶可以喝吗？ 完全没问题！只要不加糖或蜂蜜，你可以在任何时间享用。就奶制品而言，燕麦奶可能对血糖有不良影响，所以尽量避免饮用。

能使用甜味剂吗？ 如果你需要甜味，可以选择甜菊糖、罗汉果糖或阿洛酮糖。避免使用蜂蜜、蔗糖、枫糖浆或龙舌兰糖浆，它们可能引起血糖波动。

早餐应该什么时候吃？ 适合你的任何时间都可以。

我可以吃食谱之外的咸味早餐吗？ 当然可以。你可以根据个人口味自由制作咸味早餐，只要遵循“咸味早餐的制作方法”就好。

外出就餐怎么办？ 如果你在外面吃饭，记住：选择蛋白质丰富的食物，避免吃甜食，适量摄入淀粉。去便利店，推荐选择咸味食物，如牛油果吐司、鸡蛋松饼或火腿三明治，而非巧克力牛角面包或果酱吐司。

我应该每天吃同一种早餐还是变换口味？ 看你的喜好。一些人发现他们喜欢的早餐后会坚持去吃；而另一些人则喜欢变换口味。

我习惯早上锻炼，这些食谱推荐的早餐量够吗？ 如果你需要更多的能量支持锻炼，可以在早餐中增加食物的量，包括更多淀粉类食物和完整的水果。

如果我已经在吃咸味早餐了怎么办？ 很好。你可以继续吃你喜欢的早餐，也可以尝试食谱中的新早餐。

我可以调整食谱吗？比如将杏仁换成核桃仁，或是添加更多食材？ 当然可以。请随意调整，只要不加糖或完全减掉蛋白质，就没问题。

我可以在食谱中添加或去掉某些食材吗？ 可以。根据个人口味、喜好、过敏情况等调整食谱是允许的。你可以增加蛋白质、脂肪、膳食纤维或淀粉类食物，也可以去除淀粉类食物或水果，但不要添加糖。记得，淀粉类食物和水果仅为丰富早餐，不应是早餐的主要部分。

为什么没有即食燕麦食谱？因为即食燕麦并不是理想的咸味早餐食材。即食燕麦主要含有淀粉，容易使血糖急剧上升。如果非要吃燕麦，可以选择整粒非调味燕麦作为辅料，搭配咸味早餐食用，以此增添风味。

我可以用其他面包替换黑麦面包吗？当然可以。你可以选择酸面面包（天然发酵）、白面包或无麸质面包作为替代品。甚至可以用土豆或米饭来代替。

可以每天吃鸡蛋吗？当然可以了。适量吃鸡蛋并不会提高体内的胆固醇水平，而且胆固醇水平升高并不能直接导致心脏疾病。不过，将早餐从甜变为咸能有效降低发生炎症和心脏病的风险。

碳水化合物对健康有害吗？我能吃吗？碳水化合物，通常指的是淀粉和糖类，它们在消化后会转化为葡萄糖。碳水化合物并非坏的物质，你完全可以食用，只是不建议你在早餐时单独食用碳水化合物。

如果我忘记吃咸味早餐会怎样？这是常有的事。只要你能在80%的时间里坚持这个饮食方法，这个方法就依然有效。

我很难在早餐时放弃糕点、麦片和果酱怎么办？请记住，在这个饮食方法中，你仍然可以享用甜食，只要避免在早餐中食用甜食，你就能在一天中保持良好状态。

关于渴求的说明

我收到一位参与试验的人发来的信息：“我感觉很好，渴求消失了，但我的大脑似乎还没适应这种变化。这正常吗？昨天，我和朋友外出，本没有吃蛋糕的欲望，但我还是吃了。这种情况何时会消失？”这是一个常见现象，你可能也会经历。由于血糖波动导致的渴求会逐渐降低，你将不再感到难以抗拒地想吃甜食，但习惯可能仍在持续。现在，选择是否吃蛋糕由你决定。你会从无法控制的渴求转变为能够自我控制。我的建议是，以蛋糕为例，只吃那些你认为特别美味、最喜欢的，如果看起来不怎么样或不太喜欢，就别吃。提醒自己，你之所以吃某样东西，是因为它美味，而不是因为随手可得。随着渴求的降低，你应当重新审视自己的冲动。如果你发现对许多食物的渴求不再强烈，那么就灵活调整，允许自己更新习惯。

7分钟完美溏心蛋

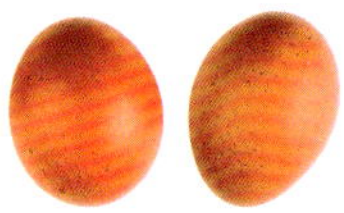

4个鸡蛋

+适量的盐和胡椒粉

让我们从这个极其简单的咸味早餐食谱开始。要想做出完美的7分钟溏心蛋，你只需要掌握如何往锅里加水这个基本技巧。如果你能够操作几个旋钮或开关，那么一切都将顺利进行。你还可以提前煮好鸡蛋，带它们去上班，撒上一点海盐，用一小片折叠好的铝箔纸包裹住即可。根据你的饱腹感调整鸡蛋的数量，直到它们能让你4小时不饿为止。有的人可能只需要两个鸡蛋，而有的人可能需要6个。

·制作方法·

- 平底锅加水，放到猛火上。水开后，轻轻地把鸡蛋放进去，煮7分钟，这样鸡蛋就会煮成恰到好处的半熟状态（溏心蛋）。
- 倒掉锅里的热水，然后用冷水冲洗鸡蛋，直到它们冷却到可以拿在手里。
- 剥去鸡蛋壳，把鸡蛋放在盘子中，切成两半。这完美的流心效果绝对令人称赞。
- 撒上适量的盐和胡椒粉进行调味，然后就可以享用了。

制作4个鸡蛋

准备时间：等待水沸腾的时间 / 总制作时间：7分钟

无麸质，素食

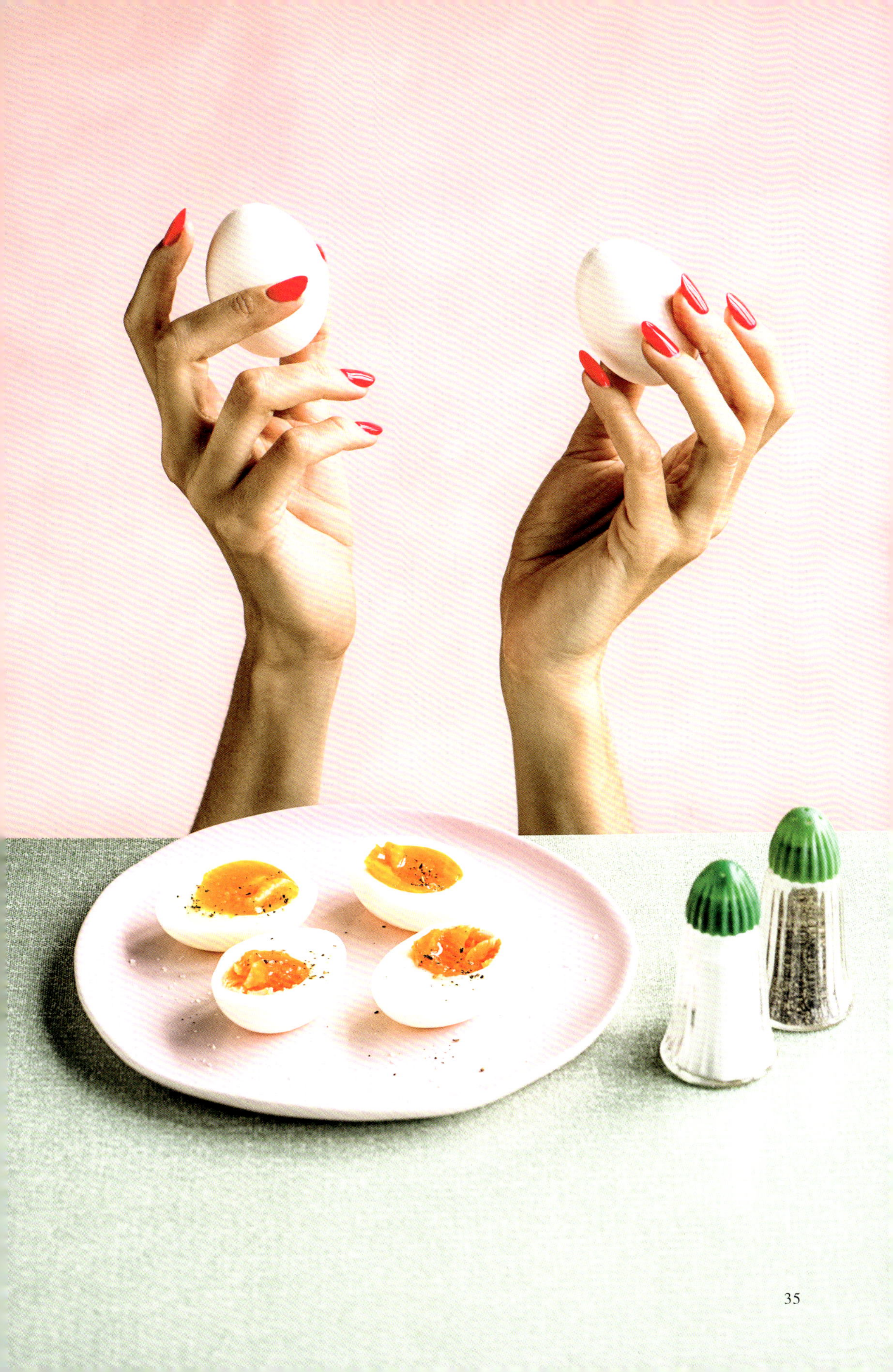

咸香奇酱烤吐司

经典升级：我们都熟悉果酱抹在吐司上的味道，但你尝试过它的咸味“亲戚”吗？这款咸酱能帮助你的血糖保持平稳，让你感觉更加精神焕发。我非常期待你能尝试这一款。

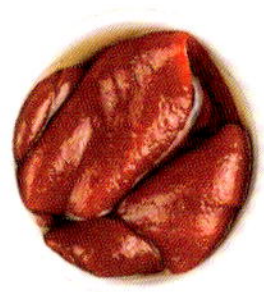

1罐300克的烤红甜椒，沥干后切碎

200克羊奶酪，捣碎

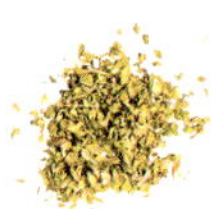

2茶匙干牛至（可选）

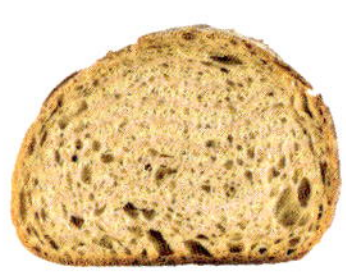

烤制的酸面包或黑麦面包，切片

+4汤匙橄榄油

+适量的盐和胡椒粉

·制作方法·

- 烤箱预热至200℃（风扇模式180℃）。在烤盘里，将切碎的烤红甜椒、羊奶酪碎、牛至（可选）以及橄榄油混合均匀。将烤盘放入烤箱中，烤约10分钟，直至羊奶酪熔化且红甜椒完全热透。
- 从烤箱中取出烤盘，再次搅拌混合好的咸酱，然后把大约1/3的咸酱铺在新鲜烤制的酸面包或黑麦面包上。
- 把剩下的咸酱储存在罐子中，放入冰箱冷藏保存，可以保存两周，随时取用。不论是加热后食用还是冷食，都别有一番风味。

小提示：试着在咸酱上撒上一些罐头金枪鱼碎（需沥干）。

制作1罐450克的咸酱（足够大约3片酵母面包使用）
准备时间：6～8分钟 / 总制作时间：10分钟
素食

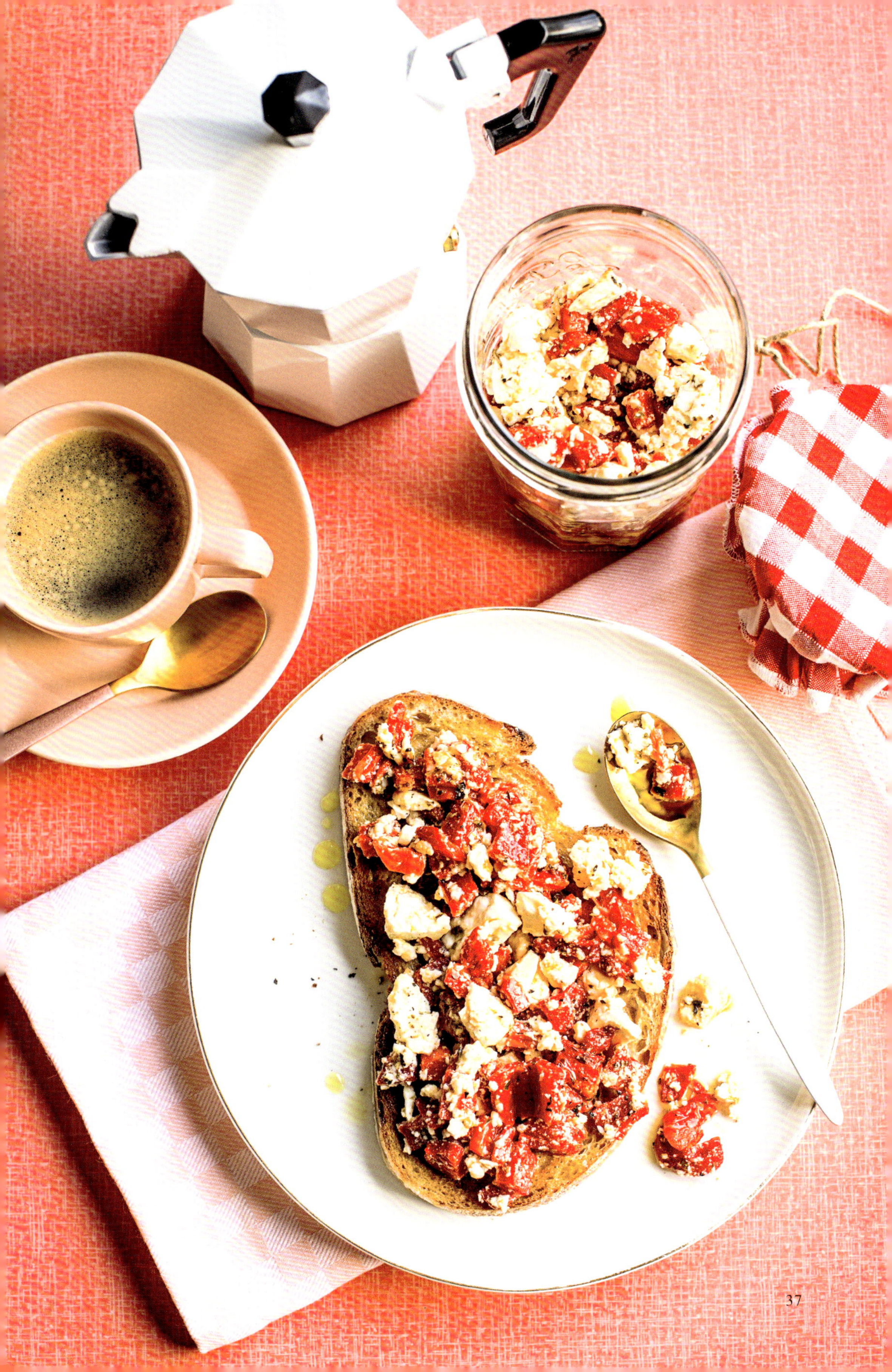

稳糖无忧坚果碗

1茶匙椰子油

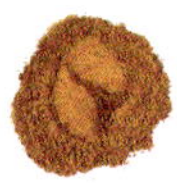

1.5茶匙肉桂粉

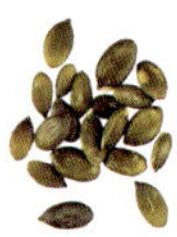

100克南瓜籽

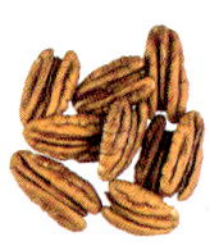

50克山核桃仁

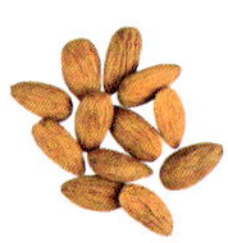

50克扁桃仁或榛子仁

+适量盐

如果你喜爱格兰诺拉麦片，不必彻底放弃，只需对原有食谱做些许调整即可。这个食谱的甜味来源于天然水果，配以希腊酸奶增加蛋白质。此食谱足够制作四人份，你可以与朋友分享，或者将剩余部分储存在密封容器中供下次食用。

·制作方法·

- 烤箱预热至200℃（风扇模式180℃）。将椰子油倒入中号碗中，用微波炉加热直至熔化。加入肉桂粉和少许盐搅拌均匀。
- 加入南瓜籽、山核桃仁、扁桃仁或榛子仁，确保它们都均匀裹上了肉桂椰子油。然后，将混合好的食材平铺在铺有烘焙纸的烤盘上，放入烤箱中烤7分钟。
- 将烤好的食材取出，置于托盘上冷却。冷却后，将其转移至密封容器中，最长可保存两周。
- 享用时，可在碗中加入一大勺希腊酸奶，撒上2～3汤匙做好的坚果种子，可以再添加少许浆果。

制作4人份
准备时间：4分钟 / 总制作时间：7分钟
无麸质、纯素食（不添加希腊酸奶即可）

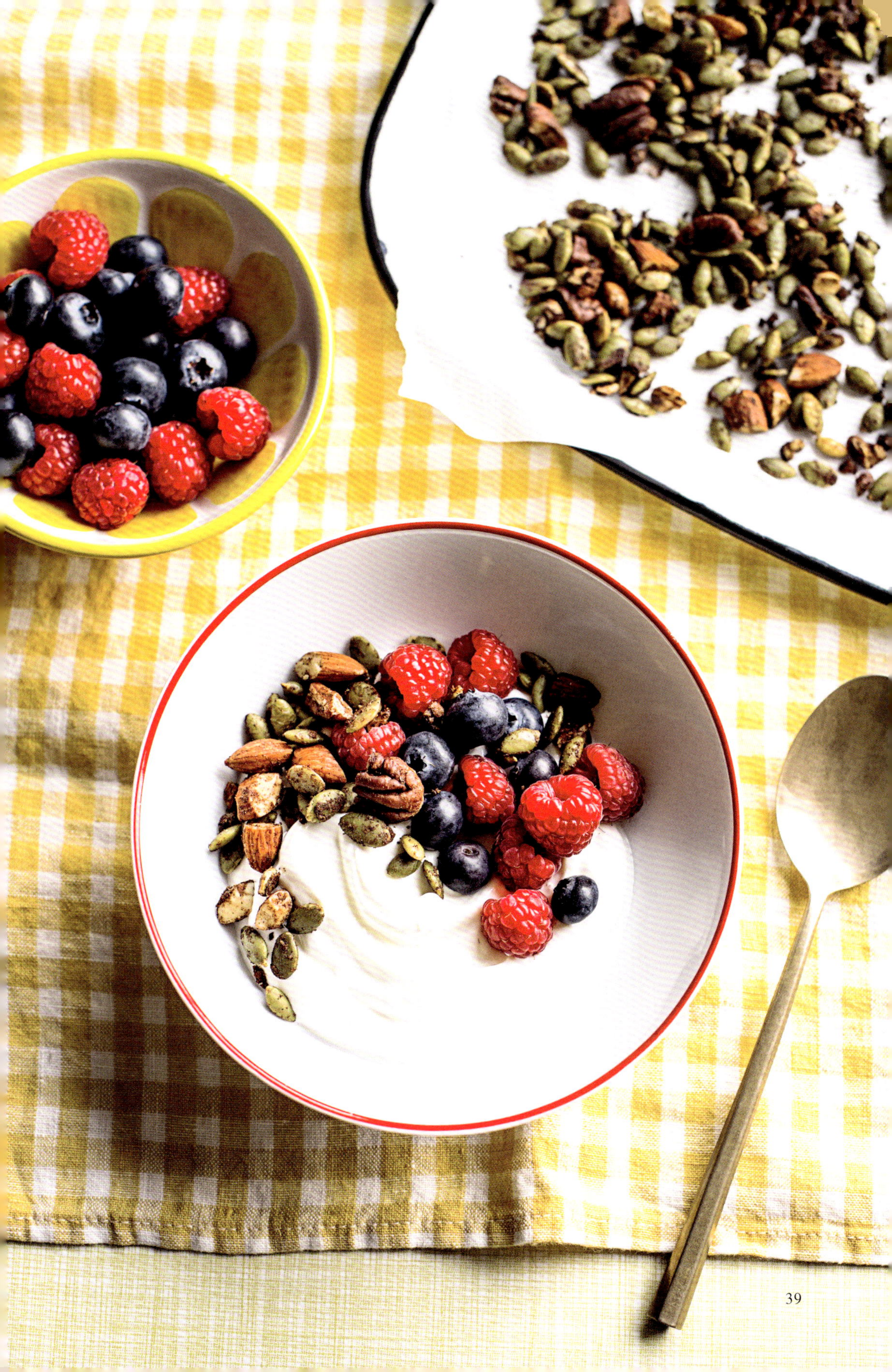

樱桃番茄煎蛋卷

像薄饼一样轻薄的蛋卷，是我早餐中最常吃的一道咸味美食，简单又快捷。搭配少许芝麻菜和1勺哈里萨辣酱，风味更是一绝。这是一款深受喜爱的快手早餐。根据需要，你可以增加鸡蛋的数量，直到它能使你的饱腹感持续4小时。

1小块黄油

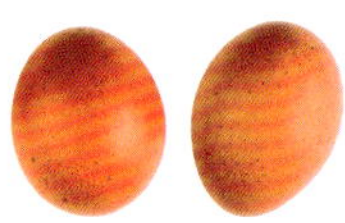

2个新鲜鸡蛋，
充分打散

约20克羊奶酪，
碾碎

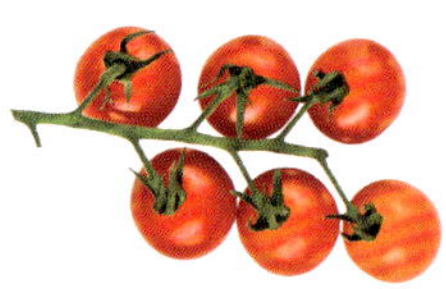

3个樱桃番茄，
切成两半

+适量的盐和胡椒粉

·制作方法·

- 中号不粘锅放在小火上预热，加入黄油。
- 当黄油开始熔化并微微起泡时，倒入已经用盐和胡椒调味的打散的鸡蛋。随个人口味，可以适量加入约20克羊奶酪碎。
- 倾斜并旋转锅体，使打散的鸡蛋均匀铺满整个锅底，形成一层薄薄的蛋饼。在一半蛋饼上撒上羊奶酪碎和切半的樱桃番茄，然后继续摊制大约1分30秒，直到鸡蛋凝固，注意不要煎煳。
- 最后，将蛋饼未铺上食材的一半盖在另一半上，然后小心地盛入盘中。这道美食是开始新一天的完美之选，请享用。

制作1人份
准备时间：3分钟 / 总制作时间：2分钟
无麸质、素食

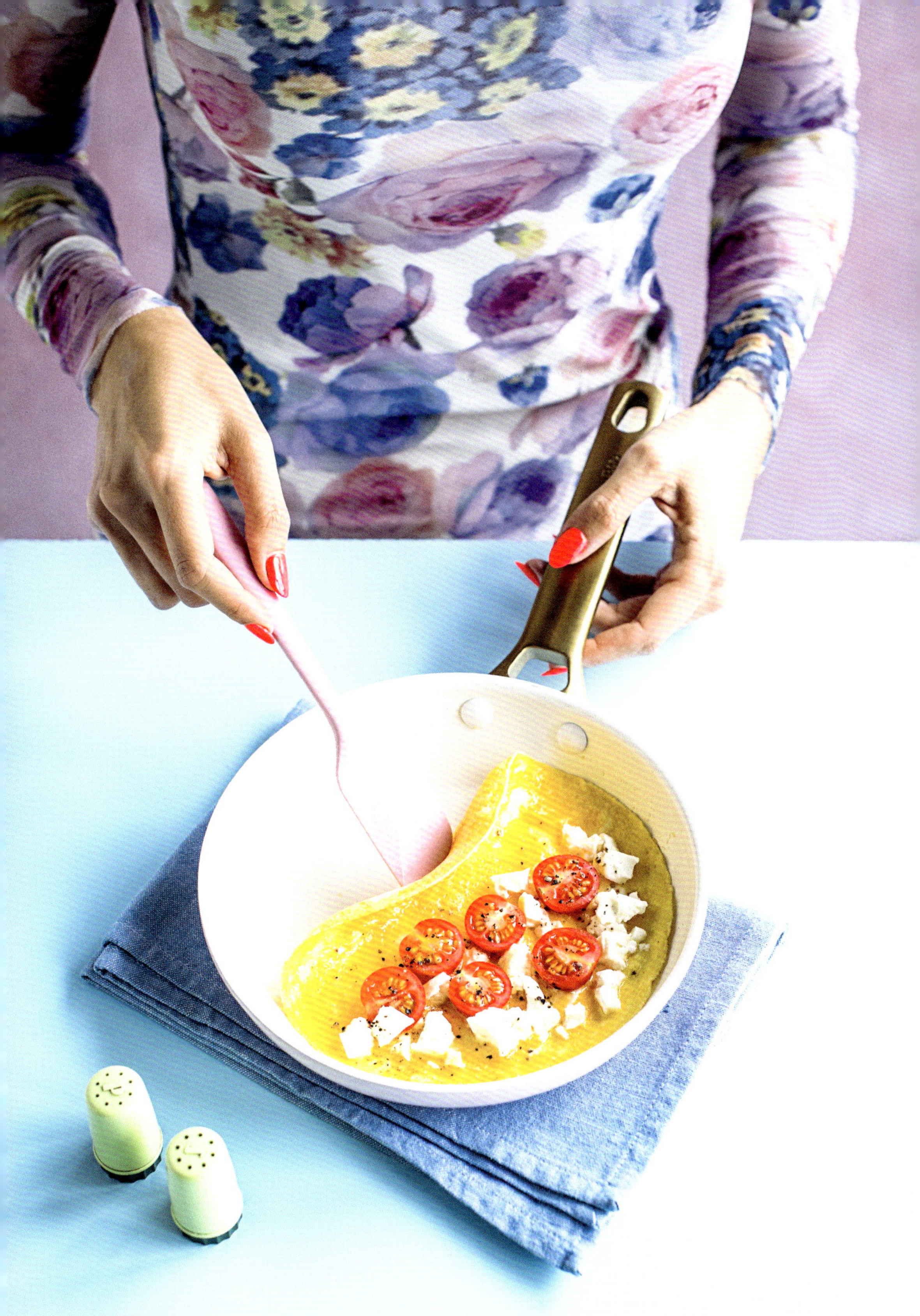

哈罗米奶酪快乐煎

如果这款早餐让你快乐，请拍手！这个食谱包含了咸味早餐所需的所有元素：蛋白质、脂肪和膳食纤维。这样美味又营养的早餐，保证你一整天都精力充沛，血糖稳定。

70克哈罗米奶酪，切成两片或3片

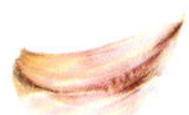

1瓣大蒜，去皮并切碎

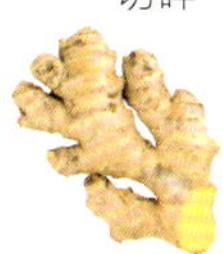

1小块生姜（大约2.5厘米），去皮并切碎

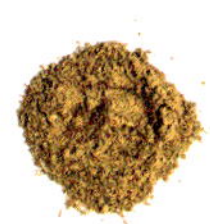

1茶匙综合香料粉或咖喱粉

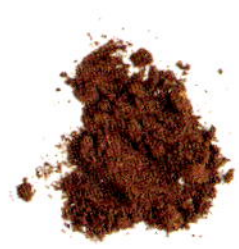

1/4茶匙辣椒粉（根据个人口味调整，可选）

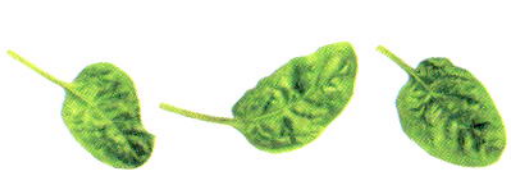

200克嫩菠菜叶

+适量橄榄油
+适量的盐和胡椒粉

制作方法

- 大号平底锅放火上预热，倒入少量橄榄油，用中火加热。将切好的哈罗米奶酪片放入锅中，每面煎约1分钟，直到两面呈现金黄色。然后，把奶酪片移至锅边，把火调小一些。
- 在锅的另一侧，滴入一点橄榄油，放入切好的大蒜和生姜，快速翻炒约30秒，直至食材发出香味并略微变脆。
- 接着，稍微调小火力，加入综合香料粉或咖喱粉，以及辣椒粉（可选）。使用木勺或锅铲搅拌至食材充分混合。
- 放入菠菜叶，与其他食材一起翻炒约30秒，直到菠菜刚刚开始变软。
- 把菠菜盛盘，然后将煎好的哈罗米奶酪片放在上面，即可享用。

制作1人份
准备时间：4分钟 / 总制作时间：4分钟
无麸质，素食

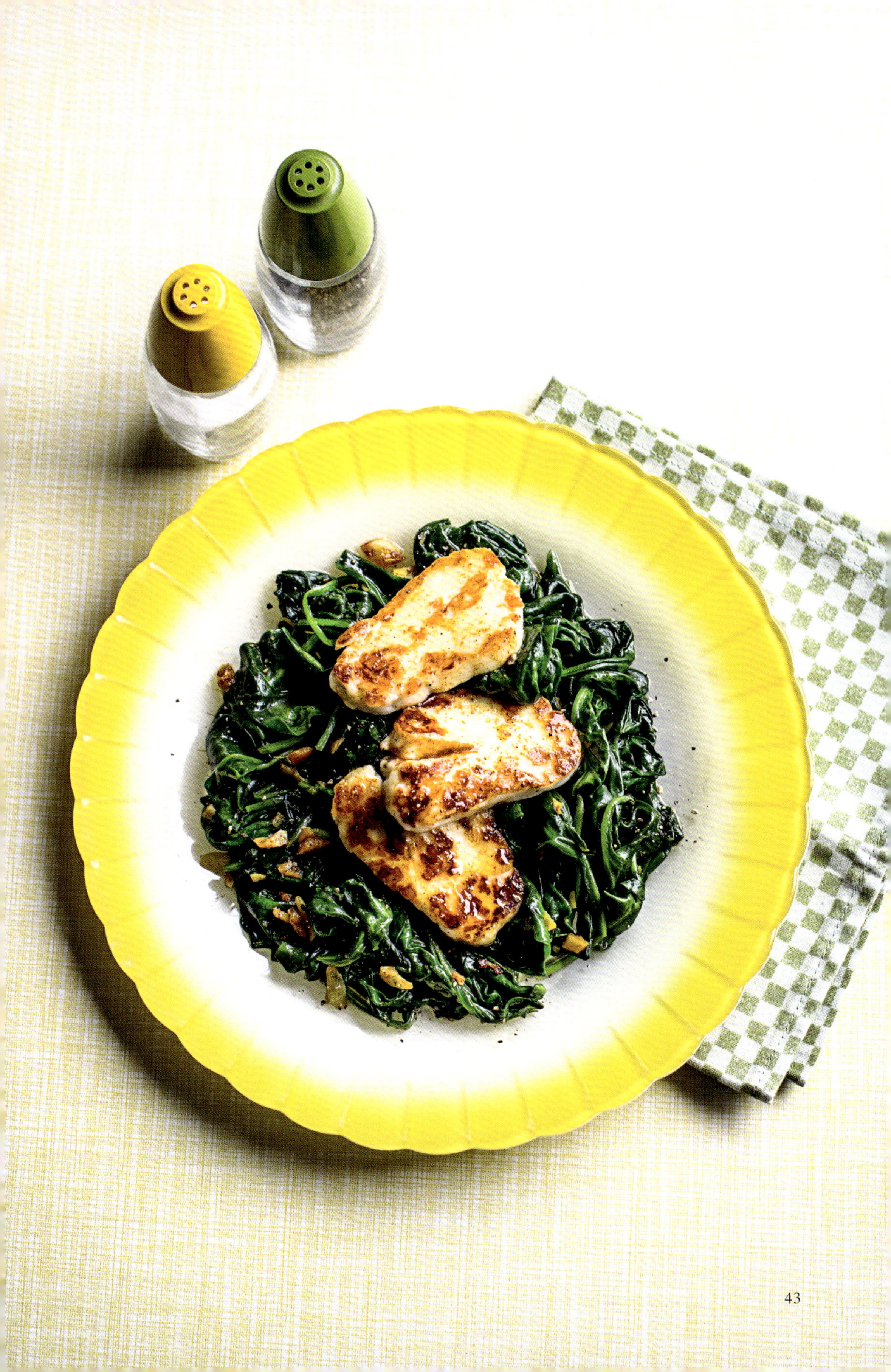

法式酥塔温柔派

黄油（用于涂抹烤盘）

1张320克的预制酥皮面饼

150克全脂希腊酸奶

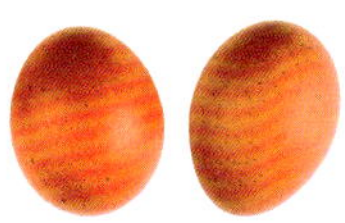

2个全蛋，另加2个蛋黄

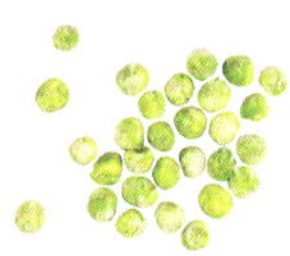

60克冷冻豌豆

60克山羊奶酪，切成6等份（薄片）

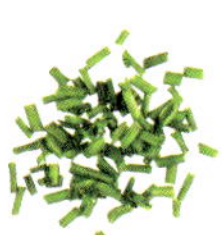

1汤匙切碎的韭菜

+适量的盐和胡椒粉

1件厚毛衣和软绵绵的法式咸派有什么共同之处？它们都让人感到温暖和愉悦。花一个悠闲的早上做这款美味早餐，然后可以在接下来的三天内享用——这个食谱正好适合四人份。你需要用到烘焙重石或米和烘焙纸来进行“盲烤”（不放馅料预烤）酥皮饼底，以防止底部变得湿软。

·制作方法·

- 烤箱预热至200℃（风扇模式180℃）。在活底不粘烤盘（直径20厘米，深2.5厘米）里涂抹适量黄油。铺上预制的酥皮面饼，轻轻按压使其贴合烤盘的边缘和底部。用锋利的小刀修整多余的酥皮，使其规整。
- 准备一张相当于烤盘直径两倍大小的烘焙纸，揉皱（使其更易塑形）后铺在饼皮上。向里面加入一些干豆或米，然后放入烤箱盲烤15分钟，直到表面略呈金黄色且定型。
- 在烤酥皮饼底的同时，准备馅料。在一个碗中，将希腊酸奶、全蛋和蛋黄搅拌均匀，加入适量的盐和胡椒粉调味。加入冷冻豌豆并搅拌备用。
- 酥皮饼底烤好后，从烤箱中取出，去除豆子或米，以及烘焙纸（可以保留这些豆子或米用于下次盲烤，但不可食用！）。将饼底放回烤箱再烤5分钟。
- 小心地将准备好的馅料倒在烤好的饼底上。在表面铺上山羊奶酪片，撒上切碎的韭菜。将其再次放入烤箱，烤约25分钟，直到馅料变成金黄色且凝固。

制作4人份
准备时间：15分钟 / 总制作时间：45分钟
素食

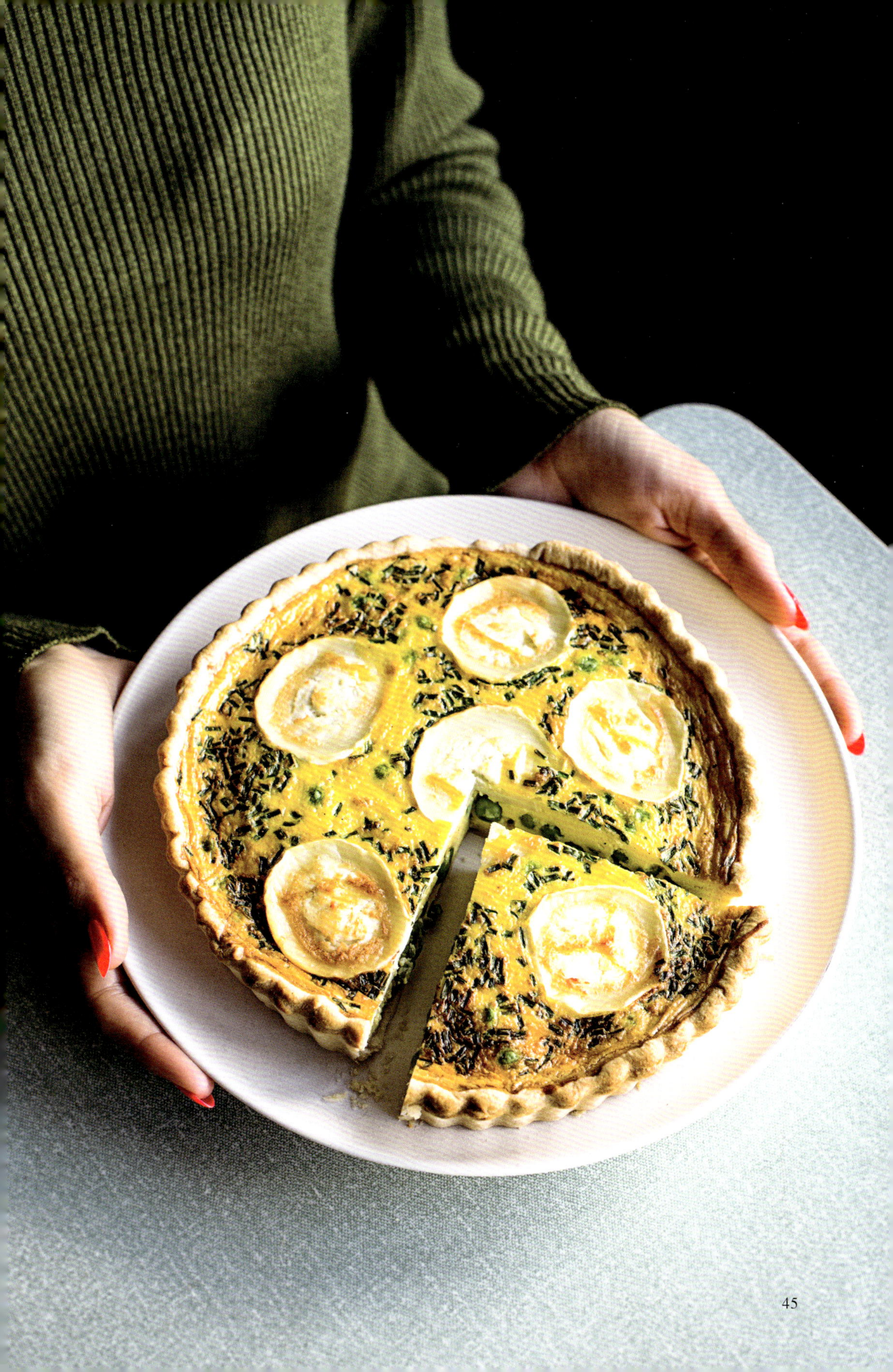

加州风味卷饼

1小块黄油

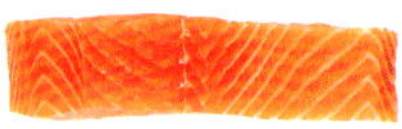

1块去皮去骨的三文鱼（大约120克），切成小块

1张普通面饼或玉米薄饼

1汤匙全脂奶油奶酪

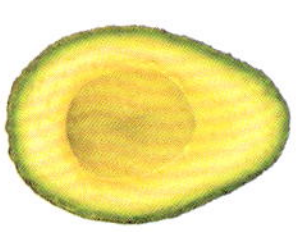

1/2个牛油果，去核并切成薄片（另一半留做牛油果吐司）

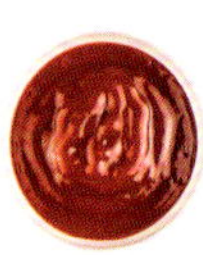

适量的辣椒酱

+适量的盐和胡椒粉

让我介绍一款加州风味玉米饼，这是一位来自洛杉矶的朋友传授给我的做法：酥脆的玉米饼搭配清新的奶油奶酪、鲜嫩的三文鱼，还有一丝辣味。它将满足你对血糖稳定的需求，同时唤起你对海滨假日的向往。

·制作方法·

- 开中火，用中号不粘锅熔化黄油。当黄油开始起泡时，加入切好的三文鱼块，大约煎制3分钟，其间不断翻动。
- 同时，把薄饼摊平，把奶油奶酪均匀涂抹在一半薄饼上。铺上牛油果片，再把煎好的三文鱼块放在上面。
- 根据口味喜好淋上适量的辣椒酱，并用盐和胡椒粉调味。
- 将薄饼对折，然后放回锅中煎至两面金黄酥脆，大约需要3分钟。
- 煎好后，切成两半，放到盘子里即可享用！

制作1人份
准备时间：5分钟 / 总制作时间：6分钟

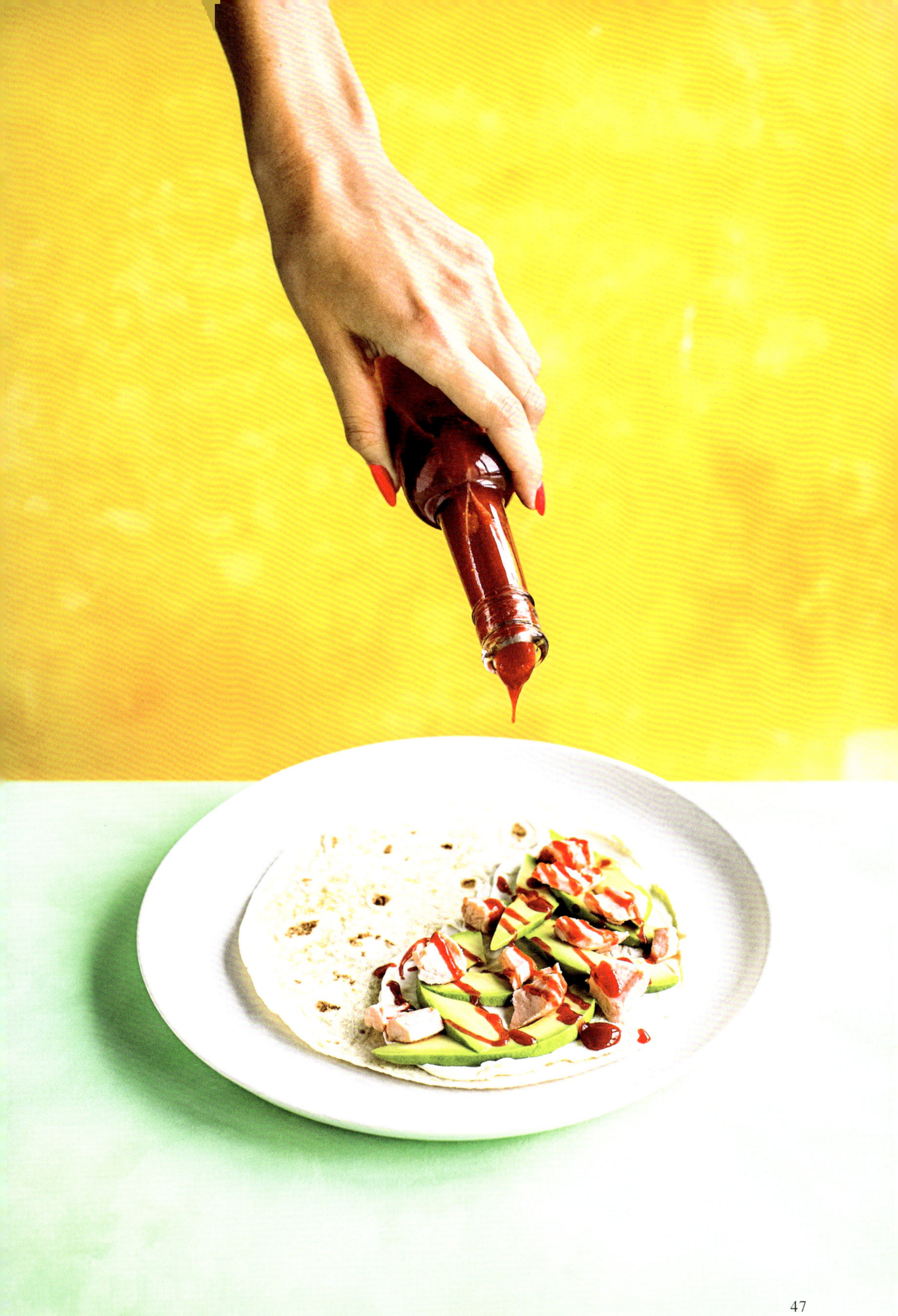

番茄鹰嘴豆炖菜

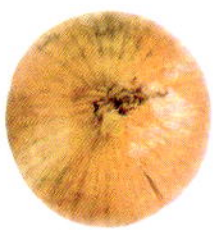

1/2个洋葱，切碎

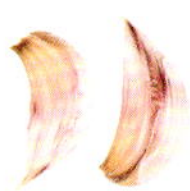

2瓣大蒜，切碎

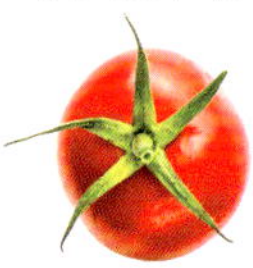

3个番茄，切碎

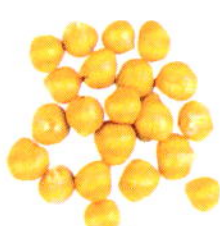

1罐鹰嘴豆（400克），沥干

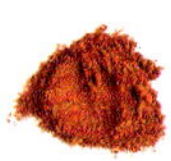

1/2茶匙甜辣椒粉（或是其他你喜欢的辣椒粉）

1勺全脂希腊酸奶（可选）

+适量橄榄油

+适量的盐和胡椒粉

这道菜绝对是赢家！尽管大部分炖菜都需要很长时间，但这道在我们社区极受欢迎的菜肴几乎不需要做准备工作，大约10分钟就能完成。你还可以在烹饪结束前加入一些菠菜，或者在上面加个煎蛋或水煮蛋，配上一片酸面包。它能在冰箱里保存4天。

·制作方法·

- 在一个中号平底锅中加入少量橄榄油，用中火加热。加入切碎的洋葱，煎约1分30秒，偶尔翻动，直到洋葱变软。接着加入切碎的大蒜，再煎30秒。
- 往锅里加入切碎的番茄、鹰嘴豆、辣椒粉和150毫升水。把火力调大，盖上锅盖，将食材炖煮7分钟，直到番茄变软。
- 加入适量的盐和胡椒粉进行调味，然后把一半炖菜倒入碗中。可以直接食用，或者在上面加1勺希腊酸奶。
- 剩下的炖菜冷却后，放到一个密封容器中，放入冰箱冷藏，可以保存4天。

制作2人份

准备时间：4分钟 / 总制作时间：10分钟

无麸质（如果不搭配面包），素食（如果不加酸奶）

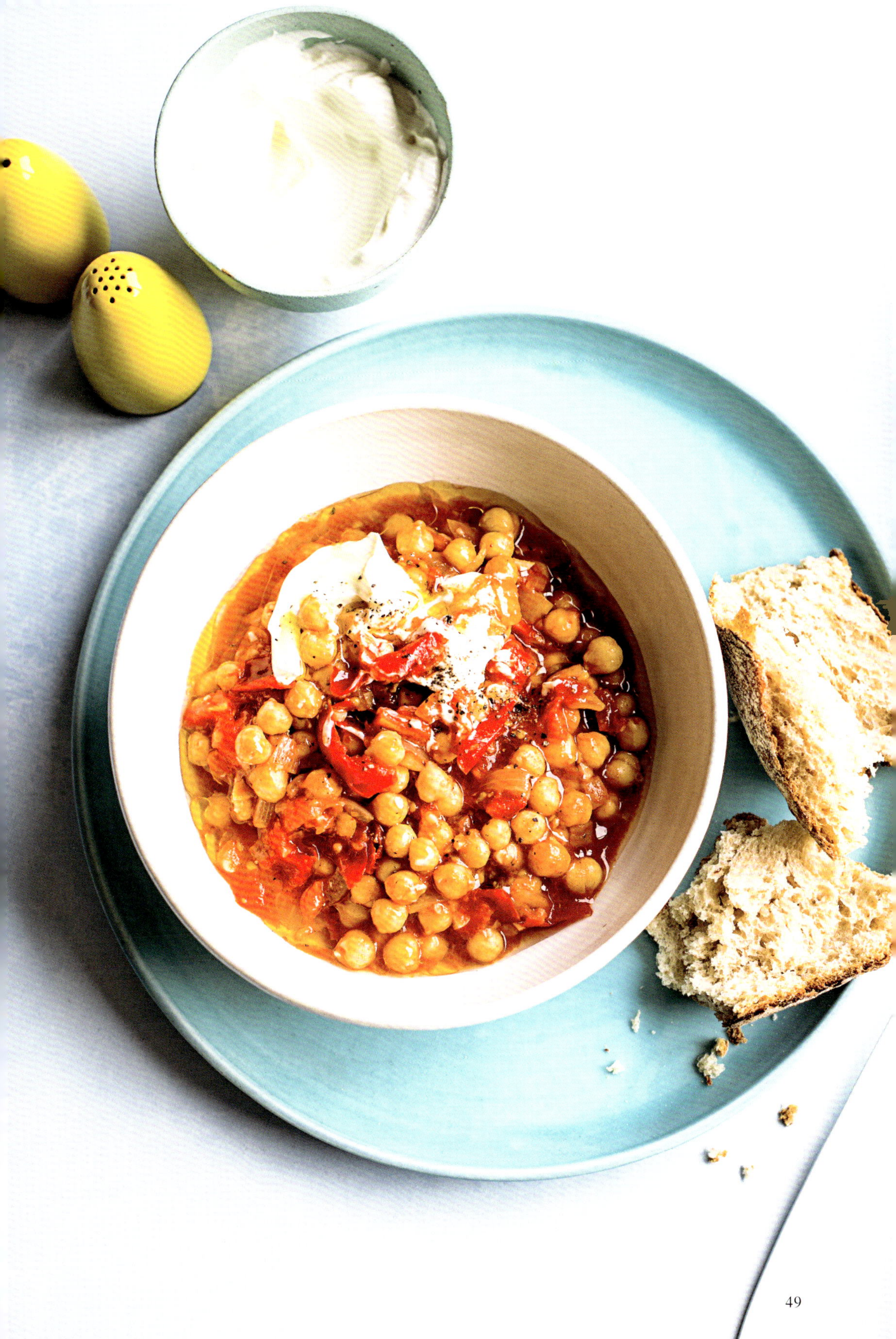

蔬菜奶酪鸡蛋杯

1小块黄油

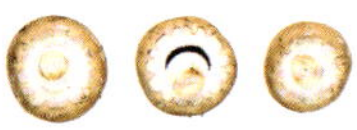
3个板栗菇，切成薄片

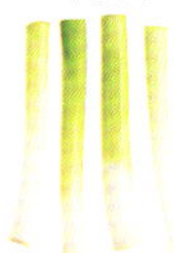
6段葱，切成细丝

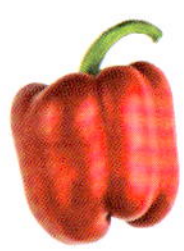
1个红彩椒，切碎

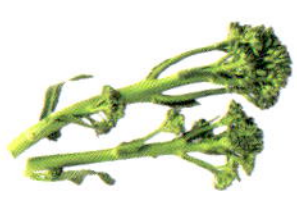
4根西蓝薹，去掉粗硬的部分，切碎

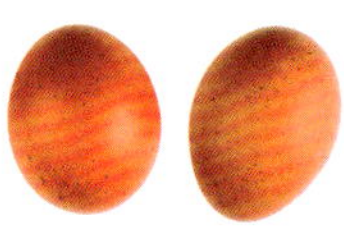
6个鸡蛋，充分搅打成蛋液

50克羊奶酪，切碎

+适量植物油（或其他无味油）

+适量的盐和胡椒粉

对于我们这些总是为生活忙碌的人来说，提前准备这些鸡蛋杯，早上出门时随手拿几个，无论是在上班路上还是来到了办公桌前，都能轻松享用。你需要一个六连硅胶玛芬模具来制作这些美味的小食。

·制作方法·

- 首先，烤箱预热至200℃（风扇模式180℃）。在玛芬模具的每个杯位中刷上一点植物油，然后放到一边待用。
- 在一个中号平底锅中用中火加热熔化黄油。加入切好的板栗菇、葱、红彩椒和西蓝薹，炒4～5分钟直到食材变软。然后放到一边稍微冷却。
- 在另一个大碗里，将搅打好的鸡蛋加盐和胡椒粉调味。
- 把冷却的蔬菜和羊奶酪碎加入蛋液中，搅拌均匀。然后将混合物均匀地分装到玛芬模具中。
- 把模具放入烤箱，烤15～17分钟，直到食材凝固。从模具中取出做好的鸡蛋杯，稍作冷却。两个鸡蛋杯就是一顿丰富的早餐。剩下的鸡蛋杯可以放入密封容器中，放入冰箱可以保存两天（如果需要，可在享用前用微波炉加热20秒）。

制作6个鸡蛋杯（约3人份）

准备时间：8分钟 / 总制作时间：22分钟

无麸质，素食

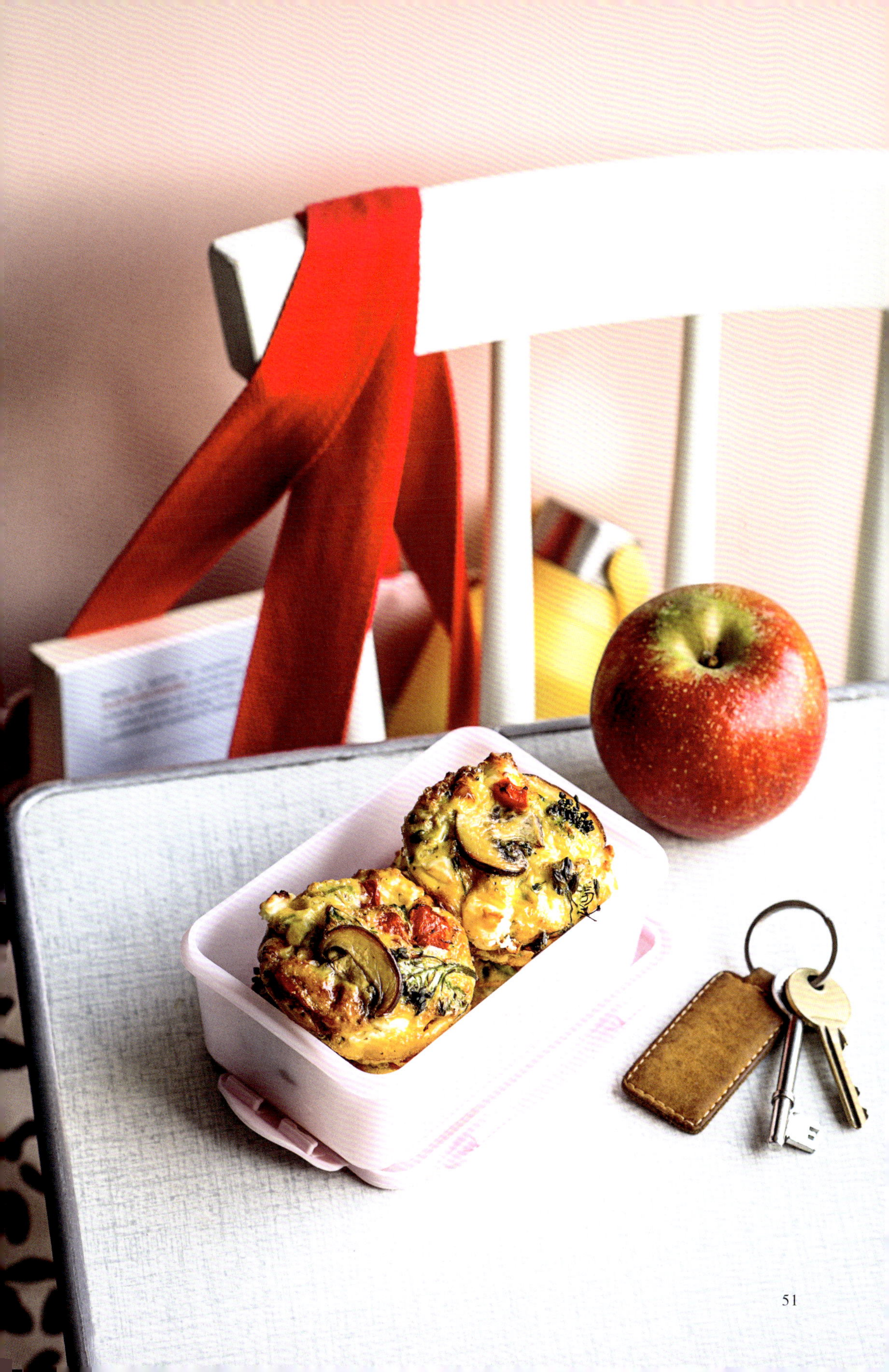

今日限定·三文鱼贵妇吐司

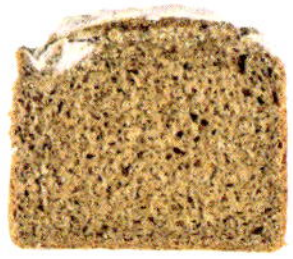

1片黑麦面包

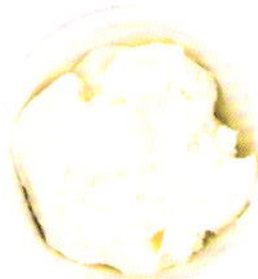

1汤匙全脂奶油奶酪

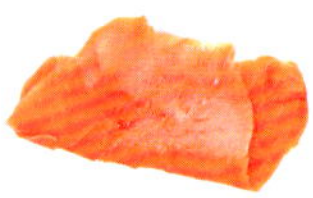

1片烟熏三文鱼，切成两半

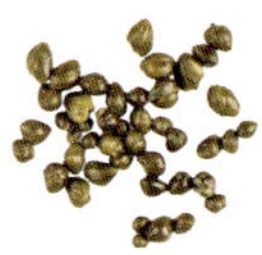

2茶匙刺山柑，需沥干

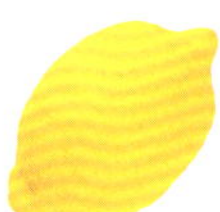

1片柠檬，挤汁用

这款精致的烤三文鱼吐司加倍了三文鱼的量，保证你能获得4小时的饱腹感，如果再配上几片生菜，会让你的美食体验更加完美。

·制作方法·

将一片黑麦面包烤至金黄酥脆。把全脂奶油奶酪均匀涂抹在烤好的面包片上，然后铺上烟熏三文鱼和刺山柑。最后，挤上柠檬汁即可享用。

制作1人份
总制作时间：5分钟

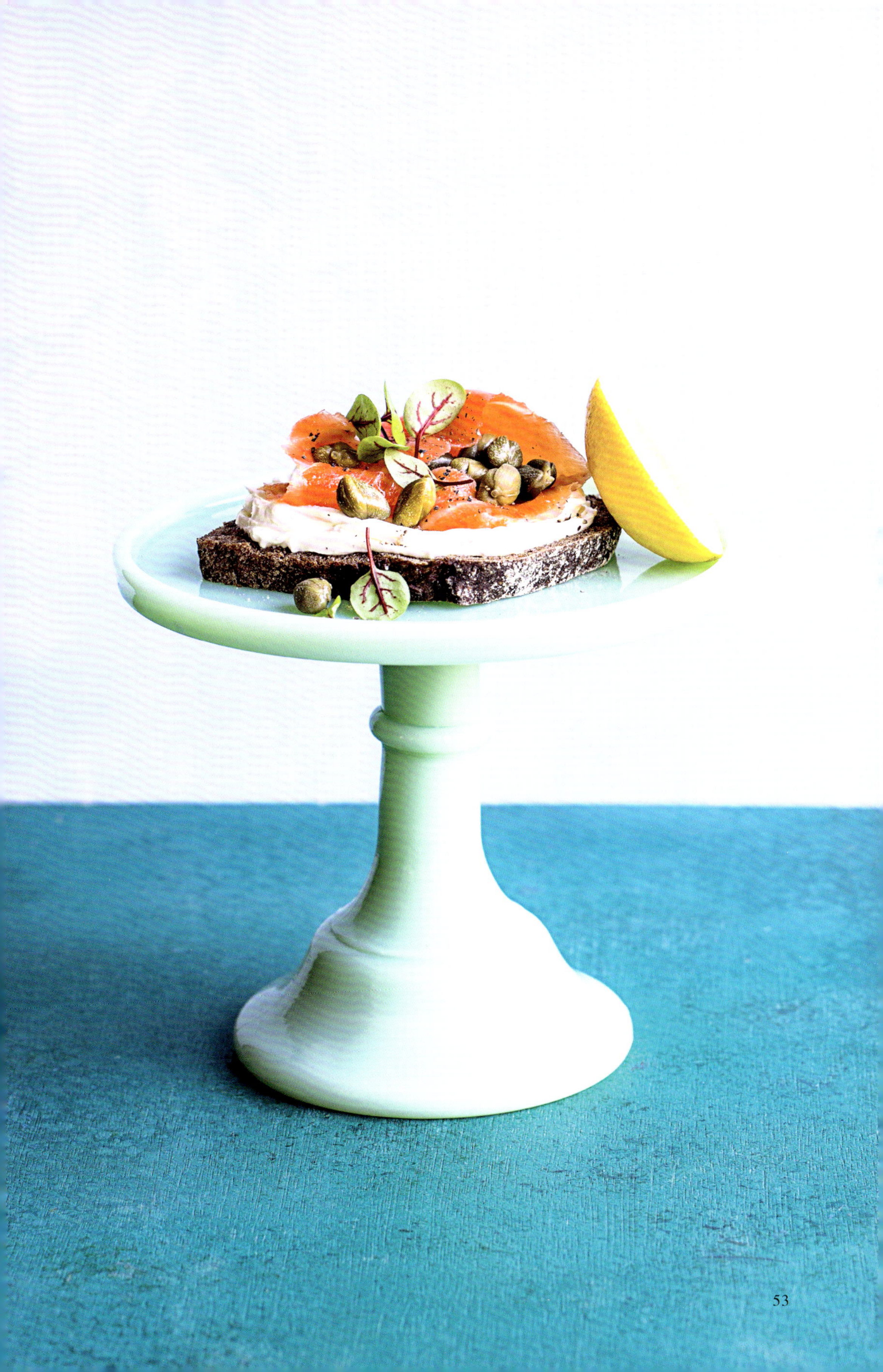

炒菠菜配香肠

首先是香肠登场，接着是大蒜和菠菜相伴，随之而来的是稳定的血糖水平。

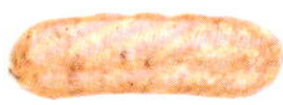

2根香肠（每根约60克），切成1厘米的小段

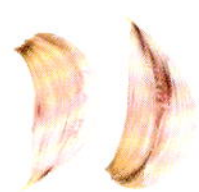

2瓣大蒜，切碎

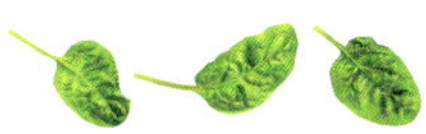

200克新鲜菠菜叶

+1汤匙橄榄油

·制作方法·

- 在一个中号煎锅中加入橄榄油，用中火加热。加入香肠块，煎约5分钟，其间不断翻动，直到香肠表面金黄。然后把香肠块取出，置于盘中保温。
- 在锅中剩余的油里加入切碎的大蒜，快炒约30秒直到大蒜变软。随后加入菠菜并翻炒，直到菠菜变软且熟透。
- 把菠菜装盘，然后把煎好的香肠块放在上面，即可享用。

制作1人份
准备时间：10分钟 / 总制作时间：7分钟
无麸质

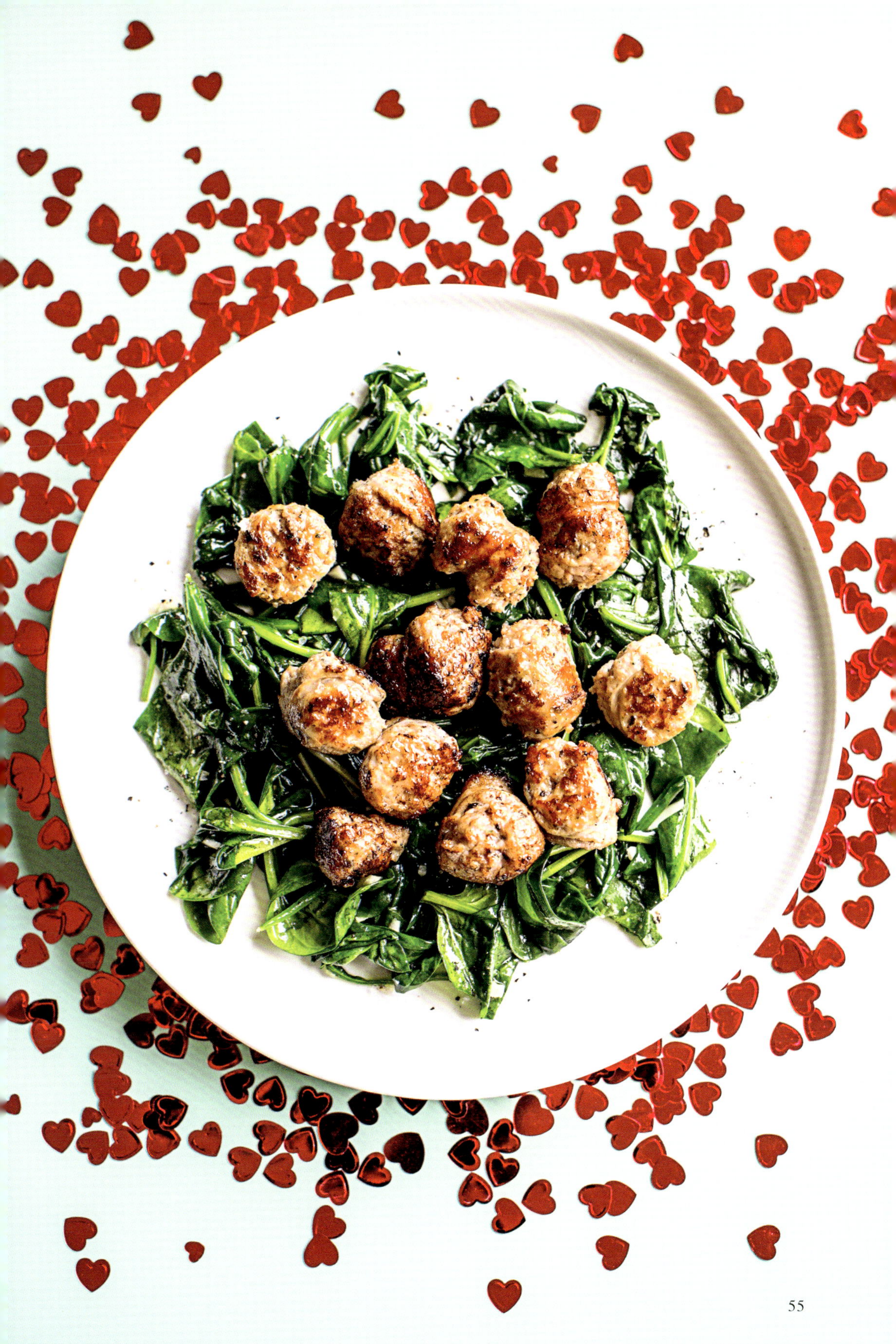

牛油果吐司2.0

大多数牛油果吐司有个小小的缺点，那就是它们缺乏蛋白质。这意味着它们可能不是最理想的早餐选择。那么，如何让牛油果吐司变得更加让人满意呢？答案是加入火腿！当然，如果你不喜欢火腿，也可以选择奶酪、鸡蛋、豆腐或其他富含蛋白质的食材。

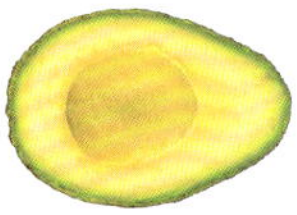

1/2个牛油果，去核

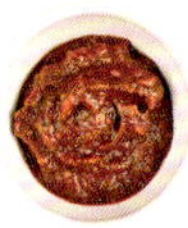

1茶匙哈里萨辣酱

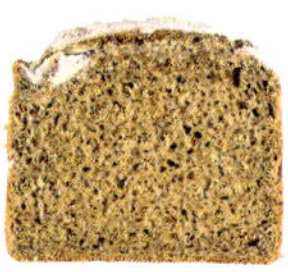

1片黑麦面包或酸面包

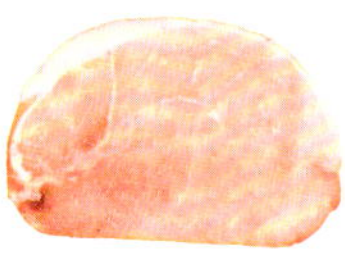

2片熟火腿

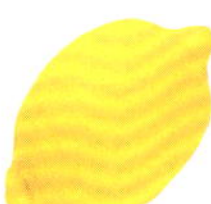

柠檬汁（可选）

+适量的盐和胡椒粉

·制作方法·

- 将牛油果肉和哈里萨辣酱混合在碗中，用叉子粗略地捣碎，然后用盐和胡椒粉调味。
- 将黑麦面包或酸面包烤热，放在盘子中，铺上火腿片，再放上牛油果混合物。
- 如喜欢，可在上面挤一点柠檬汁增加风味。

制作1人份
总制作时间：7分钟

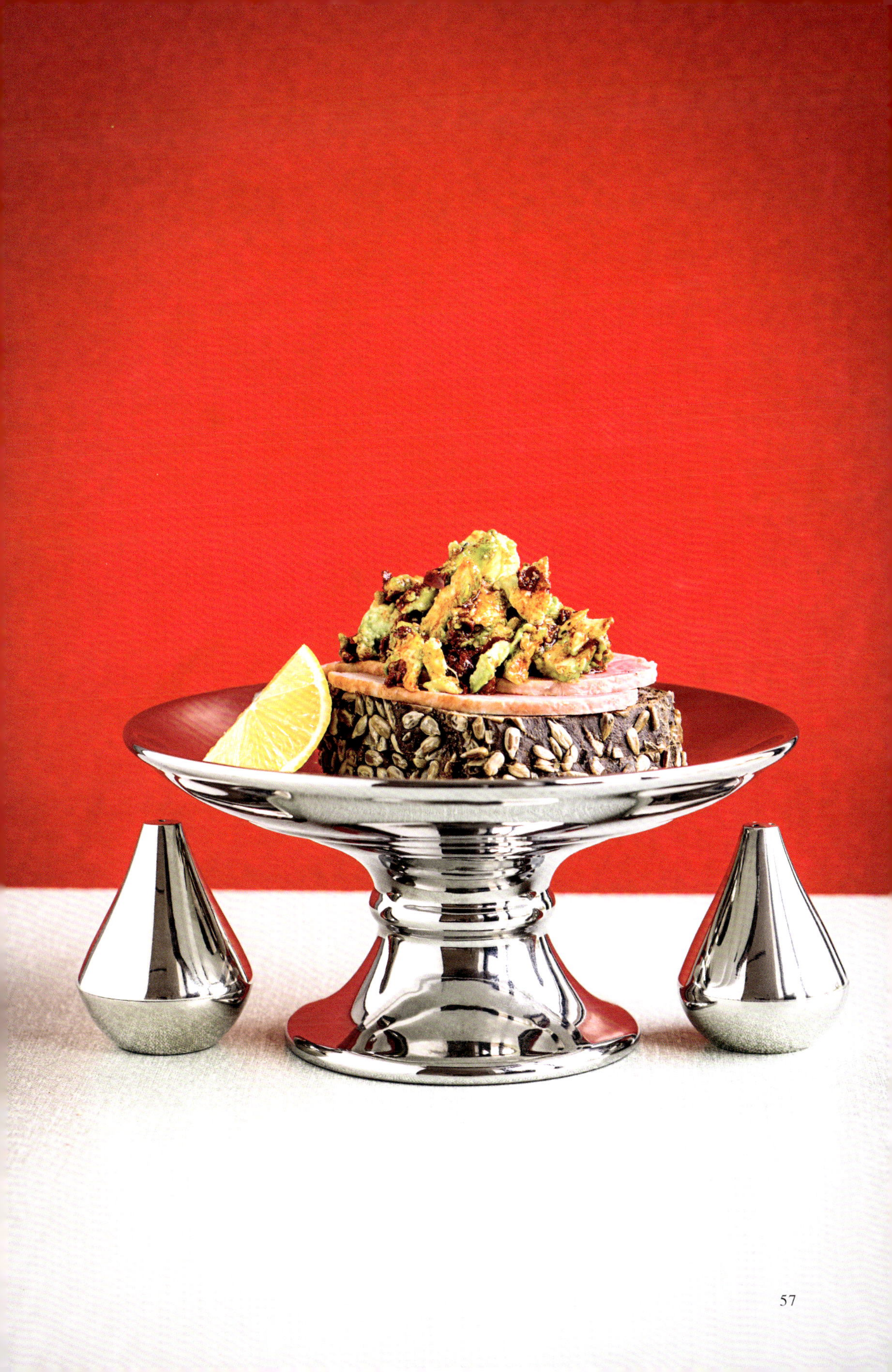

主厨飞吻三重奏·火腿、乳清干酪、无花果

50克意大利乳清干酪

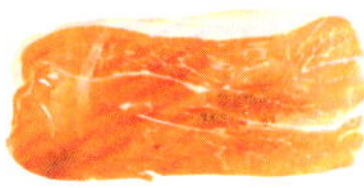

3片意大利熏火腿

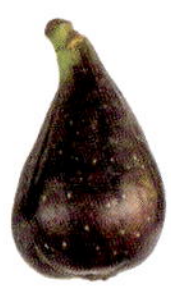

1个新鲜无花果，切成6块

+适量橄榄油（用于浇淋）

+适量的盐和胡椒粉

这样一顿丰盛的早餐对你的血糖又如此友好，让人不可思议。意大利熏火腿和瑞可塔干酪为你提供了大量蛋白质，而新鲜无花果则是口感绝佳的水果。无花果可以用其他新鲜水果（如桃子）替代，意大利乳清干酪也可以用其他奶酪（如布拉塔奶酪或马苏里拉奶酪）替代。为增加饱腹感，不妨撒上一些杏仁片、山核桃仁或榛子仁。

·制作方法·

- 将意大利乳清干酪放入碗中，加入适量的盐和胡椒粉调味，用叉子搅打至顺滑。
- 用勺子将调好味的干酪盛到盘子中，铺上意大利熏火腿片和无花果块，淋上橄榄油并撒上胡椒粉。

制作1人份

总制作时间：5分钟

无麸质

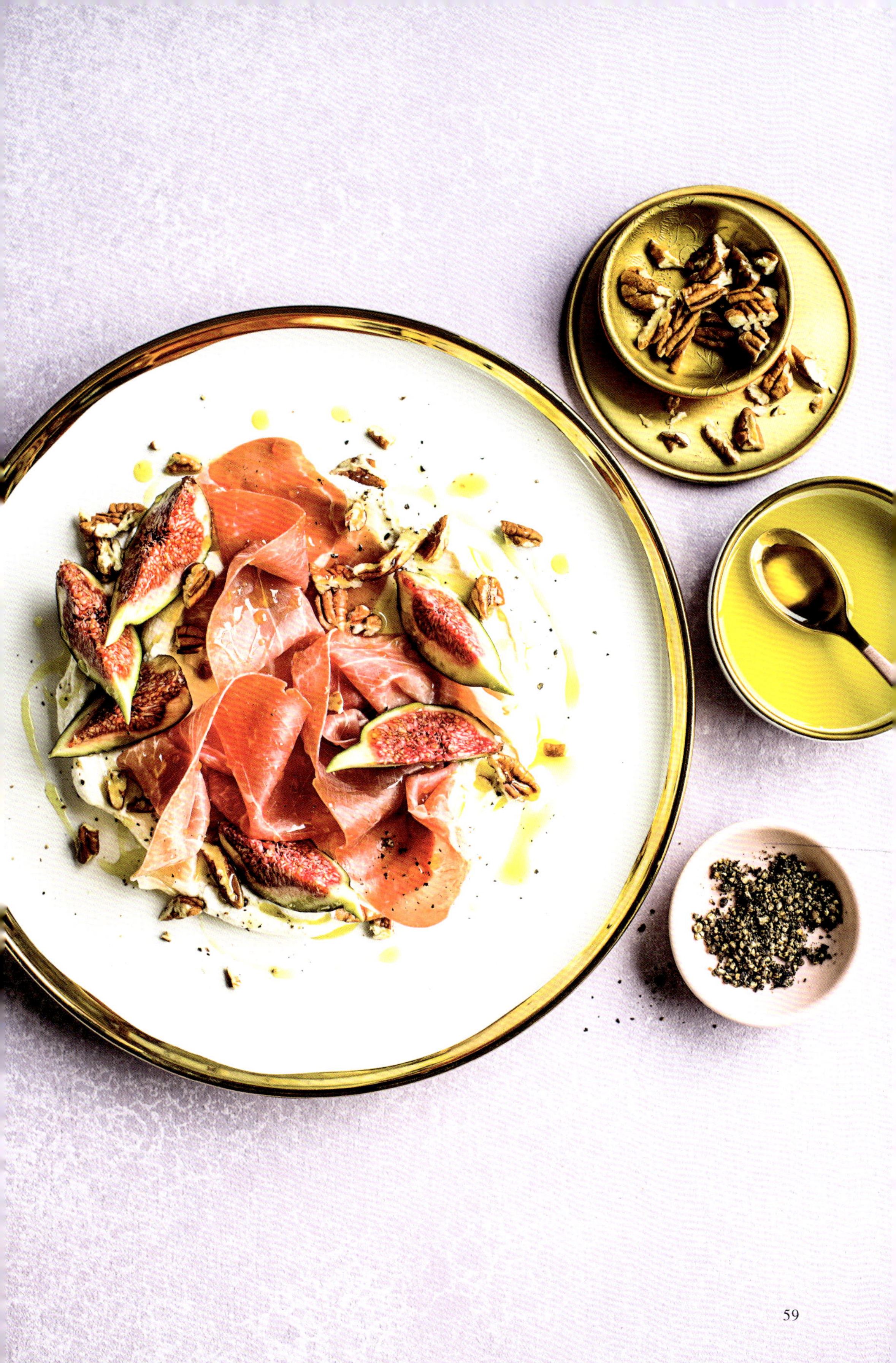

烤番茄鹰嘴豆配溏心蛋

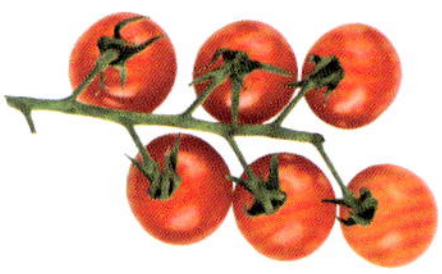

10个樱桃番茄，切半

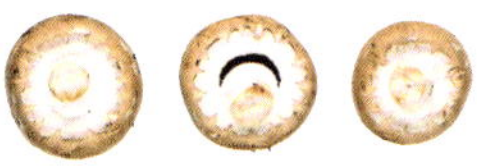

5个板栗菇，切片

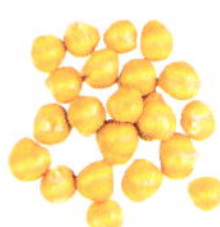

1/4罐鹰嘴豆，沥干

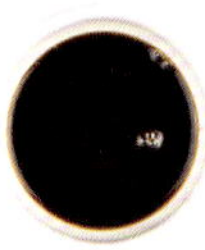

1汤匙伍斯特酱

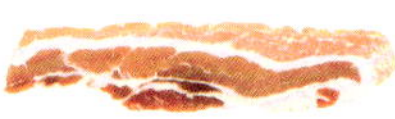

2片培根，每片切成3块

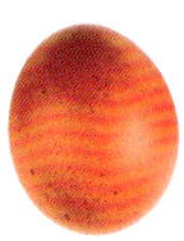

1个鸡蛋

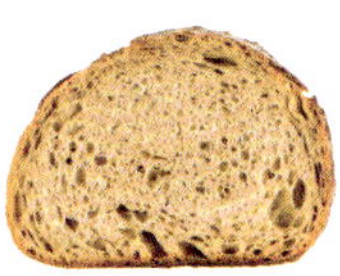

来点硬皮面包，与之搭配

+1汤匙橄榄油
+适量的盐和胡椒粉

这道美味的菜肴源于这样一种理念：咸味早餐在食材上应该简约，但在味道上要丰富。现在，没有什么能阻挡你享用梦想中的咸味早餐了。

·制作方法·

- 烤箱预热至220℃（风扇模式200℃）。将切半的樱桃番茄、板栗菇片和沥干的鹰嘴豆放入一个小烤盘或平底锅中（需要紧密贴合），淋上伍斯特酱和橄榄油。将烤盘放入烤箱，烤5分钟。
- 从烤箱中取出烤盘，将培根片铺在蔬菜上，然后再烤10分钟，或直到培根熟透且边缘酥脆。
- 再次取出烤盘，打入鸡蛋，然后放回烤箱再烤6～8分钟或直到蛋白凝固，蛋黄仍稍微流动。上桌时可以搭配一些硬皮面包，以便吸收美味汤汁。

制作1人份
准备时间：5分钟 / 总制作时间：25分钟
无麸质（如果不放面包）

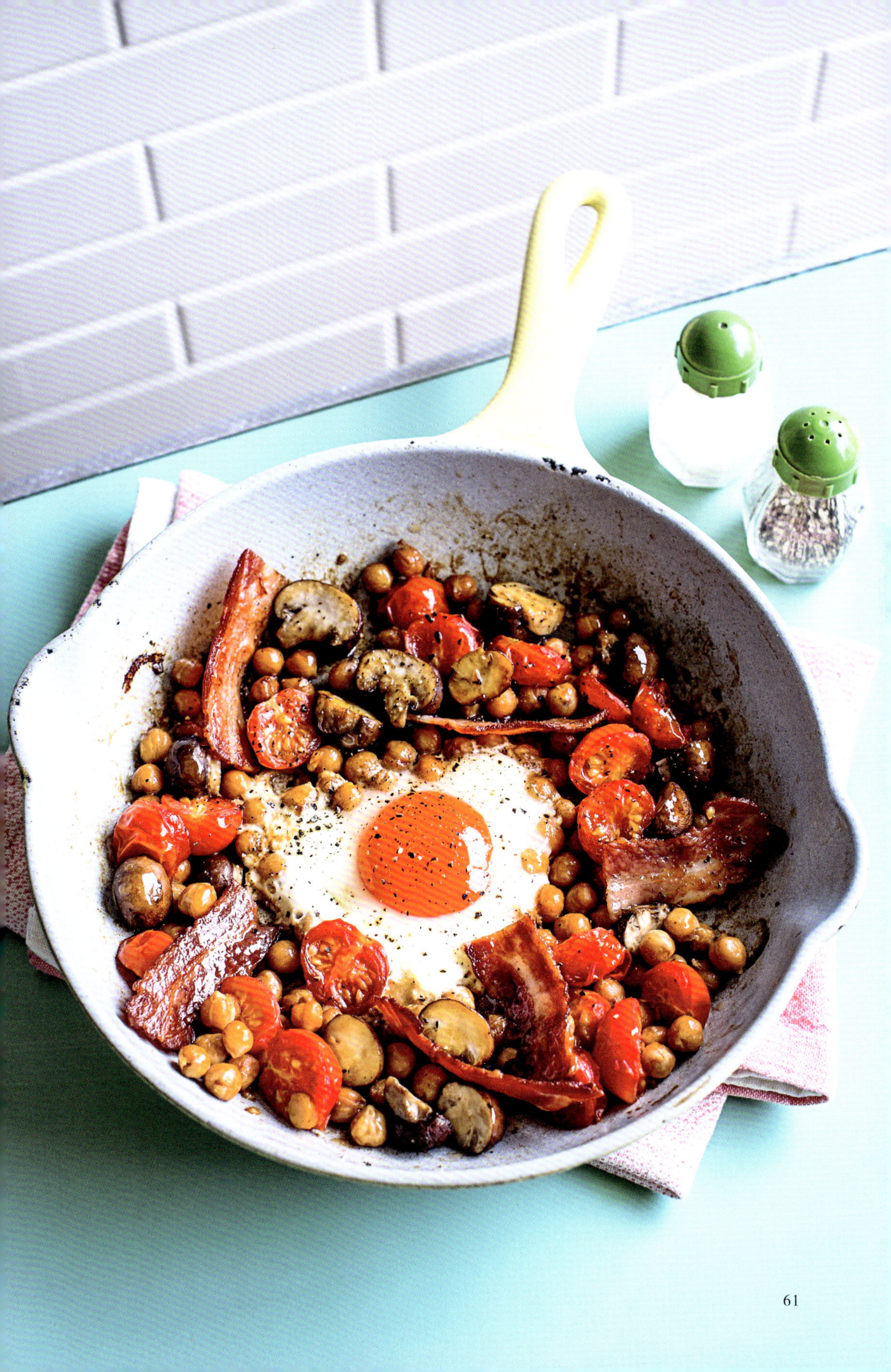

吐司派对

我将要举办一个吐司派对。在我们的咸味早餐中，只要面包有滋有味，并进行最好的装扮——无论是蛋白质、脂肪还是膳食纤维——它就不能被排除在外。

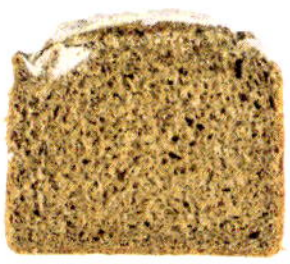

3片黑麦面包

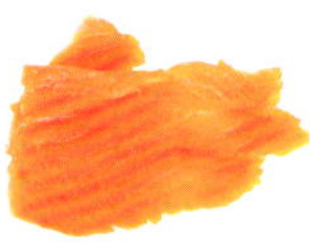

1片熏鳟鱼

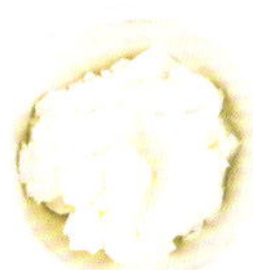

2汤匙山羊奶酪

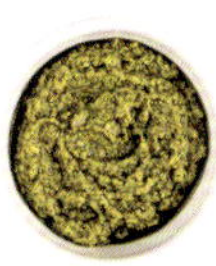

1大汤匙罗勒香蒜酱

+适量的盐和胡椒粉

·制作方法·

- 将黑麦面包烤至金黄酥脆，在面包片上分别放上熏鳟鱼、山羊奶酪或罗勒香蒜酱。
- 每片面包切成两半，撒上盐和胡椒粉调味，即可食用。

制作1人份
总制作时间：10分钟

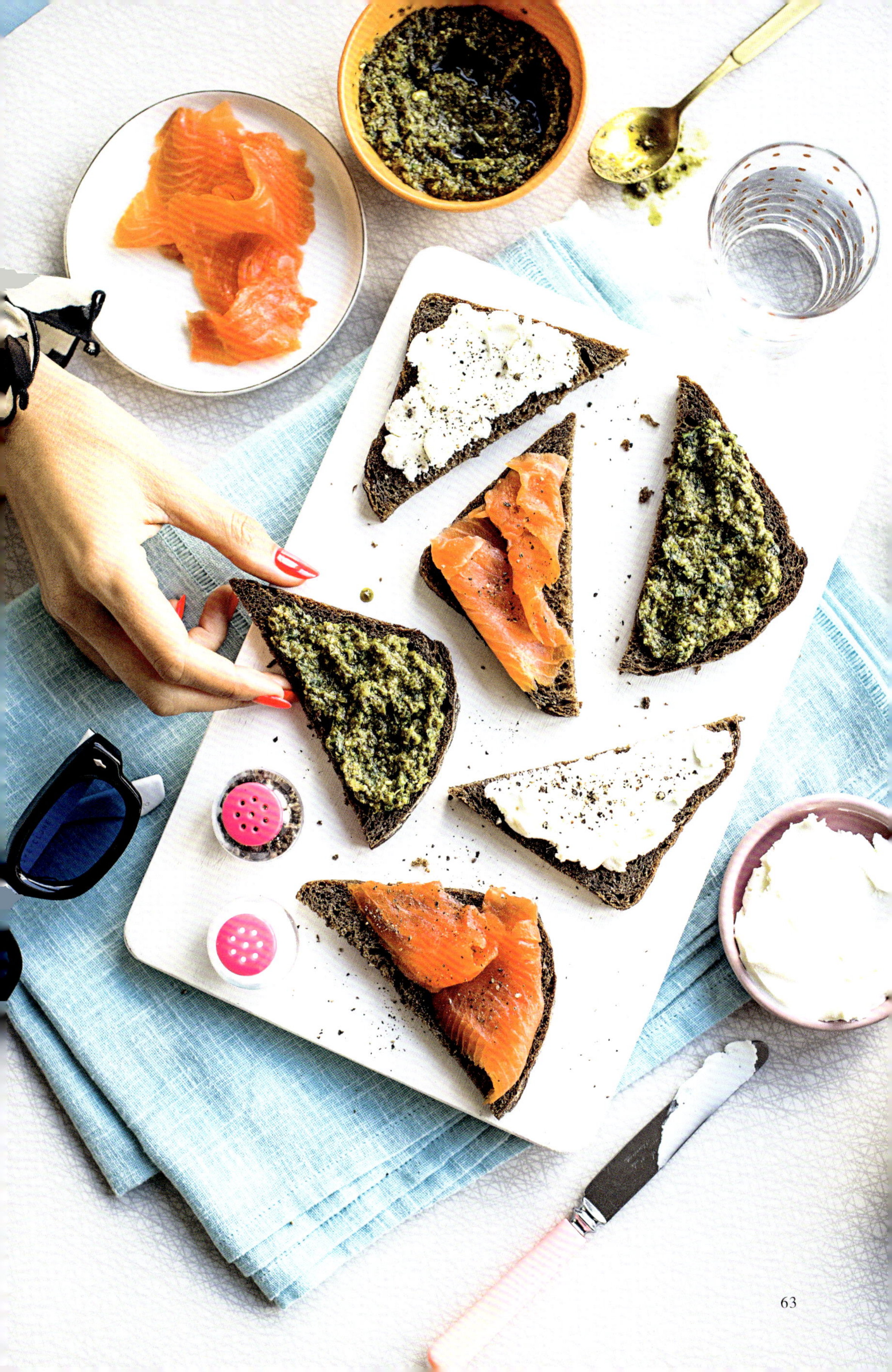

苹果穿衣记·干酪、核桃仁

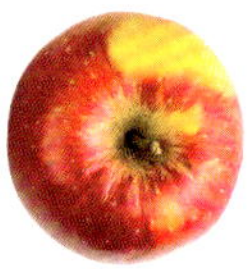

1个苹果（约90克），切成片（形状不必完美）

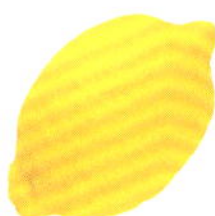

1/4个柠檬（挤出汁）

40克切达干酪，切成薄片

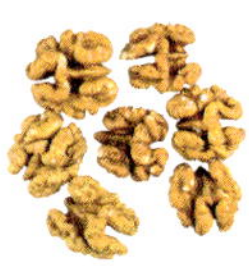

1小把核桃仁

在咸味早餐中，整个水果是非常受欢迎的配料，它们能够增加口感，同时搭配蛋白质和脂肪，就能成为早餐的一部分。基本上，水果不应该“裸露”着出门。因此，让我们介绍这个“穿上衣服”的苹果——它搭配了切达干酪和核桃仁（拥有了蛋白质与脂肪）！准备好迎接那酸酸甜甜、脆脆爽爽的美味吧。

·制作方法·

- 使用柠檬汁涂抹苹果片，以防止其氧化变色。
- 把苹果片摆放在盘子里，放上切达干酪片，再撒上核桃仁，即可享用。

制作1人份
总制作时间：5分钟
无麸质、素食

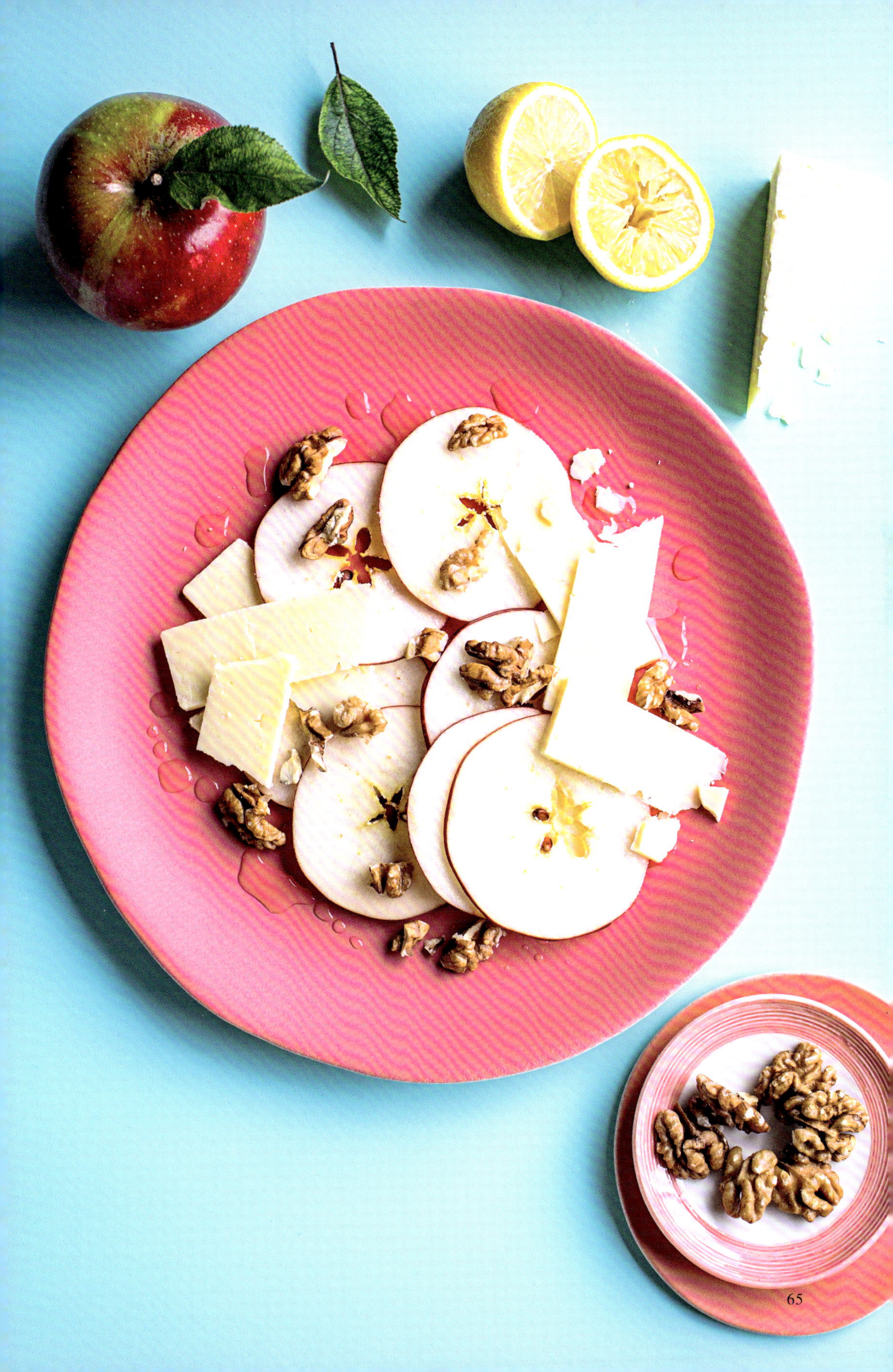

番茄吐司变装秀

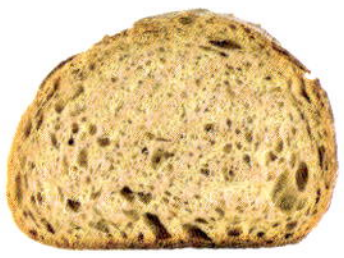

1片酸面包

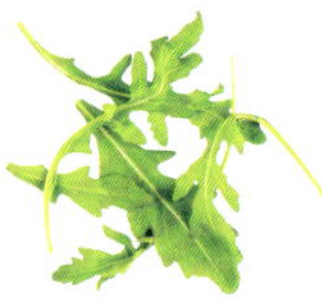

1小把芝麻菜

1/2球布拉塔奶酪

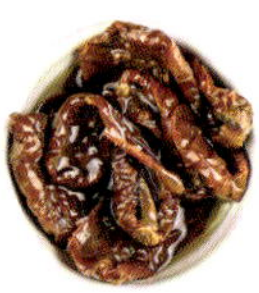

3个油渍日晒番茄干，
沥干并切半

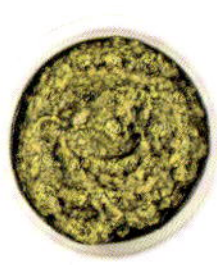

1大勺优质罗勒酱

+1/2大勺橄榄油
+适量的盐和胡椒粉

要不要尝试一下牛油果吐司的变体——番茄吐司呢？美味的番茄放在烤酸面包上，再加上美味的布拉塔奶酪和浓郁的罗勒酱。

·制作方法·

- 将酸面包片烤好，放在盘子中，淋上橄榄油。
- 放上芝麻菜、布拉塔奶酪和切半的油渍日晒番茄干，最后淋上罗勒酱，撒上盐和胡椒粉即可享用。

制作1人份
总制作时间：5分钟
素食

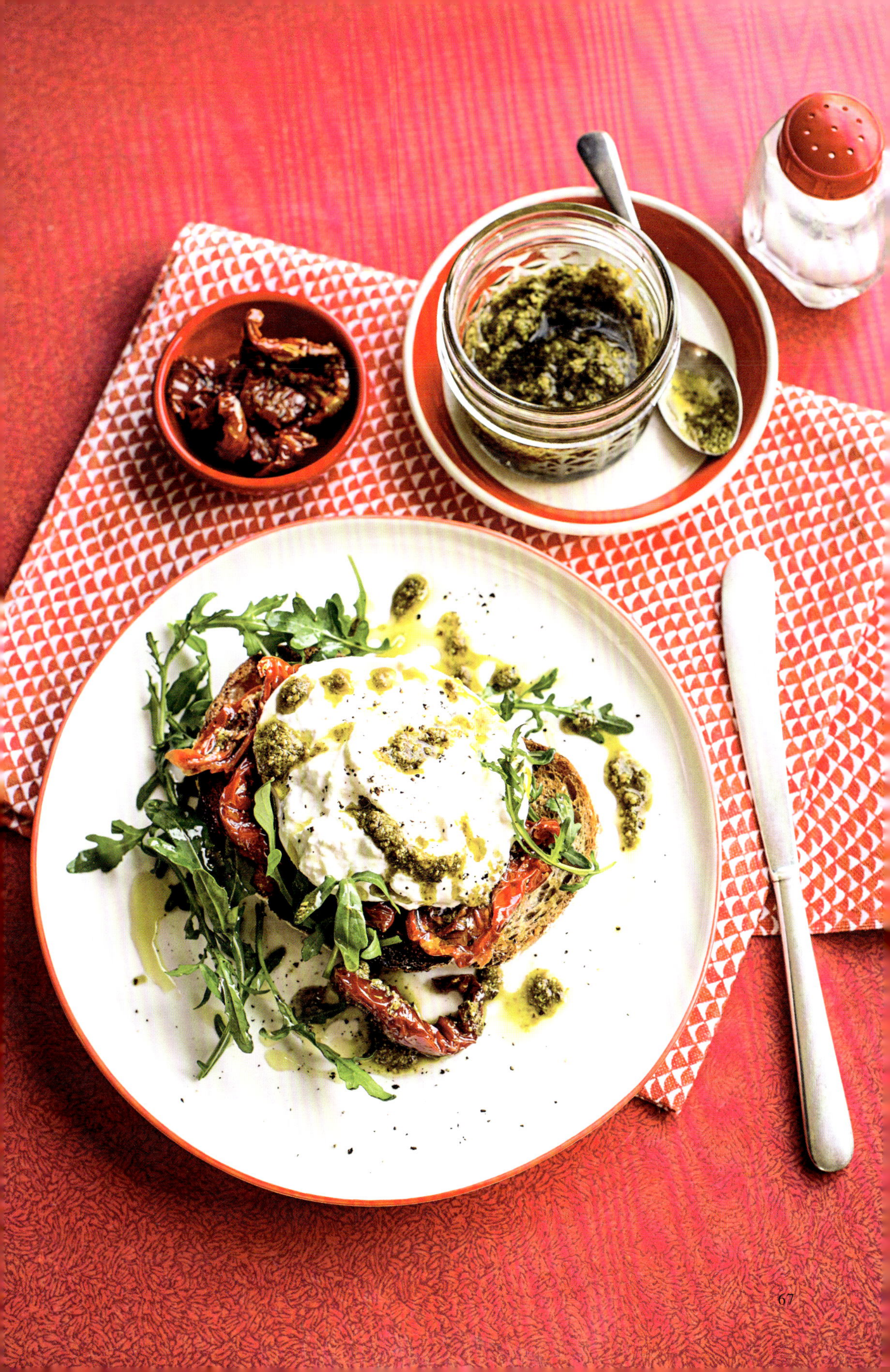

咸味思慕雪惊奇杯

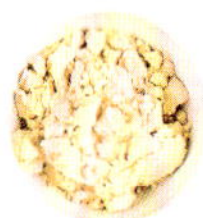

2勺蛋白粉（推荐使用乳清蛋白粉或豌豆蛋白粉，根据你的喜好选择）

1茶匙亚麻籽油

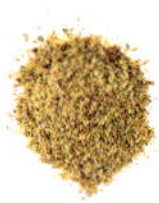

2茶匙亚麻籽

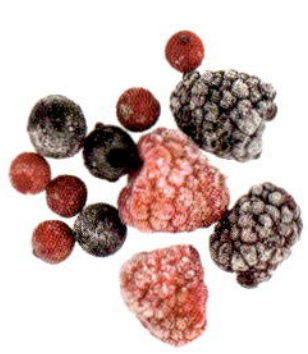

100克冷冻水果，例如蓝莓

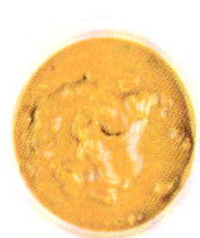

3大勺坚果酱或30克坚果

这不是平常那种会导致血糖飙升的水果思慕雪，我在这款蛋白质、脂肪和膳食纤维丰富的思慕雪中施加了“魔法”，让它颜色鲜艳，风味独特。如果你想制作自己的咸味思慕雪，可以以蛋白质、脂肪和膳食纤维为基础，再搭配一些水果来制作。

·制作方法·

- 把所有食材和100毫升水放入搅拌机中搅拌至顺滑。倒入杯中，即可享用。

制作1人份
总制作时间：5分钟
无麸质、纯素食

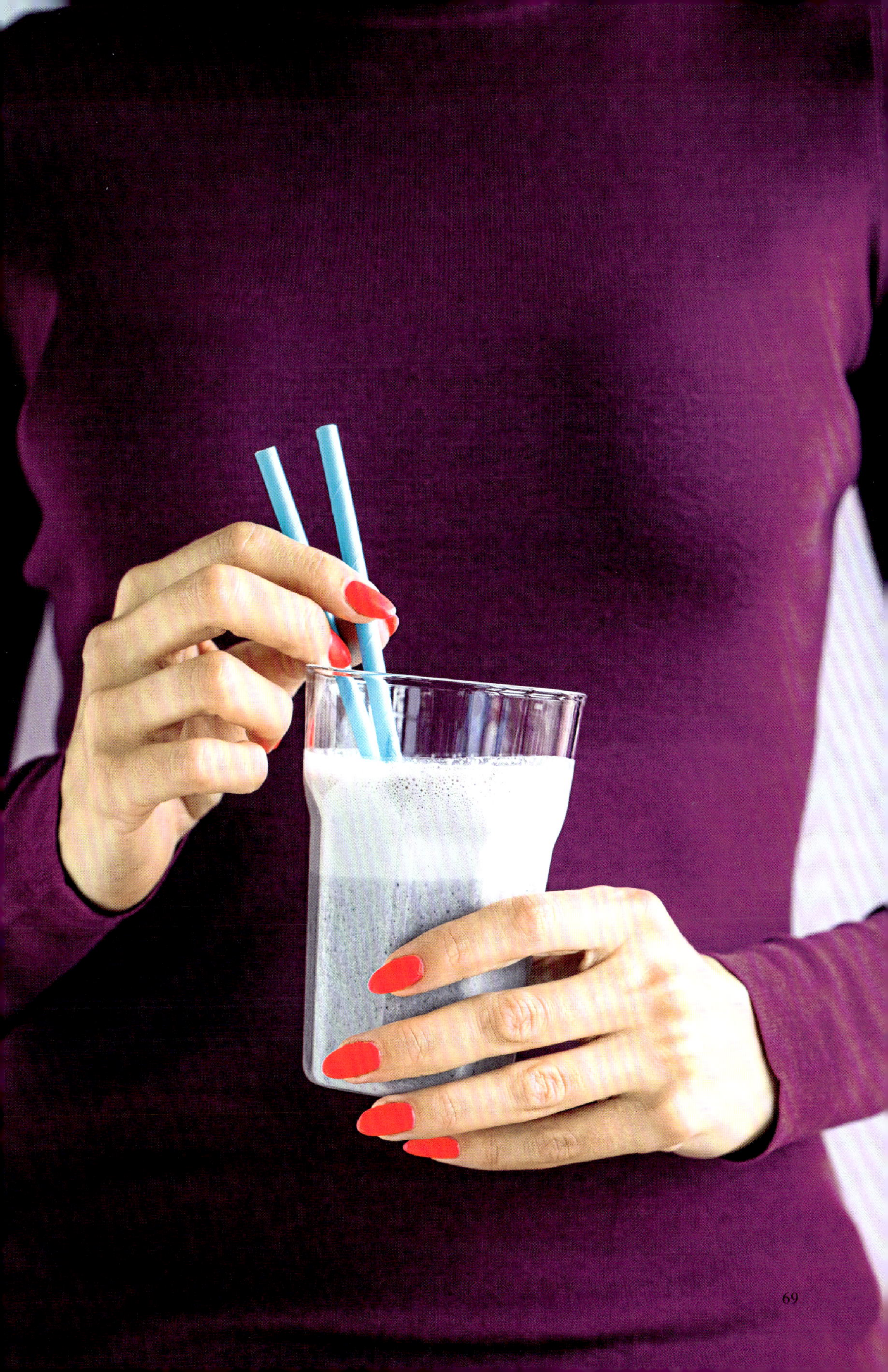

伪装冰淇淋

早餐来份冰淇淋怎么样？这真是太令人惊艳了！

4大勺（约100克）
全脂希腊酸奶

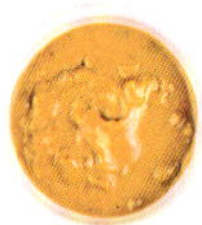

1大勺坚果酱

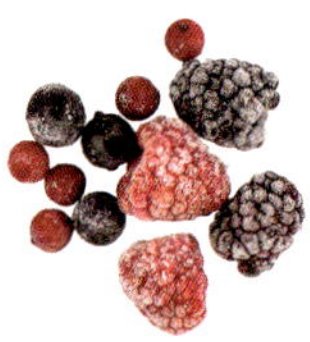

50克冷冻混合浆果

·制作方法·

- 在碗中混合希腊酸奶和坚果酱，搅拌至顺滑。
- 加入冷冻的混合浆果，搅拌均匀后静置2～3分钟再食用。

制作1人份
总制作时间：5分钟
无麸质、素食

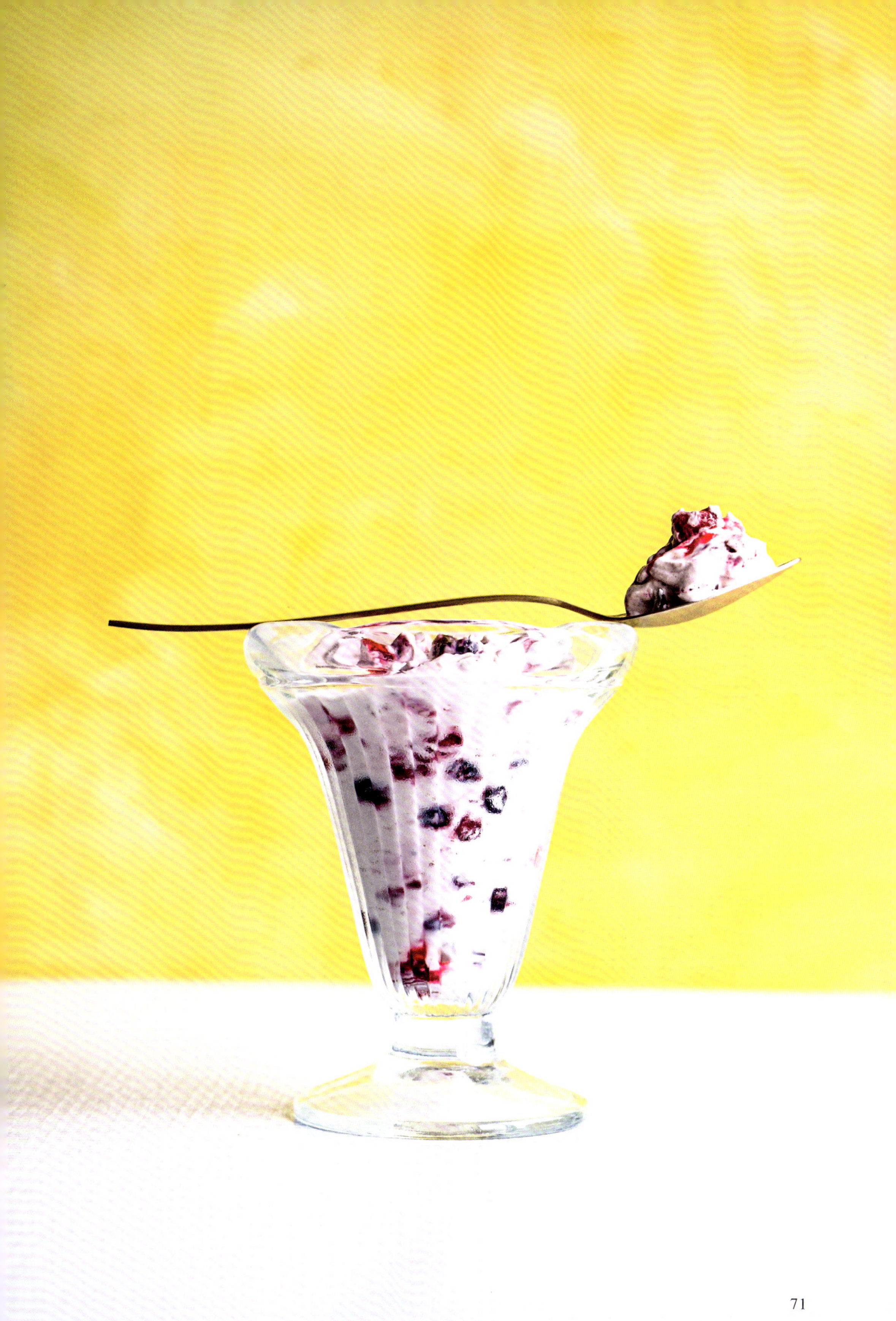

桃子穿衣记 · 酸奶斗篷

3大勺全脂希腊酸奶

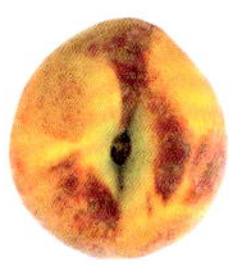

1个成熟桃子，去核切块

2大勺中东生芝麻酱（好品质的芝麻酱是液态的）

+1小撮海盐

桃子“嫉妒”苹果穿了衣服来防止血糖飙升，而它们却没有。为此我们去给桃子挑选了蛋白质和脂肪“衣服”（酸奶和芝麻酱），让它们也加入我们咸味早餐食谱的行列。

·制作方法·

- 在碗中放入酸奶和桃子块，淋上中东生芝麻酱，撒上海盐即可食用。

小贴士：撒上几勺P38制作的坚果会更美味。

制作1人份
总制作时间：5分钟
无麸质，素食

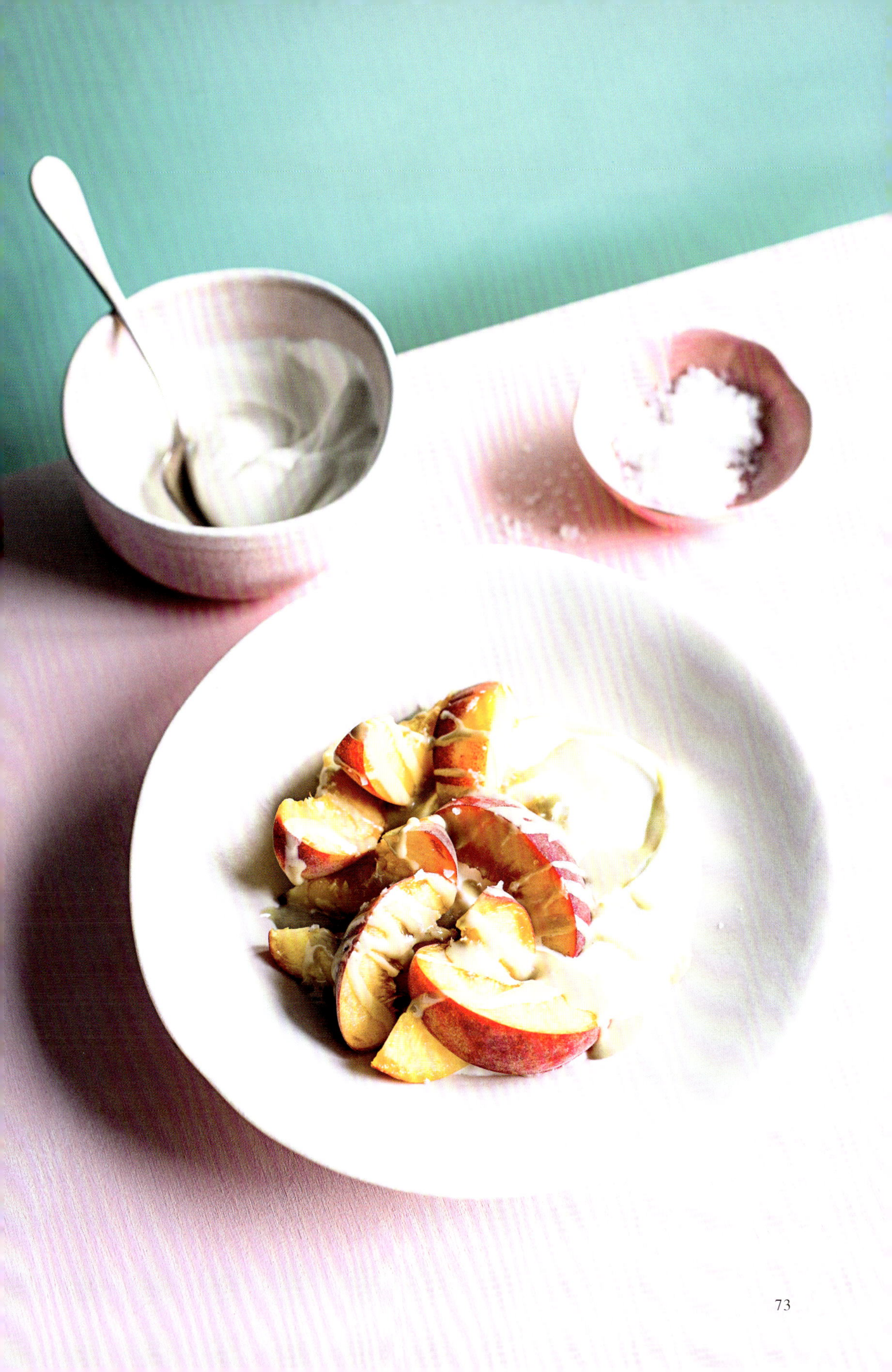

牛油果意外

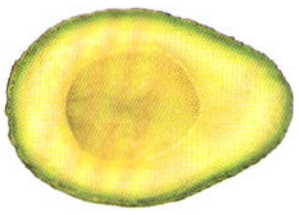

1/2个牛油果，
去核切块

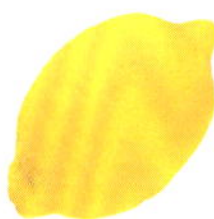

1/4个柠檬
（挤出汁）

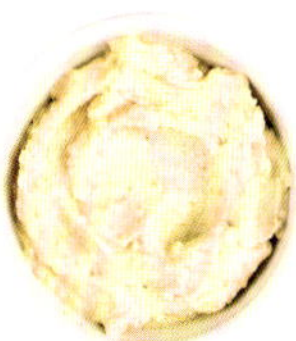

3大勺鹰嘴豆泥

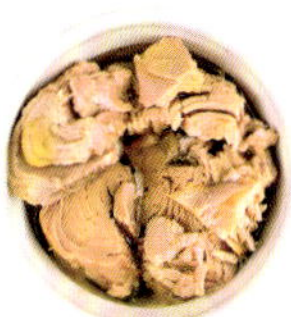

1/2小罐橄榄油浸
金枪鱼，沥干

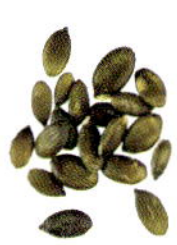

1大勺种子（如南瓜籽或葵花籽）和/或坚果（如核桃仁）

+1大勺橄榄油
+适量的盐和胡椒粉

或许这只是随意将冰箱里的食材拼凑在一起，结果却意外地变成了一款经典的早餐食谱。这个“意外”很快就成了大家的最爱。

·制作方法·

- 用柠檬汁拌匀牛油果块，防止其变色。
- 将鹰嘴豆泥铺在盘子中，再摆上牛油果块。
- 顶部放上沥干的金枪鱼和种子/坚果，淋上橄榄油，撒上盐和胡椒粉，即可食用。

制作1人份
总制作时间：5分钟
无麸质

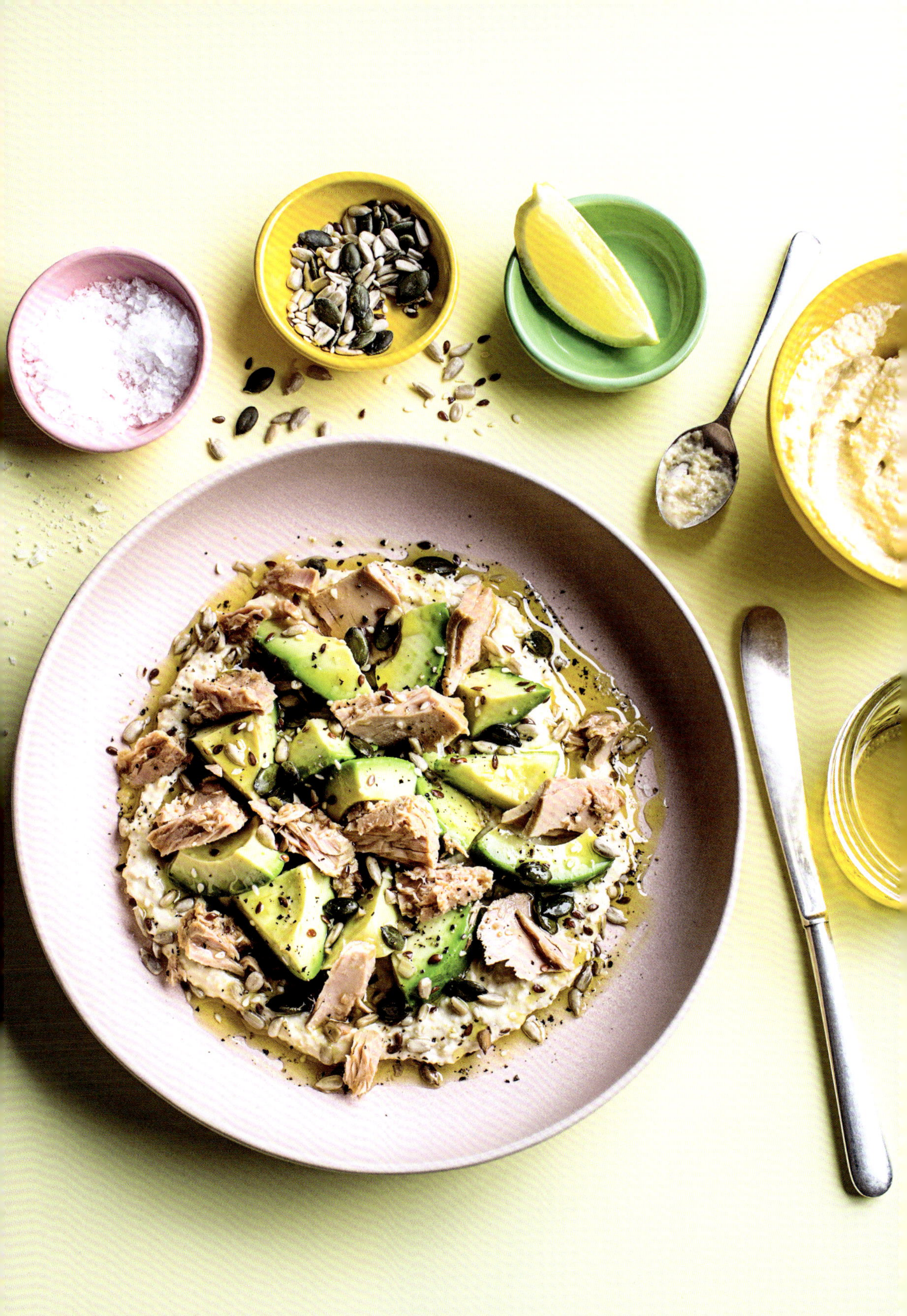

晨光能量沙拉

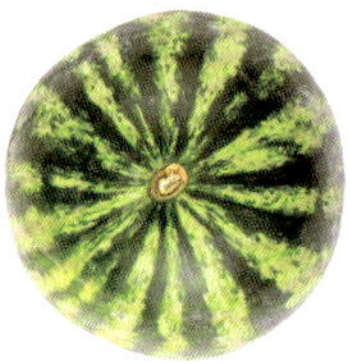

125克去皮去籽的西瓜，切成块

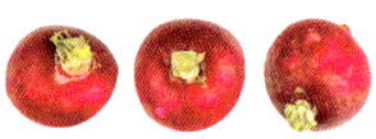

8个小萝卜，切片

60克羊奶酪，切小块

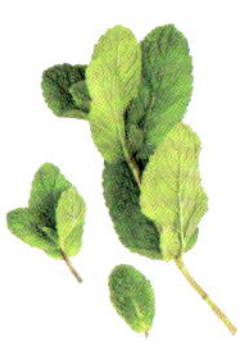

3～4枝薄荷，摘叶大致切碎

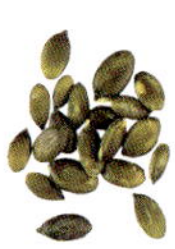

2大勺南瓜籽

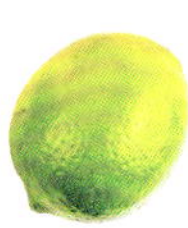

适量青柠（挤汁）

+1勺橄榄油

这道简单的早餐沙拉满载着夏日风情。甜美的西瓜搭配清凉的薄荷味，加上羊奶酪和坚果的丰富口感，让这道沙拉成为了稳定血糖的理想选择。

制作方法

- 将切好的西瓜、萝卜、羊奶酪放入碗中，撒上切碎的薄荷叶，再撒上南瓜籽，淋上青柠汁和橄榄油即可。

制作1人份

总制作时间：5分钟

无麸质，素食

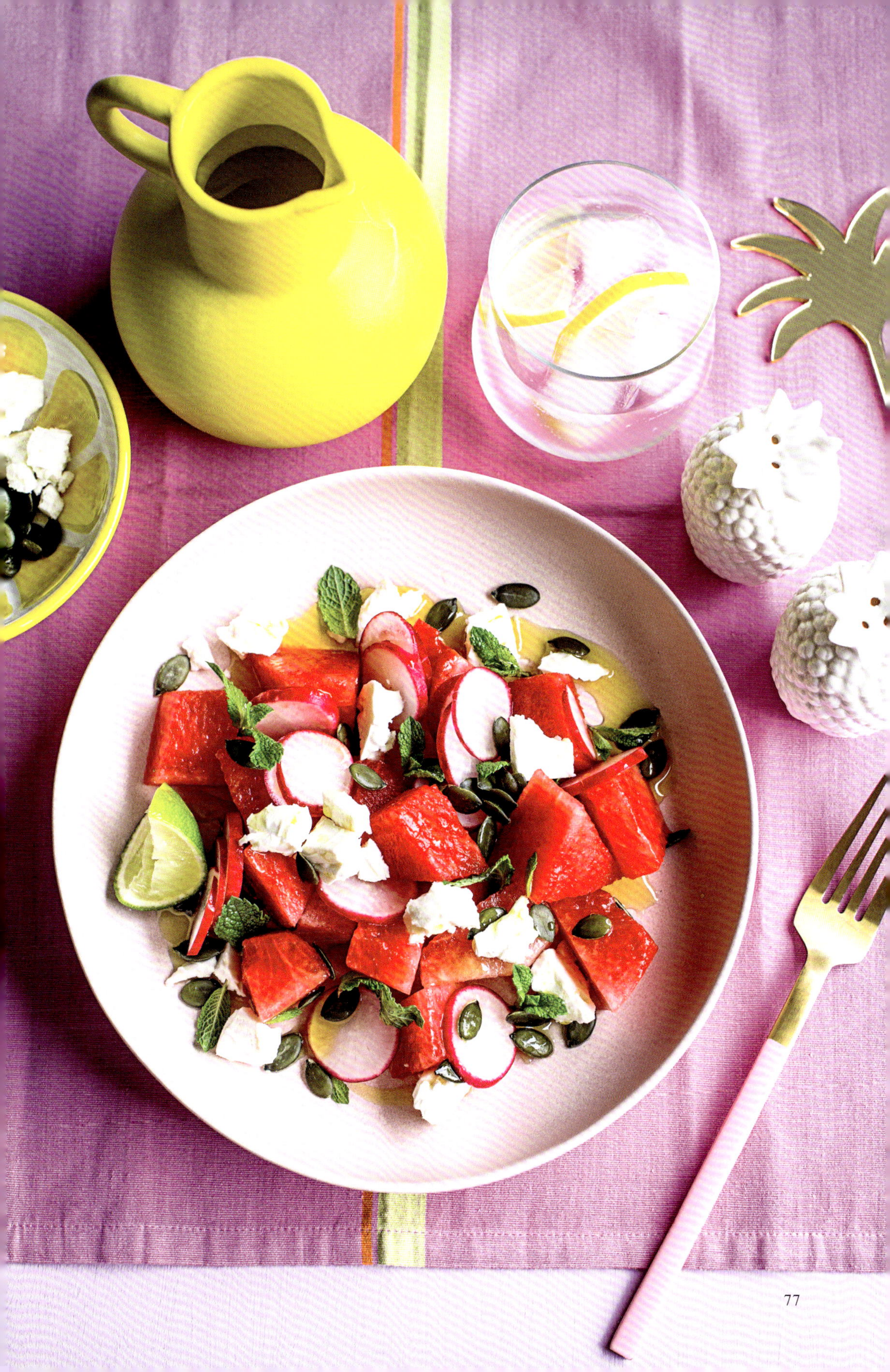

辣味沙丁鱼热浪

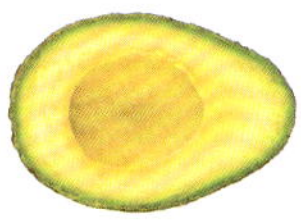

1/2个牛油果，
去核切片

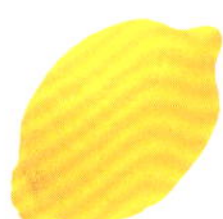

1/4个柠檬（挤出汁）

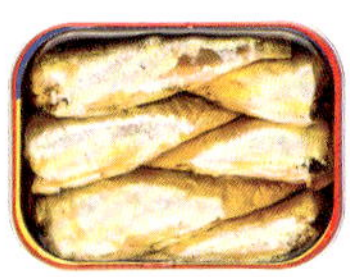

1小罐（90克）
沙丁鱼，沥干

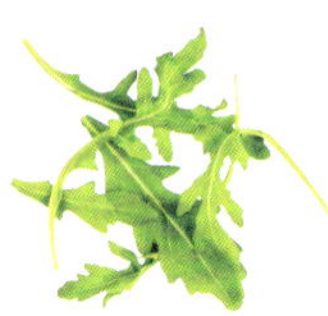

1小把芝麻菜

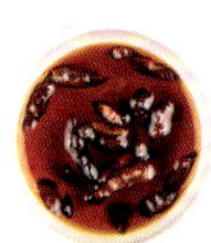

1大勺辣椒油

+适量的盐和胡椒粉

好吧，你可能见过牛油果早餐食谱，但是加入沙丁鱼和辣椒油会怎么样？将这种食材组合放在一片吐司上，能保证你一整天的血糖稳定。

·制作方法·

- 在牛油果片上涂上柠檬汁，防止牛油果变色。
- 将沥干的沙丁鱼和芝麻菜一起放在盘子里。
- 淋上辣椒油，撒上盐和胡椒粉调味。

小贴士：若要自己制作辣椒油，可将1大勺橄榄油和大约1/4茶匙辣椒粉（任何你喜欢的辣度）或1/2茶匙辣椒碎放入一个小锅中加热。当油开始冒泡时，从火上取下锅，让油冷却。冷却后就可以使用了。

制作1人份
总制作时间：5分钟

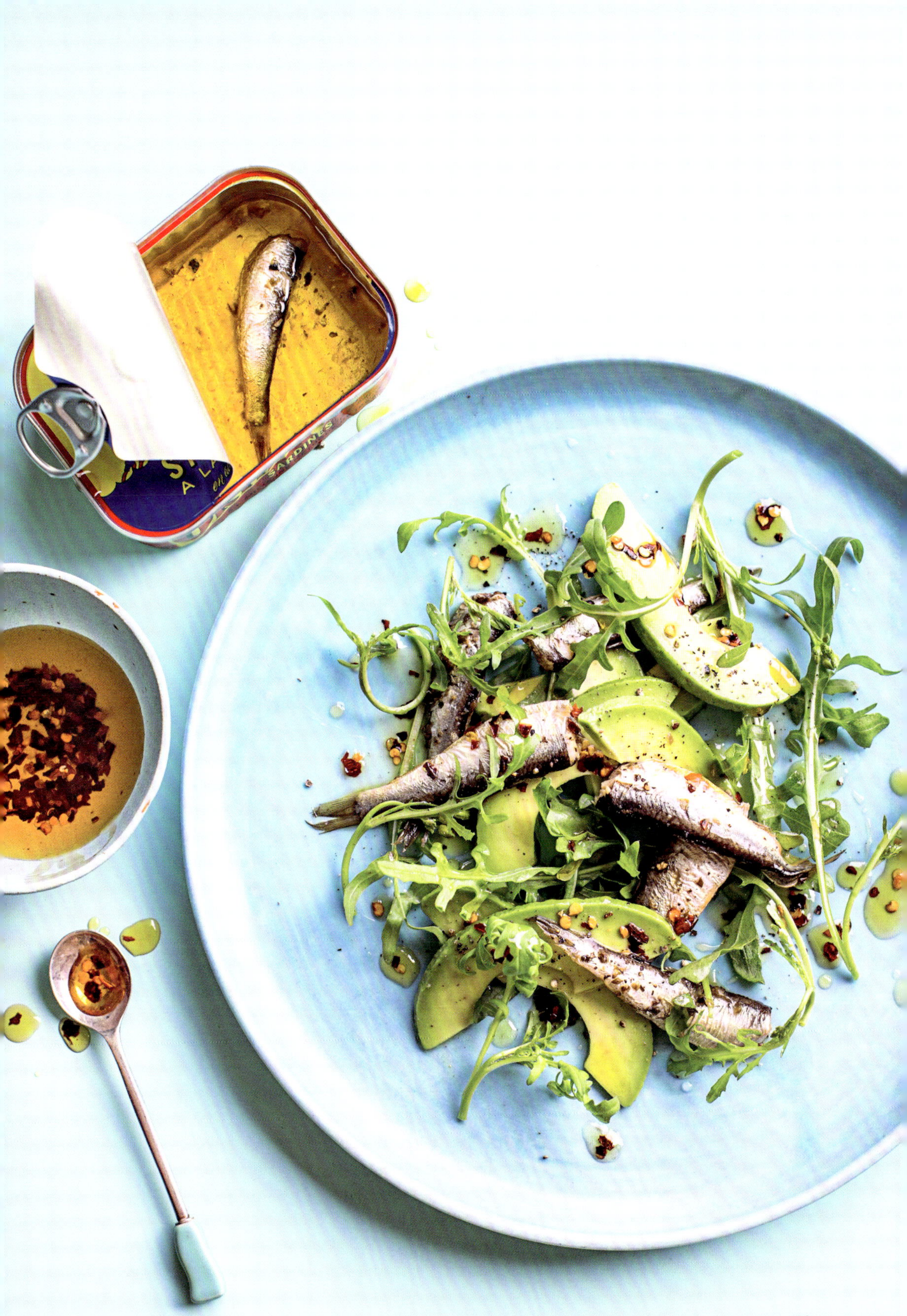

膳食纤维花园拼盘

如果你想对自己的血糖格外友好，请先吃芝麻菜。我们在一餐的开始时先吃蔬菜可以减少其余食物引起的血糖波动。这可能是第3周内容的一个小预告，也说不定呢！

1/2球布拉塔奶酪

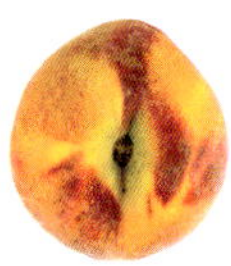

1个小桃子，去核切块

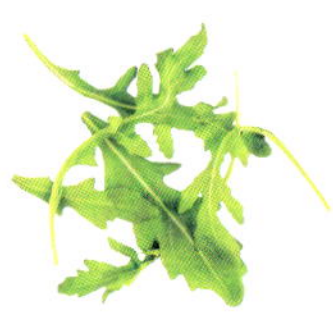

1小把芝麻菜

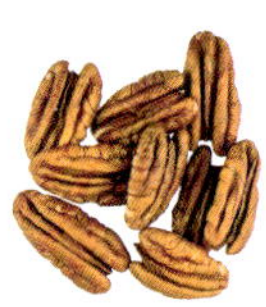

2大勺核桃仁

+1大勺橄榄油

+适量的盐和胡椒粉

·制作方法·

- 在一个碗里摆好布拉塔奶酪、桃子块、芝麻菜和核桃仁，淋上橄榄油，撒上盐和胡椒粉，即可食用。

制作1人份

总制作时间：5分钟

无麸质，素食

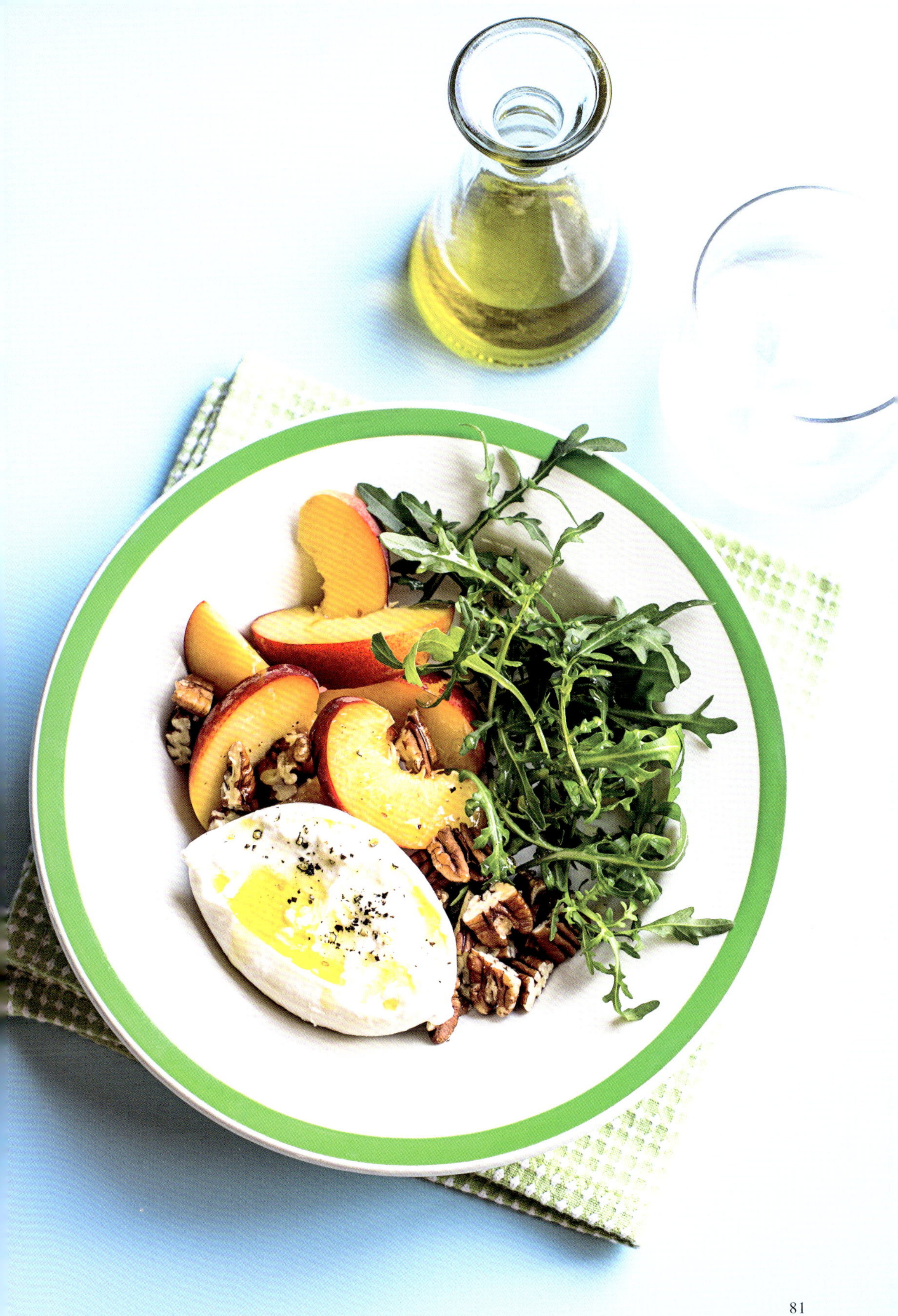

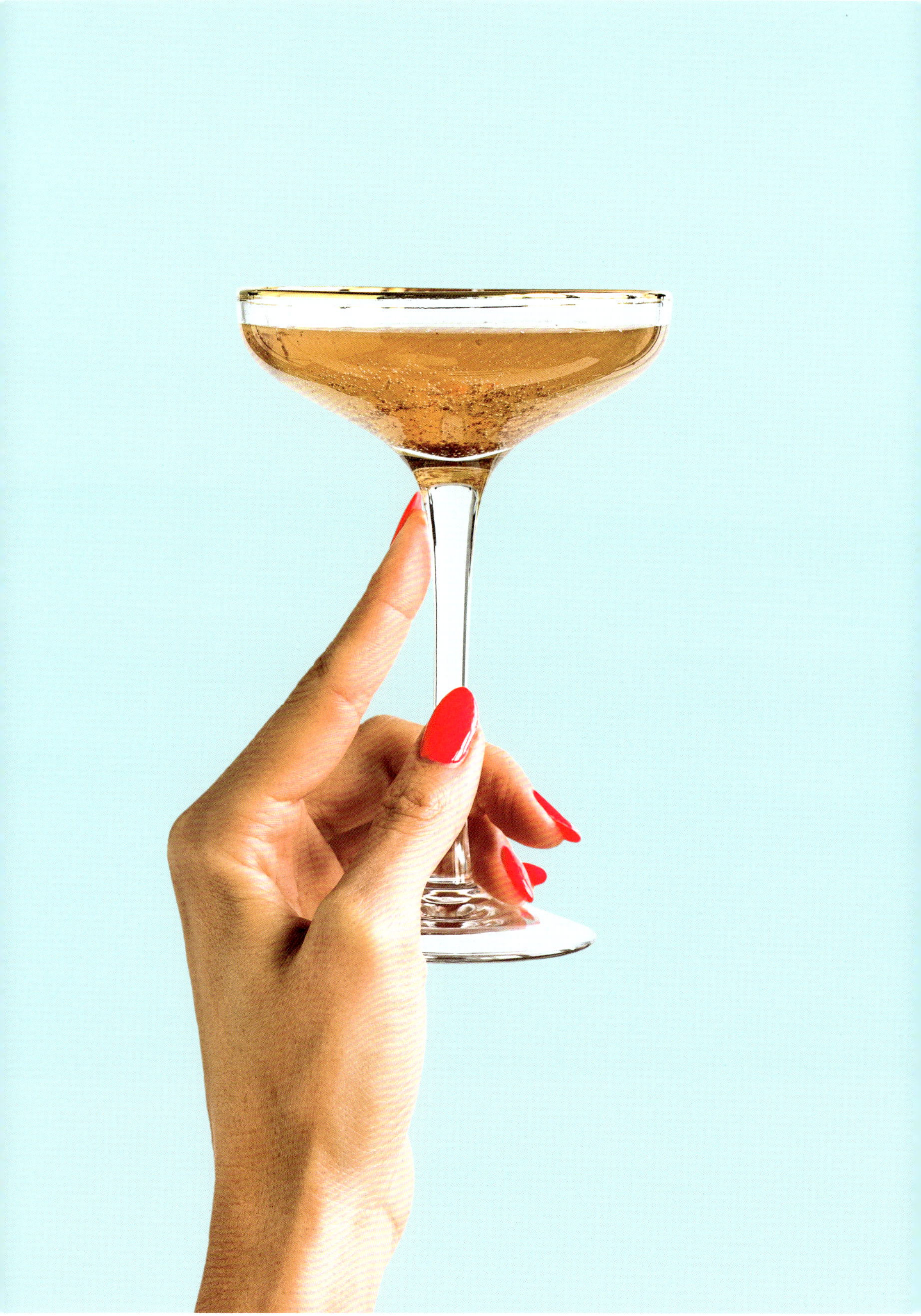

第2周

醋

天哪，看看你，容光焕发，一定是血糖水平稳定的结果！

参与者的真实反馈

“自从饮食中加入醋后，我感觉好多了。说实话，我觉得自己不再有那些渴求了。”

“第13天：昨晚我连续睡了6小时，这是多年来头一遭。”

“我不再有消化问题了……没有疼痛，没有胀气——感觉整个人都轻松多了。”

“这周我做到了有一天没有吃夜宵，而且毫无困难。这在我45年的人生中还是头一回。在我成长的过程中，我们总是吃完晚餐就睡觉。吃夜宵一直是我健康之路上最大的障碍，现在它正在被改善！”

“我能坚持很久不吃东西，比如4～5.5小时。让身体保持能量的感觉太棒了。每3小时就饿一次真的很烦人。醋真的改变了游戏规则，带来了持久的饱腹感。”

“即使我没有减肥的打算，我的肚子现在也平坦了。”

“我觉得自己挺好的，只有当打开橱柜，意外发现已经忘记的小零食时，才会引起我的食欲。我认为，长此以往一定能瘦下来。”

“我的牛皮癣斑点现在不那么红肿了，脱皮也少多了。”

“我发现我的情绪变得更稳定了。我不再像以前那样情绪起伏不定。我现在更加冷静了，这对我来说很重要！（我有三个孩子：8岁、5岁和2岁，哈哈。）”

“我的精力比以前充足了，而且对食物的渴求减少了，效果惊人！”

“我现在的好心情简直不可思议。”

“再也没有对糖的渴求了！我以前从没想过能坚持一天不吃巧克力。”

“我第一次真正感到有动力，我减掉了2公斤体重，而且精力大增！”

“过去我午饭后常会感到昏昏欲睡，现在完全不会了。我把午睡换成了阅读。”

“我的精力大大提高以后我又回到了以前的习惯（吃甜早餐，不喝醋），吃了三天后，我立刻感受到了不同：恶心感又回来了，并且总是饿。”

“我正在处理紧张的家庭状况，我的体重通常会因为压力而增加。但出乎意料的是，我居然减重了。我真的很喜欢喝醋水。”

“没有饥饿感真好。我以前总是饿，现在一天只吃三顿饭也没问题。我还有精力进行少量的运动。”

“我在选择食物时感觉更加踏实了，这个方法真的很有帮助，谢谢！”

“第2周过去了。我的皮肤变得更清透了，我感觉与自己身体的联系更为密切，我开始更多地倾听身体的需求。”

“身体感觉更健康了，这真是太好了。渴求减少了，我花在想吃什么上的时间和精力也少了很多。我感受到了自由！尽管腹胀和肠道过敏的问题并未消失，但总的来说，我觉得自己的状态好多了！”

“我对吃甜食的内疚感减少了。在了解到这个方法之前，我总是会因为随意吃甜食而自责。但现在我明白了，只要是我想吃的，适量享用是没有问题的，这并不会让我感到有什么不妥。”

“我已经没有了对巧克力的渴求（我丈夫在巧克力公司工作，家里总是备有巧克力产品——那种渴求已经不复存在了！）真心感谢！”

“我感觉我的肠道健康有了显著的改善。我不再有低血糖的问题，这是我一生都在应对的困扰。”

“作为一名1型糖尿病患者，精神上我感觉更有动力了，因为我的体能充沛，心态更加积极。从身体上来说，我的餐后血糖水平不再像以前那样高，每摄入10克碳水化合物，我的胰岛素用量也减少了。这对我的情绪产生了显著影响，我变得不那么容易生气了，精力也充沛多了！”

第2周目标

在第2周，我们的目标是继续坚持咸味早餐（要一直坚持到该方法结束），并开始使用醋疗法。就像一个执行任务的秘密特工一样，你可以有策略地使用这项技术——在对你最有利的时候摄入醋，以求最有效地降低你的血糖峰值。

你的目标是每天摄入1汤匙醋（约15毫升）。你可以通过各种方式将其加入食谱中（例如饮用、淋洒、腌制……）。

你可以在一天中的任何时间喝醋。大多数人都会选择在早餐前喝，因为那时更容易记住。但你也可以分次在一天中饮用，直到摄入1汤匙为止。

尽管醋可以在任何时候饮用，但在吃甜食（如饼干、巧克力棒、甜点）或淀粉类食物（如面食、面包、土豆、米饭）之前饮用是最有效的，因为它会显著降低这些食物引起的血糖峰值（记住，甜食和淀粉类食物最容易引起血糖峰值，因为它们会在消化过程中分解成大量葡萄糖）。如果你在食用这些食物之前先饮用醋，那么你就能在享受这些食物的同时，减少对它们的渴求。

至于最佳饮用时间，最好是在餐前大约10分钟。但是，也有一定的灵活性。如果你在餐前30分钟或者在餐中饮用醋，也有效果。

因此，你可以自行决定何时饮用。你可能更喜欢早上饮用，或者留到食用淀粉类食物或甜食之前再喝。只要每天能摄入1汤匙，你就完成了任务。

就这样，在享用美味的早餐并饮用醋后，你就可以放心度过你的一天了。

尝试留意自己是否感觉不那么疲倦，欲望是否有所减少。这些都是血糖趋于稳定的短期迹象。

科学依据

科学家发现，食醋（不能是含添加糖的果醋饮料）含有一种叫作乙酸的强大成分。当我们摄入乙酸时，会发生几件令人震惊的事情（经研究观察到的生理变化）。首先，它会减缓消化酶将糖和淀粉分解成葡萄糖的速度。这是件好事，因为随着这一过程的减慢，葡萄糖分子会更温和地进入我们的循环系统，从而降低血糖峰值。

其次，一旦乙酸进入血液，它会通过代谢影响肌肉组织，可能改善外周组织对葡萄糖的敏感性，也就是可能促使肌肉储存葡萄糖，以备下次运动时使用。

这两个因素——葡萄糖释放到体内的速度更慢，以及肌肉组织利用葡萄糖的速度更快，意味着血糖波动幅度减小。餐前一汤匙醋可以将该餐的血糖峰值降低，胰岛素峰值降低，从而减少炎症、延缓衰老、增加能量、平衡激素并帮助我们的大脑。

更重要的是，乙酸不仅能降低体内胰岛素的水平，帮助我们重新进入脂肪燃烧模式，还能对我们的DNA产生影响。它会告诉我们的DNA去稍微调节线粒体的代谢活性，使我们的线粒体燃烧更多的脂肪。一项研究发现，当人们在饭前加醋3个月后，他们的内脏脂肪、腰围和甘油三酯水平都有所下降。

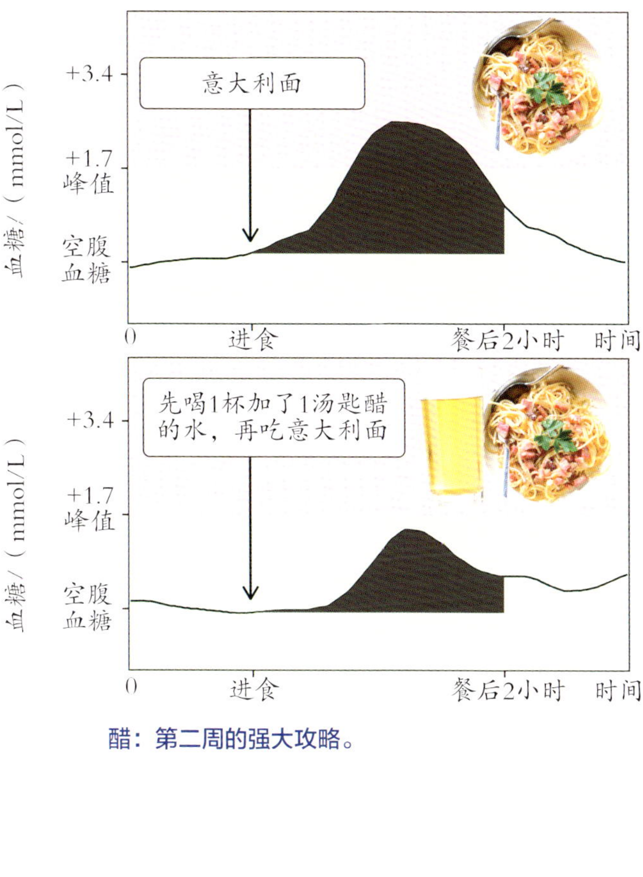

醋：第二周的强大攻略。

如何自制醋

只需要1汤匙你选择的醋——苹果醋（不含添加糖）和白醋是最受欢迎的饮用醋——以及一种将醋带入体内的载体。载体可以是饮料（茶、鸡尾酒），也可以是食物（如泡菜或沙拉），怎么选择完全取决于你。这部分内容中的所有食谱都将激发你内心的调酒师潜能。你可以将醋与任何配料混合使用，但要避免与糖、蜂蜜、龙舌兰糖浆、枫糖浆或果汁混合，因为这样会抵消醋的功效。如果你想在调制饮料时增加甜味，可以加入几滴甜菊糖。

如何知道自己是否做对了

你的醋应该让你完全感到愉快和美味。如果它刺激了你的喉咙，或者让你感到不舒服，那就说明你对醋的稀释不够。请多加点水，或者减少醋的用量。（如果你真的不喜欢醋，也可以用柠檬汁代替，见第94页）。

注意：如果你有胃病或医生建议你不要这么做，请遵医嘱。本周继续食用咸味早餐即可。

来自参与者的建议

- 醋的质量对其美味程度有很大影响。如果你不喜欢家里常用的醋的味道，不妨换一种。
- 测量醋的用量也很重要，因为如果只是“目测”醋的用量，人们往往会做出过浓的饮品。

- 每天饮用醋的最简单的时间是早上，早餐时或早餐前，因为这样你更容易记住。
- 对于那些希望晚些时候再喝醋的人来说，茶和鸡尾酒的配方非常有用。试试吧，它们出奇地美味和简单。
- 在做饭的时候喝一口醋。
- 热肉桂茶也是值得推荐的！试试吧。
- 让它成为一种仪式，并尝试使用高级玻璃杯吧！

问问你的身体需要什么

血糖水平不稳定是导致“渴求”的常见原因。正因为如此，你可能已经在“血糖过山车”上度过了很多年，这让你习惯于在上午10点吃一块糕点，下午3点喝一杯加糖的咖啡，晚饭后再来一份冰淇淋。如果你一直处于“血糖过山车”的状态（我们中的大多数人都是如此），这些冲动就会成为你的日常习惯。

在第2周，情况会有所好转，我希望你密切关注自己的身体感受。随着血糖波动引起的渴求逐渐消失，你应该对自己的冲动进行审视和质疑。

上午10点，暂停一下，问问自己是否真的想吃那块糕点，或者，实际上，你是否依然觉得早餐吃得很饱，不想再吃糕点了。下午3点，检查一下自己的精力状况——也许你下午不再感到疲倦了，现在可以不喝咖啡不吃糖了。以此类推。不要认为任何事情都是理所当然的。保持好奇心，倾听你身体的声音。确保你吃的是你当下想吃的东西，而不仅仅是出于习惯，这一点很重要。如果你确实想吃糕点、糖或冰淇淋，那就尽情享用吧。记住，在这个方法中，我们不限制任何东西。没有什么是禁区，没有什么是坏事。只需专注于这些小窍门，其余时间就随心所欲吧。

常见问题解答

我究竟应该什么时候喝醋？任何时候都可以。只要你每天喝1汤匙，你就成功地完成了这项任务。你可以在早上空腹时饮用，也可以在早餐时或早餐后饮用，还可以在白天想起来时饮用，也可以在午餐或晚餐前、中、后饮用。但是，如果你碰巧在一天中吃了一些淀粉类食物或甜食，那么你要知道，在吃这些食物前10分钟喝醋会有额外的效果。如果你忘记了，你可以在进食前饮用，也可以在进食时或进食后饮用，它仍然有效。

我可以用软糖或胶囊来替代吗？1汤匙醋中的乙酸含量大概为800毫克，所以你要确定你所选择的软糖或胶囊可以提供足够的乙酸。此外，还要特别注意，不要含有添加糖，否则反而会导致血糖飙升。我也研发出了自己的胶囊，效果非常好，我每天都在服用。

我的饮用量要有限制吗？嗯，是的。曾有一位29岁的女性，6年来每天喝16汤匙醋，结果因钾、钠和碳酸氢盐水平极低而入院。所以别这么做。那太多了。1天1汤匙就够了！

我是否应该努力做到每顿饭前都饮用醋？我并不是说这样做一定有问题，但你真的不需要这样做。每天1汤匙是1个很好的目标，会给你带来好处。

哪种醋最好？所有醋都可以：白葡萄酒醋、红葡萄酒醋、苹果醋、意大利黑醋、香槟醋、樱桃酒醋、米醋等，唯一要避免的是浓稠的陈年意大利黑醋。它们含糖量太高，无法发挥作用。

可以用酸黄瓜代替吗？可以，你需要一大把酸黄瓜。如果你选择在商店购买，请确保它们不是用糖腌制的。我在第112～117页提供了很多很棒的食谱，教你如何自己制作泡菜，至少你知道里面放了什么。此外，它们还可以立即食用，并且可以在冰箱里保存4周。

我可以把醋洒在沙拉上而不是直接喝吗？可以！我在第124～127页为你提供了美味的沙拉酱食谱。

康普茶怎么样？康普茶的乙酸含量不到1%，不足以与普通醋（乙酸含量约为5%）相媲美。如果不是自制的，通常会添加糖分。尽管如此，它对健康仍有一些益处：它是一种发酵食品，因此它含有有益菌，能滋养我们肠道中的有益微生物。

可以用酸橙代替柠檬吗？可以（有关如何使用柑橘类水果来完成这一技巧

的更多信息，请参阅第94页）。

胃病或胃灼热时可以服用吗？这要看情况，请咨询你的医生。如果有任何顾虑，不要犹豫，要么换成柠檬方案（第94页），要么完全跳过这一招，继续食用咸味早餐。

孕期或哺乳期可以喝醋吗？大多数标准醋都经过了巴氏杀菌，在怀孕或哺乳期间食用是安全的。不过，苹果醋通常未经过巴氏杀菌，可能会给孕妇带来风险。请先咨询医生。

我不喜欢醋的味道，该怎么办？少量多次。或者尝试用白葡萄酒醋代替苹果醋（有些人更喜欢白葡萄酒醋）。或者试试下面几页食谱中的无酒精鸡尾酒和茶——它们可能会让你大吃一惊。如果醋真的不适合你，那就试试柠檬方案吧。

为什么这些食谱建议用吸管？尽管稀释后的醋酸性不足以破坏牙釉质，但为了安全起见，我还是建议你用吸管喝。千万不要直接从瓶子里喝。如果作为其他食物的配料，比如油醋汁，那就没有问题。

喝1汤匙醋有什么副作用吗？只要坚持饮用可饮用的醋，即乙酸浓度为5%的醋，就不会有任何副作用。

我饭前忘了喝醋。是不是太晚了？不晚，我有时也会忘记。不用担心。你仍然可以在餐中或餐后饮用。

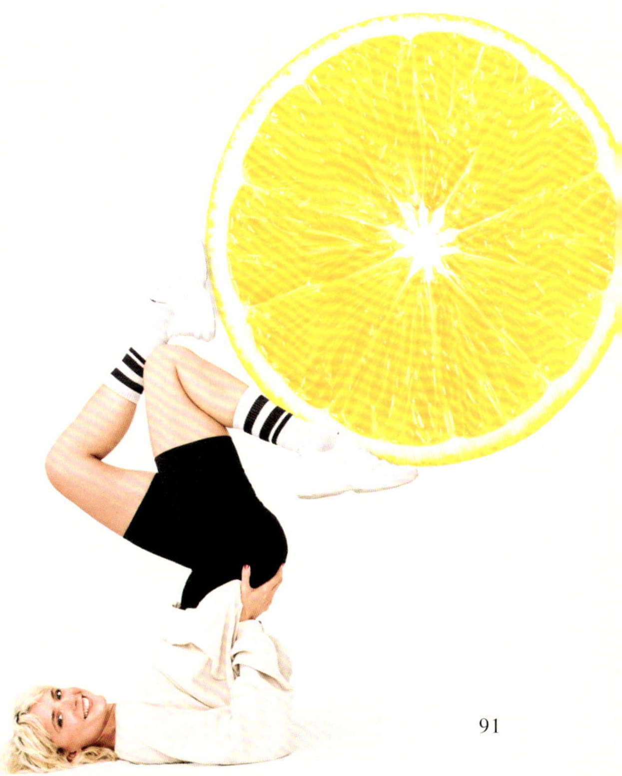

GG 经典醋饮

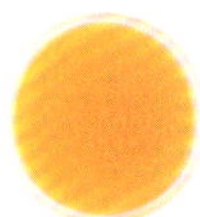

1汤匙苹果醋或
你喜爱的其他醋

+300毫升水

这是我2020年推出的原创饮品，方便你在一天中的任何时刻补充醋。特别是在食用淀粉类食物或甜味食物之前，效果更加显著。由于每种醋的风味各异，请选取最打动你味觉的那款。尽情享用吧！

·制作方法·

- 把醋和300毫升水混合倒进喜欢的玻璃杯中。为了保护牙齿，最好使用吸管饮用（如果你感觉味道太浓，可以从1茶匙醋开始尝试，而不是1汤匙）。

小贴士：你可以根据喜好加入一些柠檬汁、冰块，或者选择气泡水。

制作1人份
素食，无麸质

编者注：GG是Glucose Goddess的缩写，是粉丝对作者的昵称。

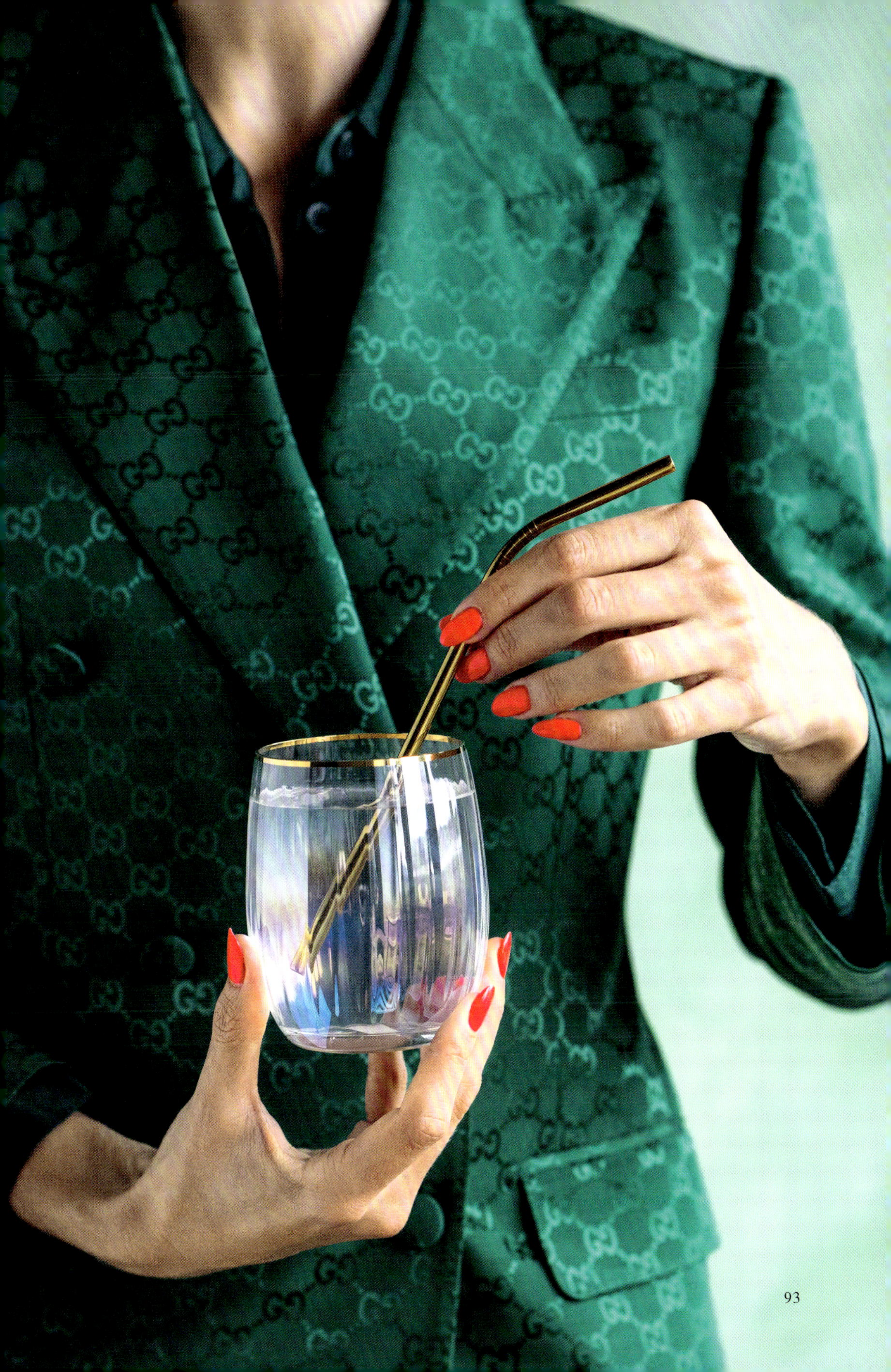

柠檬避难所

如果你实在接受不了醋的口味，不妨试试用柠檬汁来替代。虽然其对血糖控制的效果略逊一筹，但仍不失为一个不错的选择。酸橙汁亦可作为替代。

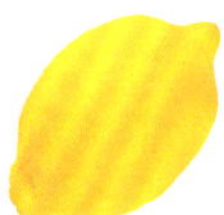

1/2个柠檬（挤出汁）

若干冰块（可选）

+300毫升水

·制作方法·

- 把柠檬汁和300毫升水混合倒入杯子中，按喜好可以加入冰块，或者使用气泡水。为了保护牙齿，建议使用吸管饮用。你也可以选择把饮料倒入水瓶中（详见第100页），并在一整天里慢慢饮用。

制作1人份

素食，无麸质

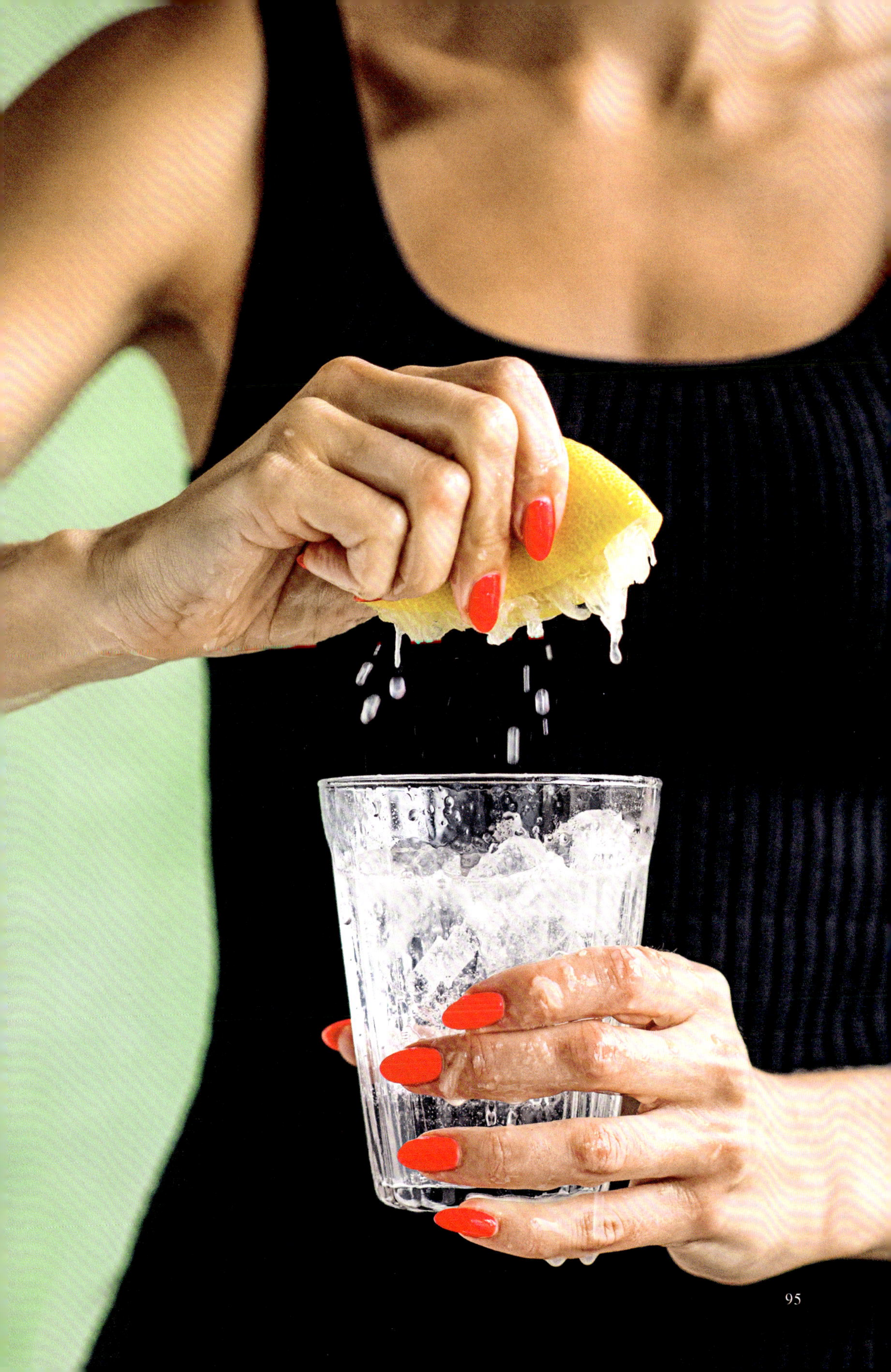

醋意冰格

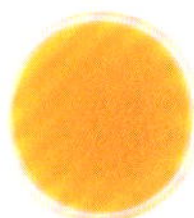

苹果醋或你喜爱
的其他种类的醋

如果你是那种喜欢把事情安排得井井有条，并且不想每天都要重新量取醋的用量的人，那么试试这个小窍门：把每日所需的醋按量分装到冰格中，每天取出一块醋冰块放入你的饮料中，简单又方便！

·制作方法·

‣ 将1汤匙苹果醋倒入冰格的一小格中，每格都倒入1汤匙醋后放入冰箱冷冻。需要时，直接将醋冰块放入你的水瓶、玻璃杯或马克杯中即可。

可制冰块数量：根据冰格的格数而定
准备时间：5 分钟
素食，无麸质

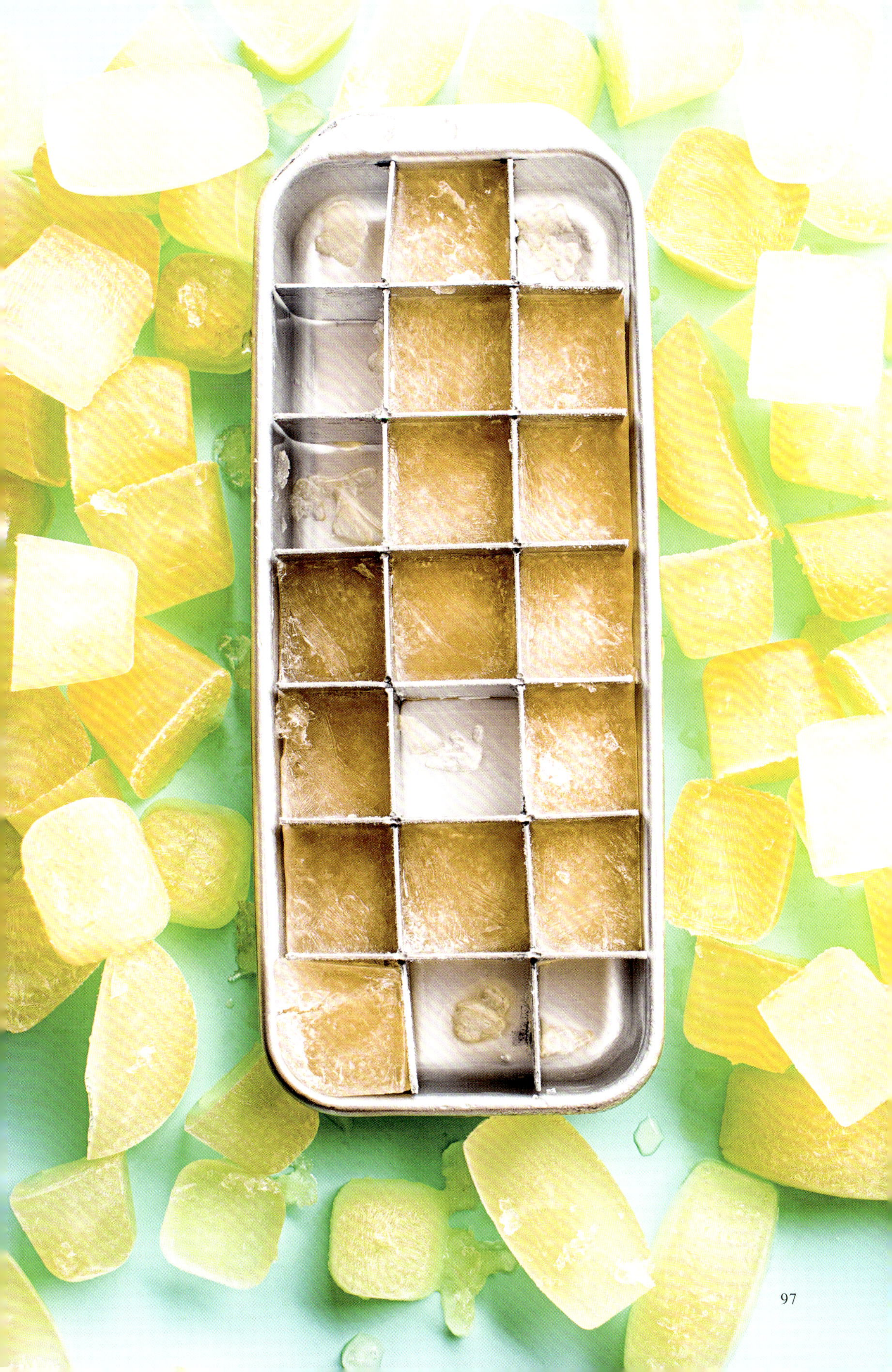

随身醋饮补给

在外随时随地享用醋。

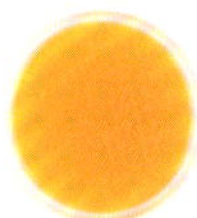

你喜爱的醋

·制作方法·

· 将几汤匙你喜欢的醋倒入一个小瓶子或小酒壶中。随身携带，在餐馆、办公室、旅途中……随时向你的饮品中加入1汤匙醋。

制作1人份
素食，无麸质

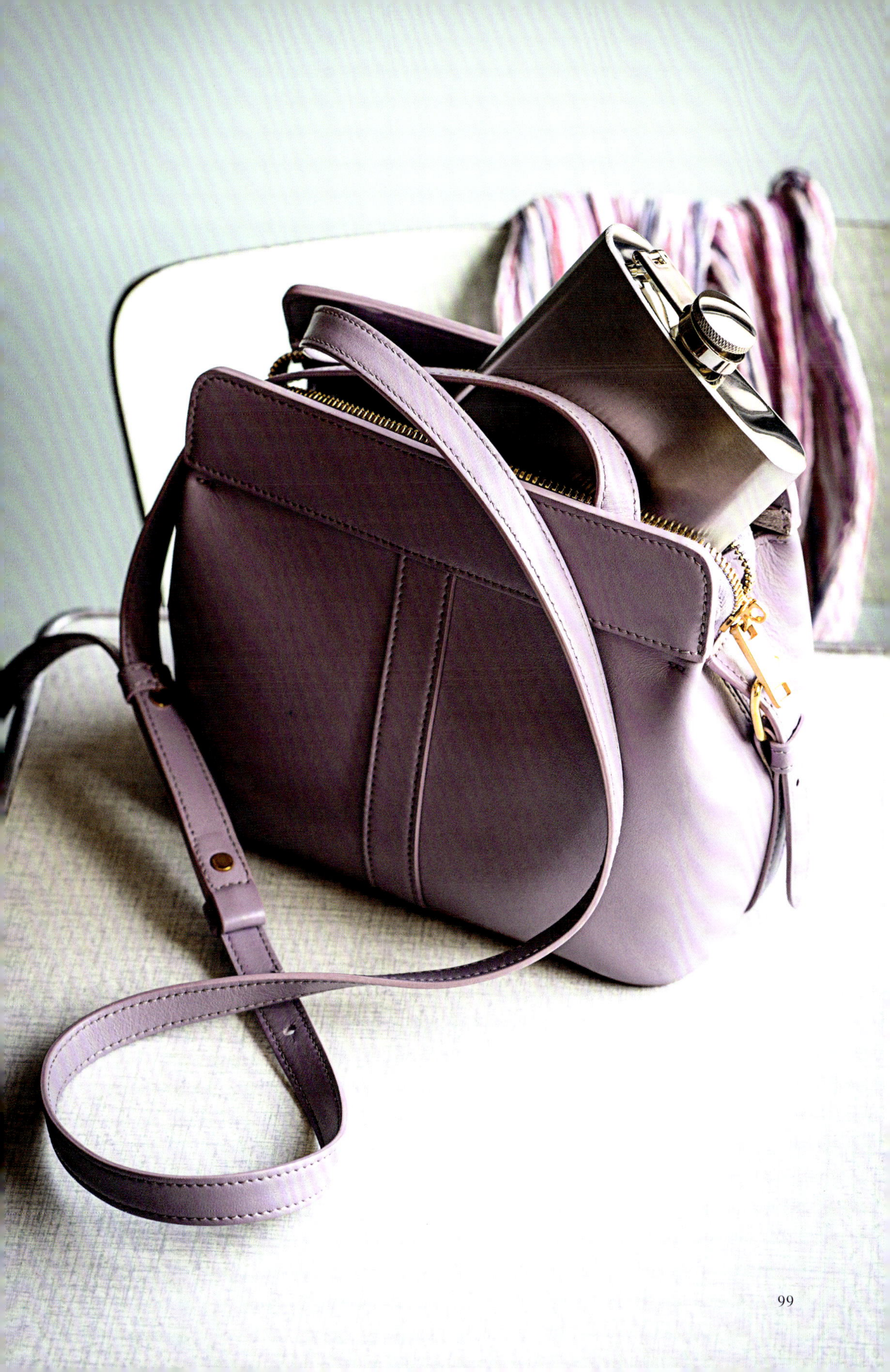

情绪急救醋水瓶

另一个让你全天享用醋的小技巧：在水瓶中稀释1汤匙醋，就像抱着泰迪熊一样随身携带，细细品味。这样不仅能让你得到情感上的慰藉，还能稳定你的血糖！

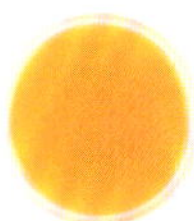

1汤匙苹果醋或你喜欢的其他醋

+500毫升水

·制作方法·

- 把醋和500毫升水混合装在水瓶中（或加足够的水至满），然后整天不断小口饮用。

制作1人份

素食，无麸质

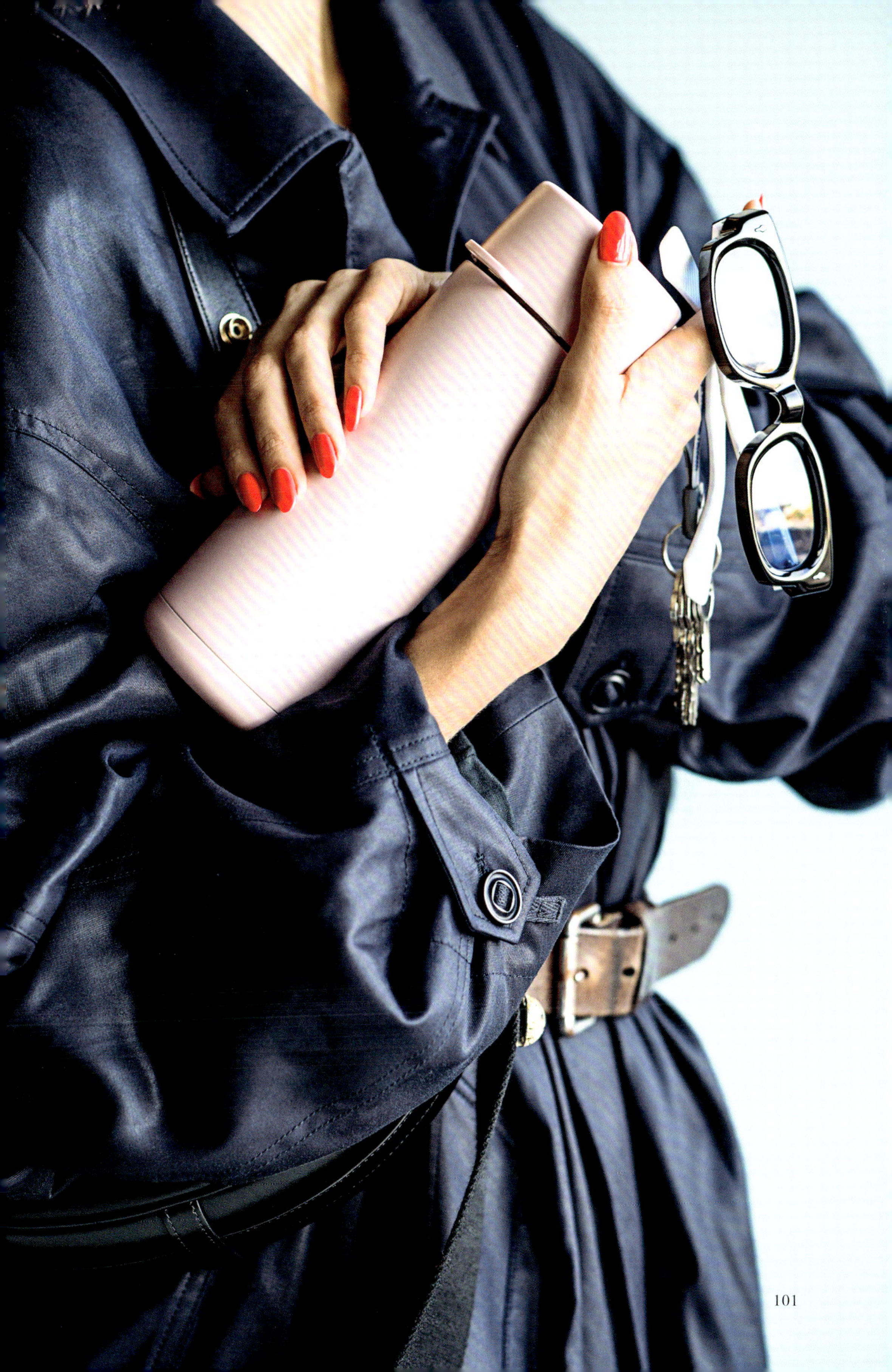

餐厅“秘制”醋饮

一些醋

+适量水

经常有人问我，如果出门在外没有带醋又想继续享用醋该怎么办？好消息是，大多数餐厅都备有醋。更棒的是，你还能说服你的同伴一起尝试这个方法。

·制作方法·

- 向服务员要一些醋（任何种类），然后在餐前（当然餐中也行）将1汤匙醋倒入你的水杯中饮用。

制作1人份

素食，无麸质

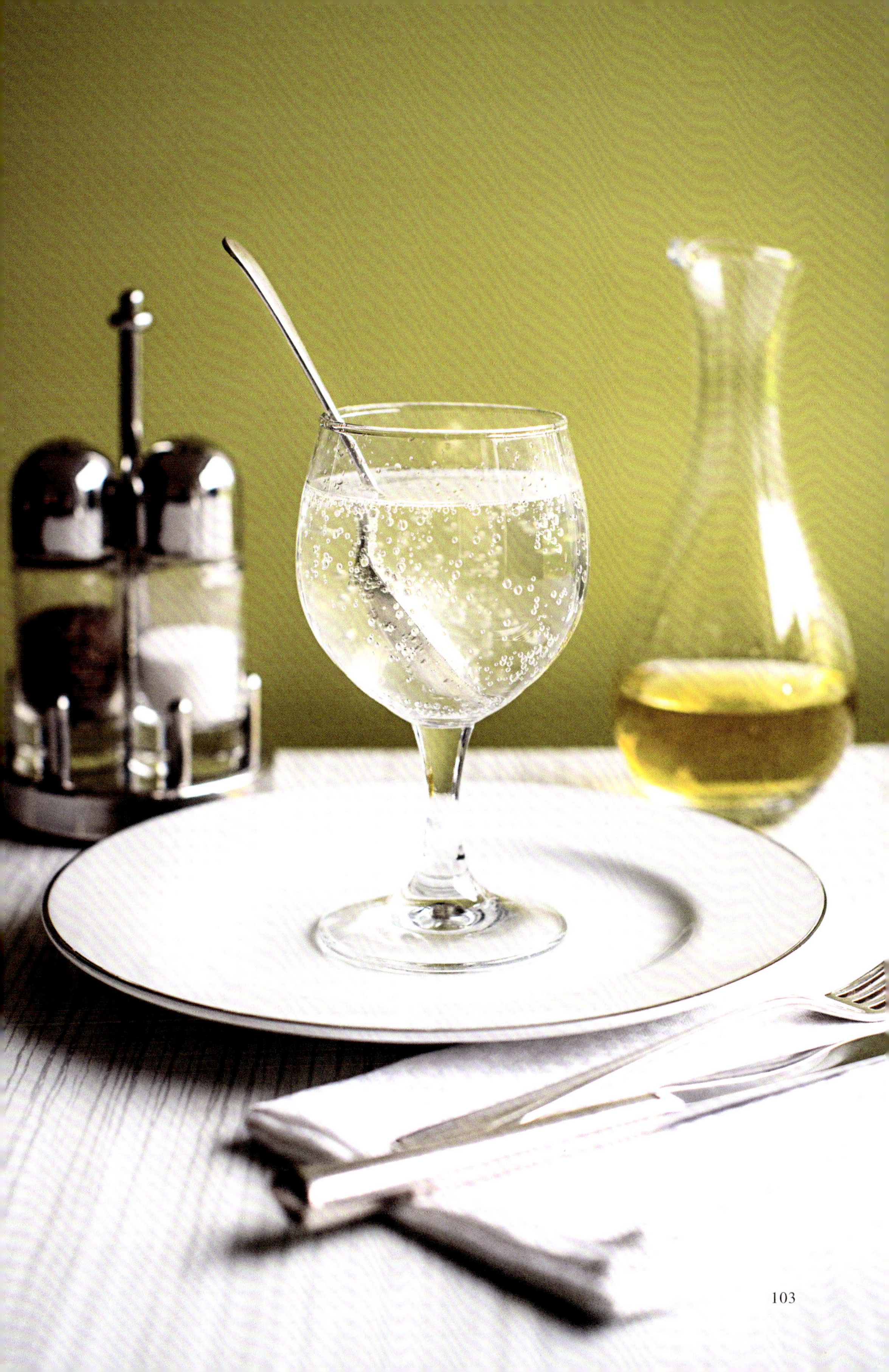

莫吉托醋冰沙

现在，我们开启一系列的无酒精鸡尾酒食谱模式，以此来开始你的日常“醋疗”，并增添乐趣。我知道你可能对这些食谱不太感兴趣，但不妨尝试一下。参与我试点试验的人们告诉我，这些食谱真的帮助他们享受到了醋的乐趣。

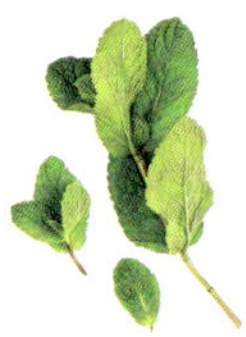

2枝薄荷，摘取叶子，并额外准备一些用于装饰

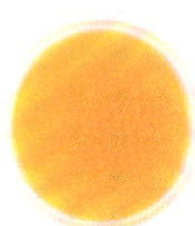

1 汤匙苹果醋

适量冰块

+适量气泡水

制作方法

- 将薄荷叶、苹果醋和冰块放入搅拌机中，打成冰沙。
- 把混合物倒入鸡尾酒杯中，加入气泡水至满，即可享用。

制作1人份
准备时间：5 分钟
素食、无麸质

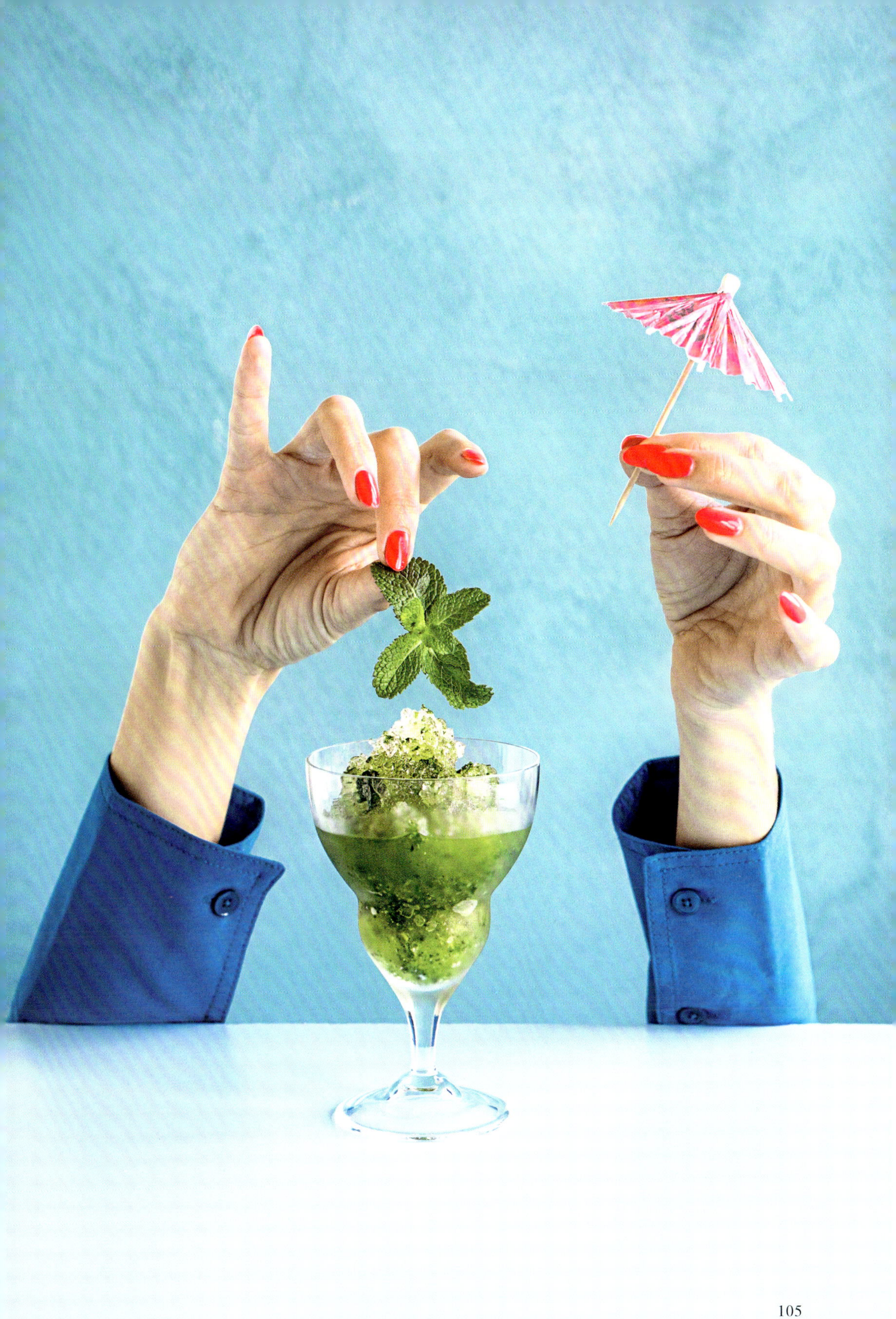

姜醋守护者

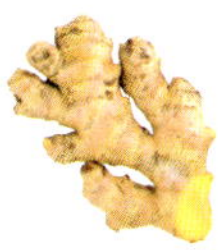

3厘米长的姜块，
去皮并剁成细蓉

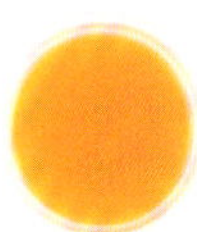

1 汤匙苹果醋

适量冰块

+适量气泡水

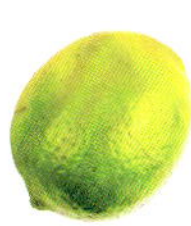

1片青柠用于装饰
（可选）

我喜欢“控糖技巧”这个概念，它就像守护者一般温柔地守护我们一整天的血糖水平，让我们自由自在。而眼前这个特别的“守护者”会在你的唇上留下微妙的刺激感，让你的喉咙发热。如果你喜欢姜的味道，不妨从两茶匙开始。如果你是新手，可以从1茶匙开始，逐渐增加。

·制作方法·

- 将姜蓉和苹果醋混合在一起，倒入玻璃杯中。
- 加满冰块，倒入气泡水，如果愿意，还可以放上一片青柠作为装饰。

制作1人份
准备时间：5 分钟
素食，无麸质

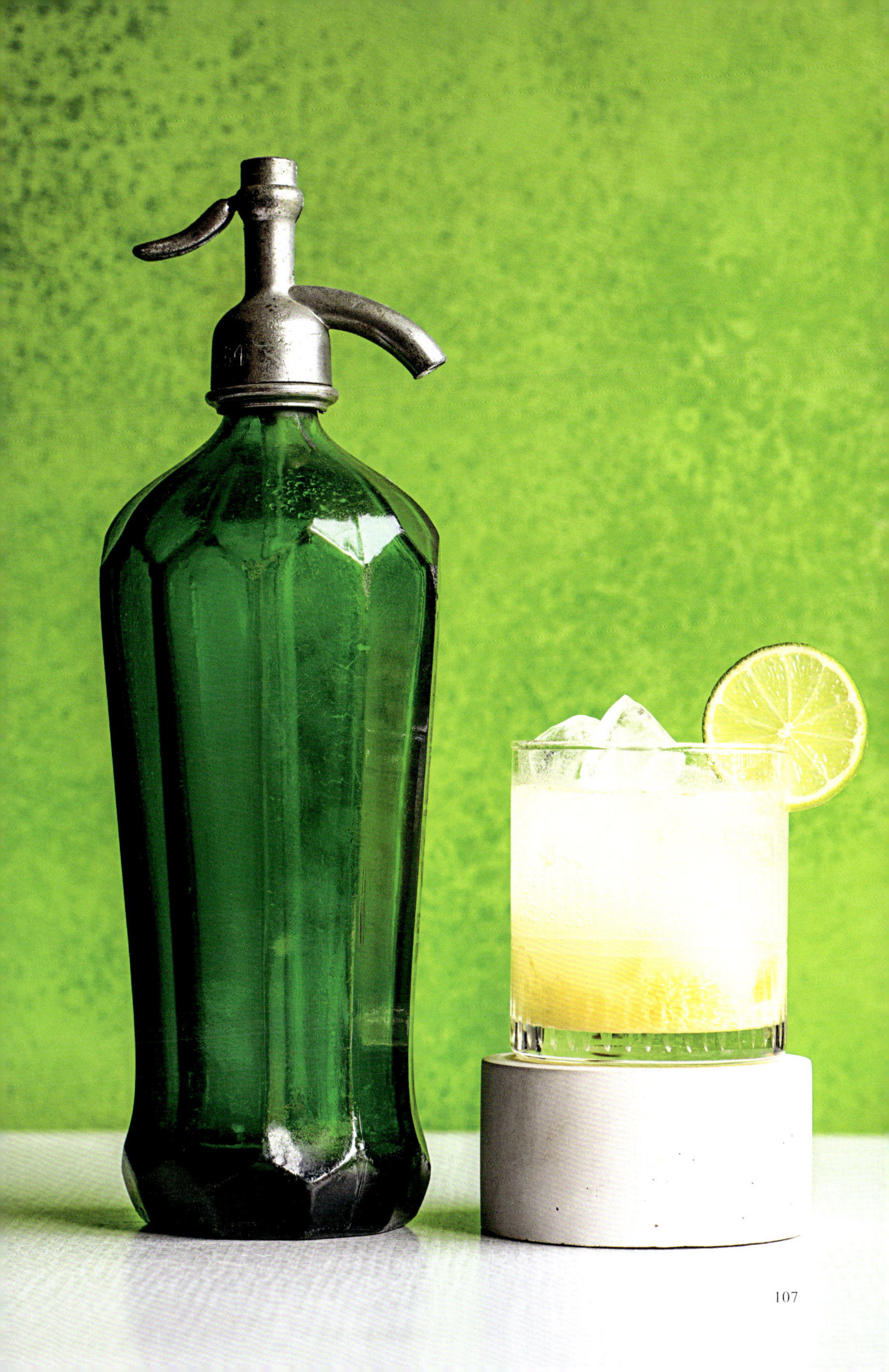

苹果醋气泡水

我们可以找到许多关于苹果醋的讨论，却少有对它的“母亲”——苹果的赞美。这里，它是主角。这是一款非常美味的气泡水，最好在苹果树下品尝。

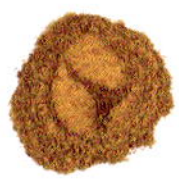

1茶匙肉桂粉

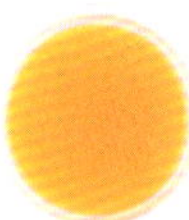

1汤匙苹果醋

适量冰块

+适量气泡水

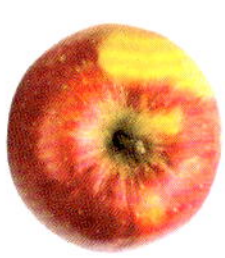

1/2个小苹果，
去核并切片

·制作方法·

- 在小碗中放入肉桂粉和苹果醋，搅拌均匀（需要搅拌一会儿，直到肉桂粉完全混匀）。
- 将混合物倒入香槟杯，加冰块和气泡水。最后放上苹果片。

制作1人份
准备时间：3 分钟
素食、无麸质

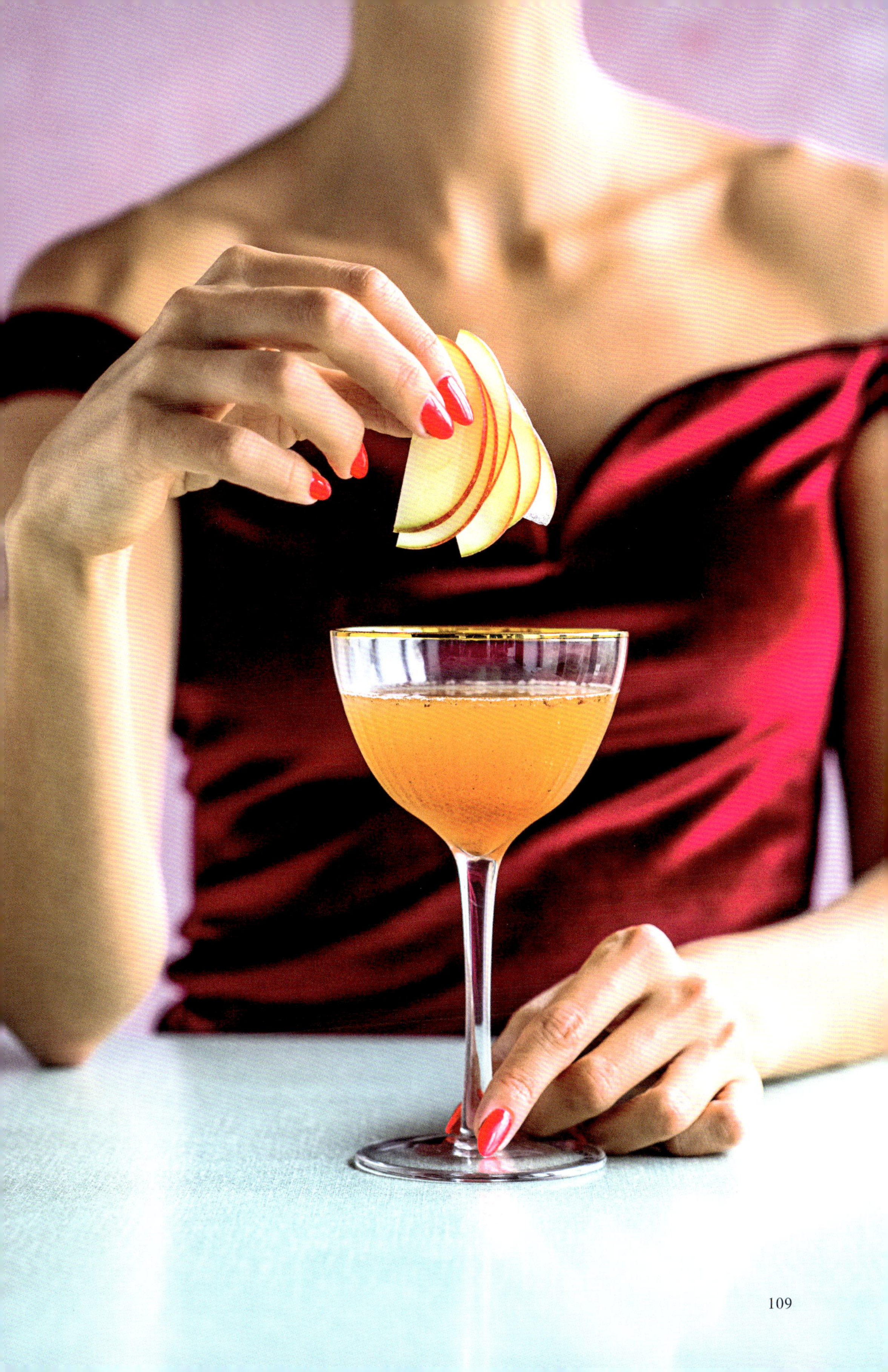

酸甜视觉陷阱

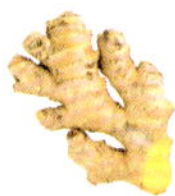

2.5厘米长的姜块，粗略切碎

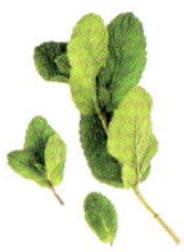

2枝薄荷，摘取叶子，并额外准备一些用于装饰

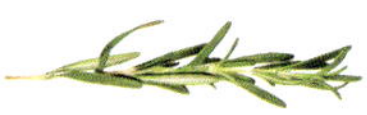

1枝迷迭香，摘取叶子，并额外准备一些用于装饰

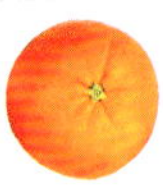

1个小橙子的橙皮碎（未涂蜡），以及用于装饰的1片橙子（可选）

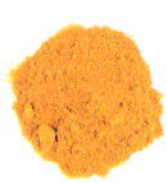

1/4茶匙姜黄粉

1 汤匙苹果醋

适量冰块

+适量气泡水

看起来像橙汁，但绝对不是橙汁。因为橙汁（以及所有果汁）会让血糖像坐过山车一样大幅波动，而我们这款饮品则是一个稳定血糖的“专家”。

·制作方法·

- 在碗中放入姜碎、薄荷、迷迭香、橙皮碎和姜黄粉，然后加入苹果醋，用木勺将所有食材轻轻地捣碎混合。
- 将混合物倒入装有冰块的玻璃杯中，再倒入气泡水。如果你愿意，可以放上橙子片或一些薄荷/迷迭香作为装饰。

制作1人份
准备时间：5 分钟
素食、无麸质

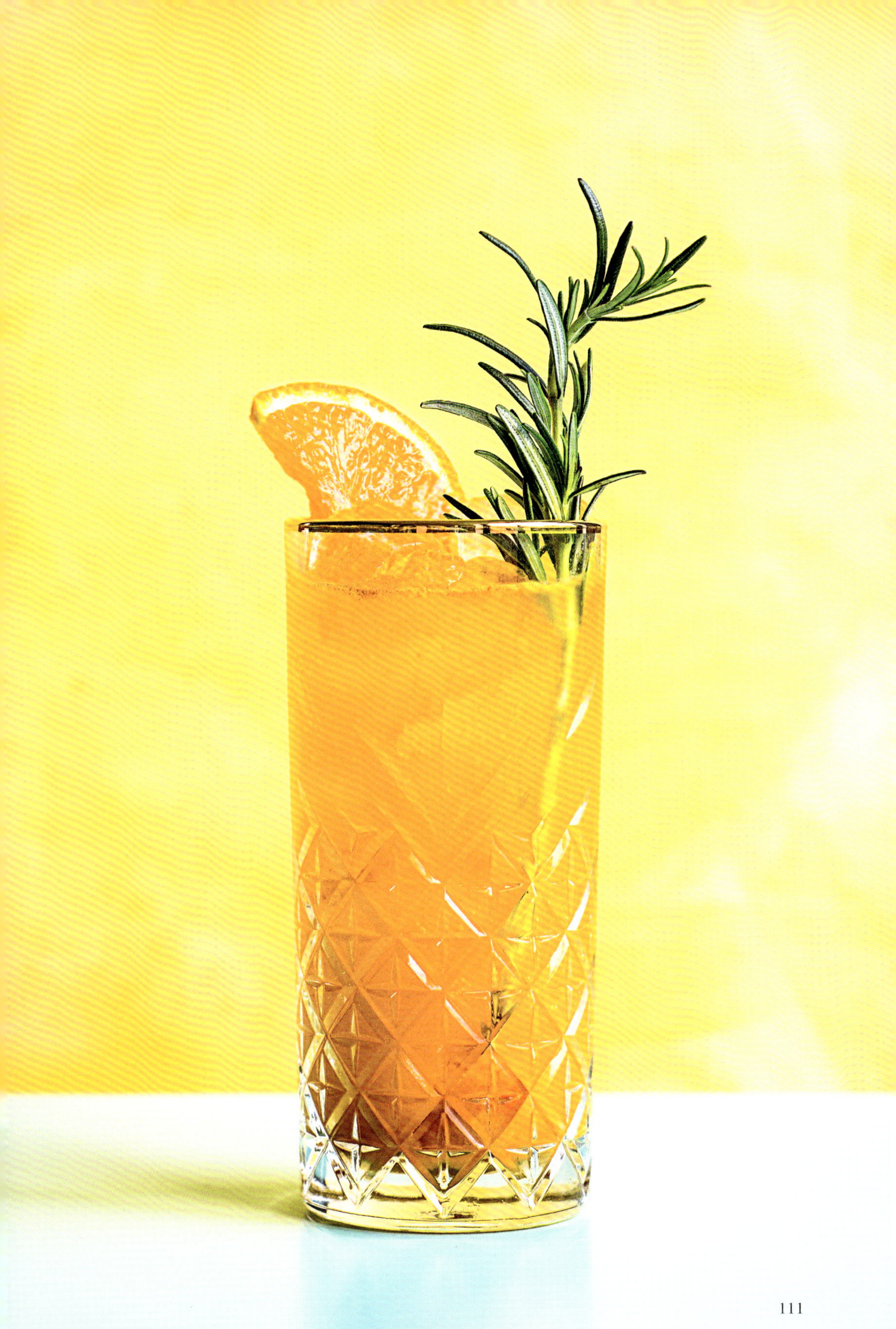

茴香籽黄瓜泡菜

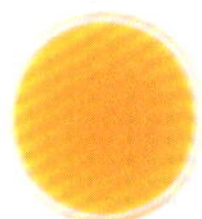

200毫升苹果醋

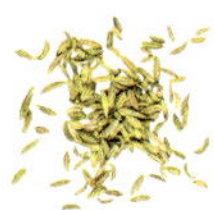

1汤匙茴香籽

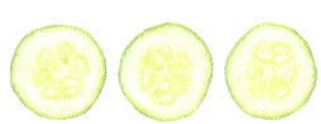

约300克黄瓜，切薄片

+1 汤匙盐
+50毫升水

我们能通过吃泡菜来实现醋的摄入吗？当然可以。确保泡菜能稳定我们的血糖最好的方式就是自制（因为市售泡菜有时会含有糖）。接下来几页的所有泡菜食谱都能即食，大约5颗泡菜就能提供你一天所需的醋量。

制作方法

- 将苹果醋倒入平底锅中，加入茴香籽、50毫升水和1汤匙盐，中火加热。煮沸后立刻关火，稍微冷却制成泡菜液。
- 同时，将黄瓜片放入已消毒的瓶子里。将锅中冷却的泡菜液（包括籽）倒入瓶中，直至完全覆盖黄瓜片，封上盖子并放入冰箱。泡菜即食，不过味道会随着时间的延长而逐渐增强。请在4周内吃完。
- 注意消毒瓶子：将烤箱预热至140℃（风扇模式120℃）。用肥皂水清洗瓶子和盖子后冲洗干净（但不要擦干）。把瓶子和盖子倒置在烤盘上，放入烤箱中烘烤15～20分钟。趁热封口。

制作量：1瓶（规格500毫升）
准备时间：15分钟
无麸质，素食

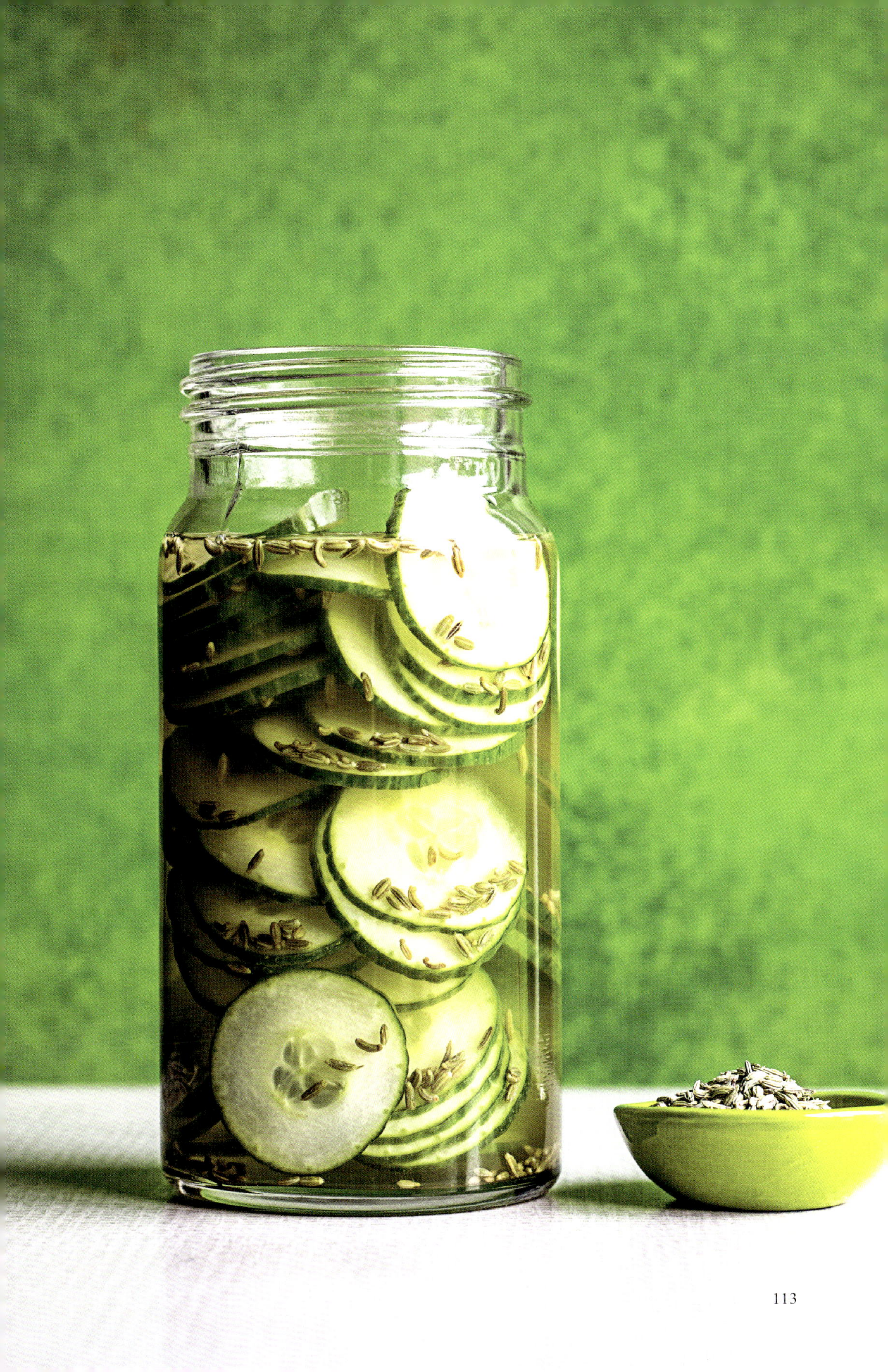

扎塔尔香料菜花泡菜

这款泡菜真是美妙。每天吃5小朵菜花泡菜即可达到你每天一汤匙醋的目标。它很适合在你做饭时或用餐时随手吃一点，宛如你的护身符。

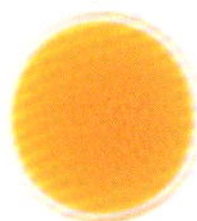

200毫升苹果醋

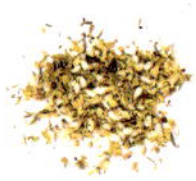

1.5汤匙扎塔尔香料

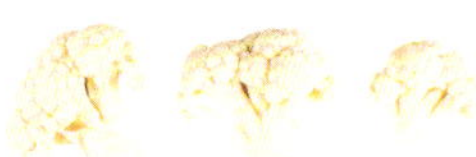

1小棵菜花，去掉茎部，掰成小朵

+1汤匙盐

制作方法

- 将苹果醋倒入小平底锅中，加入扎塔尔香料和盐，中火加热。煮沸后立刻关火。
- 将菜花放入已消毒的瓶子里，倒入煮沸的泡菜液直至完全覆盖（煮沸的液体会让菜花变软并略微被煮熟）。盖上盖子，让其冷却。泡菜即食，在泡菜液中泡上1小时后味道会更佳，味道也会随着时间的延长而逐渐增强。请在4周内吃完。

制作量：1瓶（规格500毫升）
准备时间：15分钟
无麸质、素食

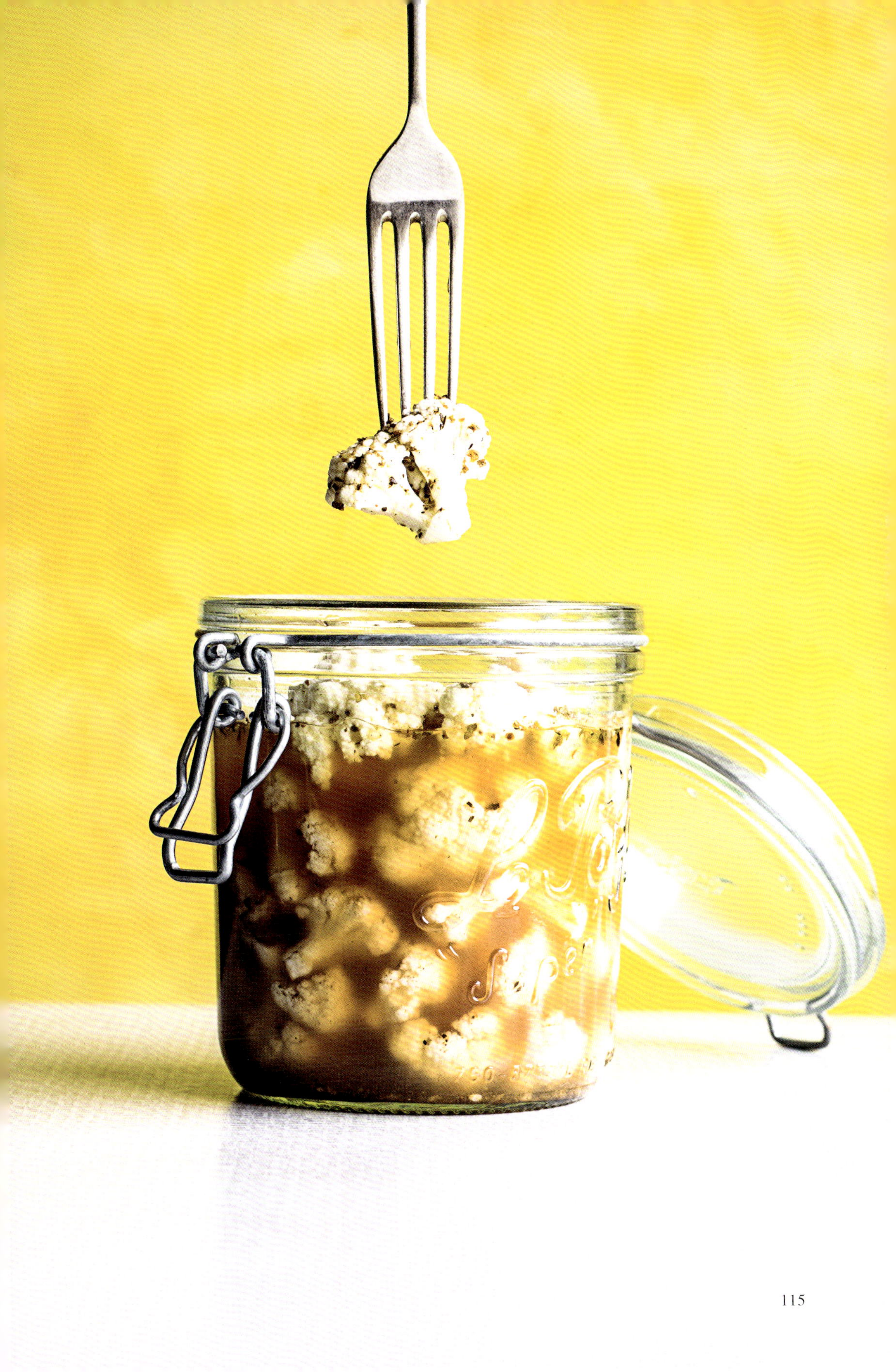

香菜籽橙皮腌萝卜

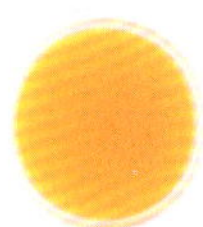

200毫升苹果醋

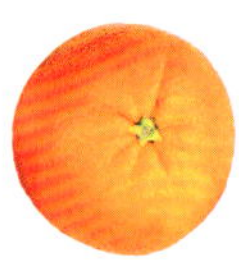

4条橙皮（未打蜡）

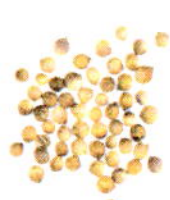

1汤匙香菜籽

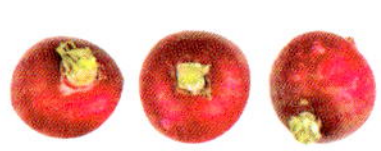

200克萝卜，切薄片

+1 汤匙盐

在我看来，这是冰箱里最引人注目的一瓶泡菜，也是烤三文鱼吐司（见第52页）的完美搭档。如果你想同时完成咸味早餐和醋饮任务，不妨在那份吐司或其他早餐食谱中加入5片萝卜。

·制作方法·

- 将苹果醋倒入小平底锅中，加入橙皮、香菜籽和盐，中火加热。煮沸后立刻关火，稍微冷却制成泡菜液。
- 将萝卜片放入已消毒的瓶子里，倒入冷却的泡菜液（包括籽和橙皮）直至完全覆盖萝卜片，盖紧瓶盖并放入冰箱冷藏。泡菜即食，在泡菜液中泡上1小时后味道会更佳，味道也会随着时间的延长而逐渐增强。请在4周内吃完。

制作量：1瓶（规格500毫升）
准备时间：15分钟
无麸质、素食

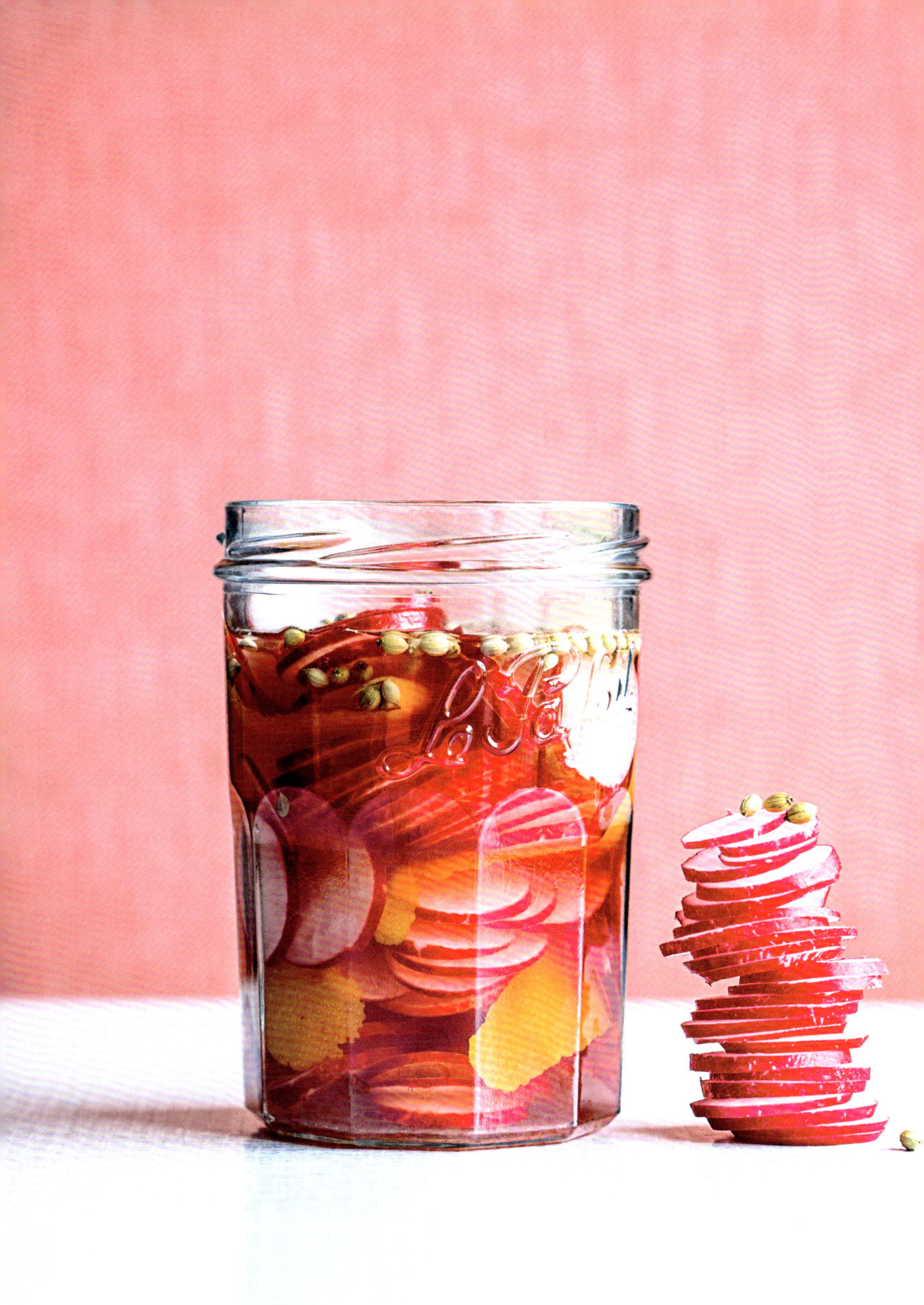

苹果醋肉桂茶

1茶匙苹果醋

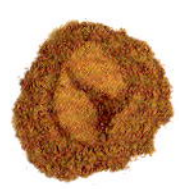

1/2茶匙肉桂粉

+热水（几乎沸腾），
从水壶中倒出
+肉桂棒，用于装饰
（可选）

可以在茶中加醋吗？当然可以！如果你对“醋饮”的选择还有些犹豫，那么这款广受欢迎的温暖食谱是个不错的开始。肉桂与醋的搭配非常美妙。

·制作方法·

› 在杯子中放入苹果醋和肉桂粉，搅拌至完全混合，再倒入热水搅拌。如果你喜欢，可以放上1根肉桂棒作为装饰。尽情享用吧！

制作1人份
准备时间：5 分钟
无麸质，素食

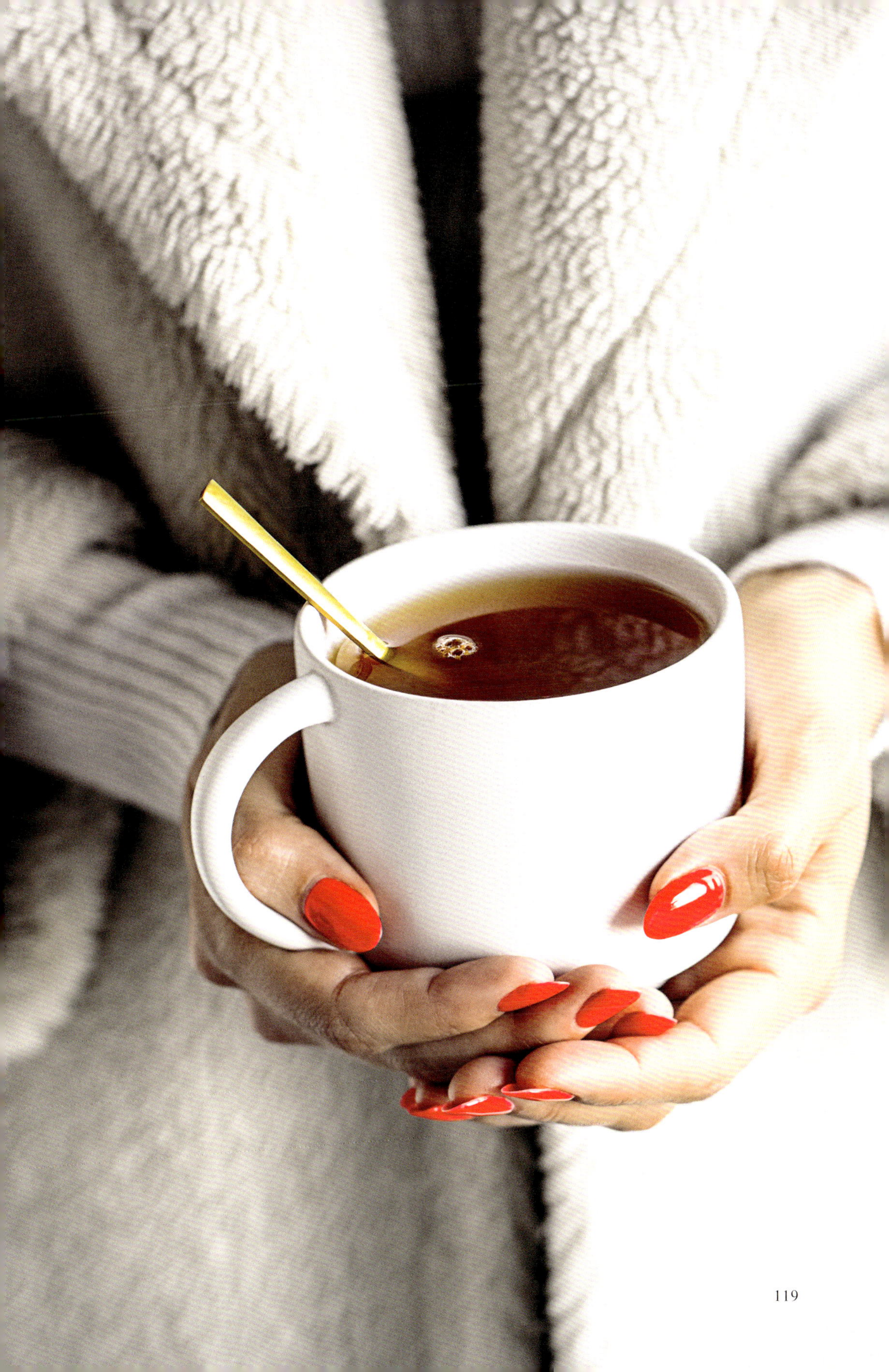

苹果醋姜黄黑椒茶

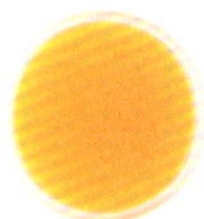

1汤匙苹果醋

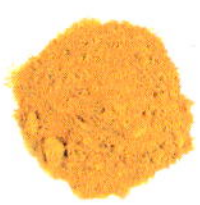

1茶匙姜黄粉

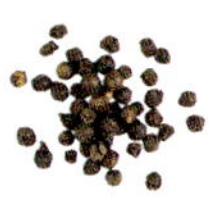

1/2茶匙黑胡椒粉

+热水（近沸），
从水壶中倒出

清晨苏醒时难以起床？我建议你来一杯姜黄黑椒茶，提神醒脑。

·制作方法·

- 在杯中混合苹果醋、姜黄粉和黑胡椒粉，加入热水。

制作1人份
准备时间：5分钟
无麸质，素食

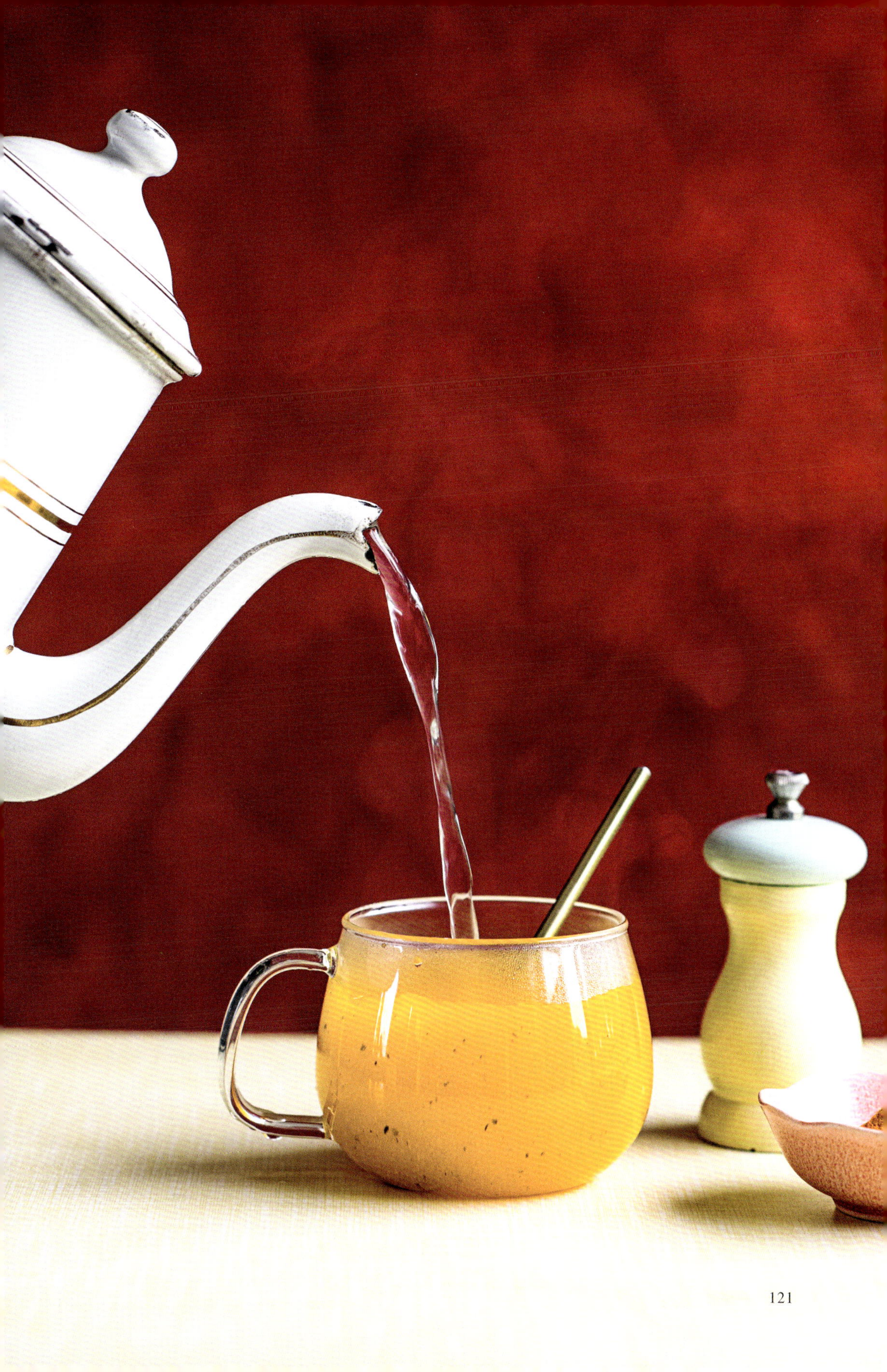

火焰苹果醋

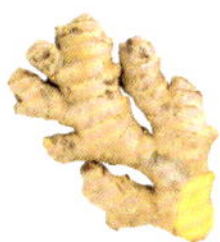

5厘米长的生姜，粗略切碎

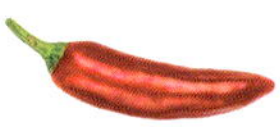

1个红（或绿）辣椒，切半

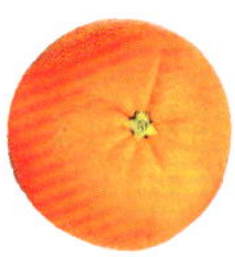

1/2个橙子（未上蜡），切薄片，每片再切成4份

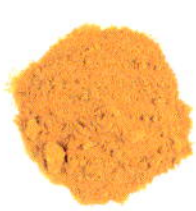

1茶匙姜黄粉

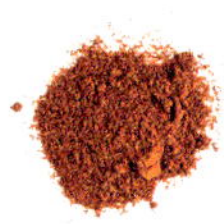

1/2茶匙辣椒粉

200毫升苹果醋

你是喜欢挑战的人吗？那就试试这款火辣小饮料吧。按下文做好后取1汤匙加入苏打水中，或加入热水中泡茶；或者与几汤匙橄榄油和芥末混合，做成沙拉酱，都会令你惊艳。注意：你需要提前两天制作，以便食材有时间腌制入味。

·制作方法·

· 将所有食材放入已消毒的瓶子中，密封好后充分摇晃，放入冰箱冷藏。这款特制的苹果醋在2～3天后可用，最长可保存4周。使用前摇匀。

制作量：1瓶（规格500毫升）
准备时间：10分钟
无麸质，素食

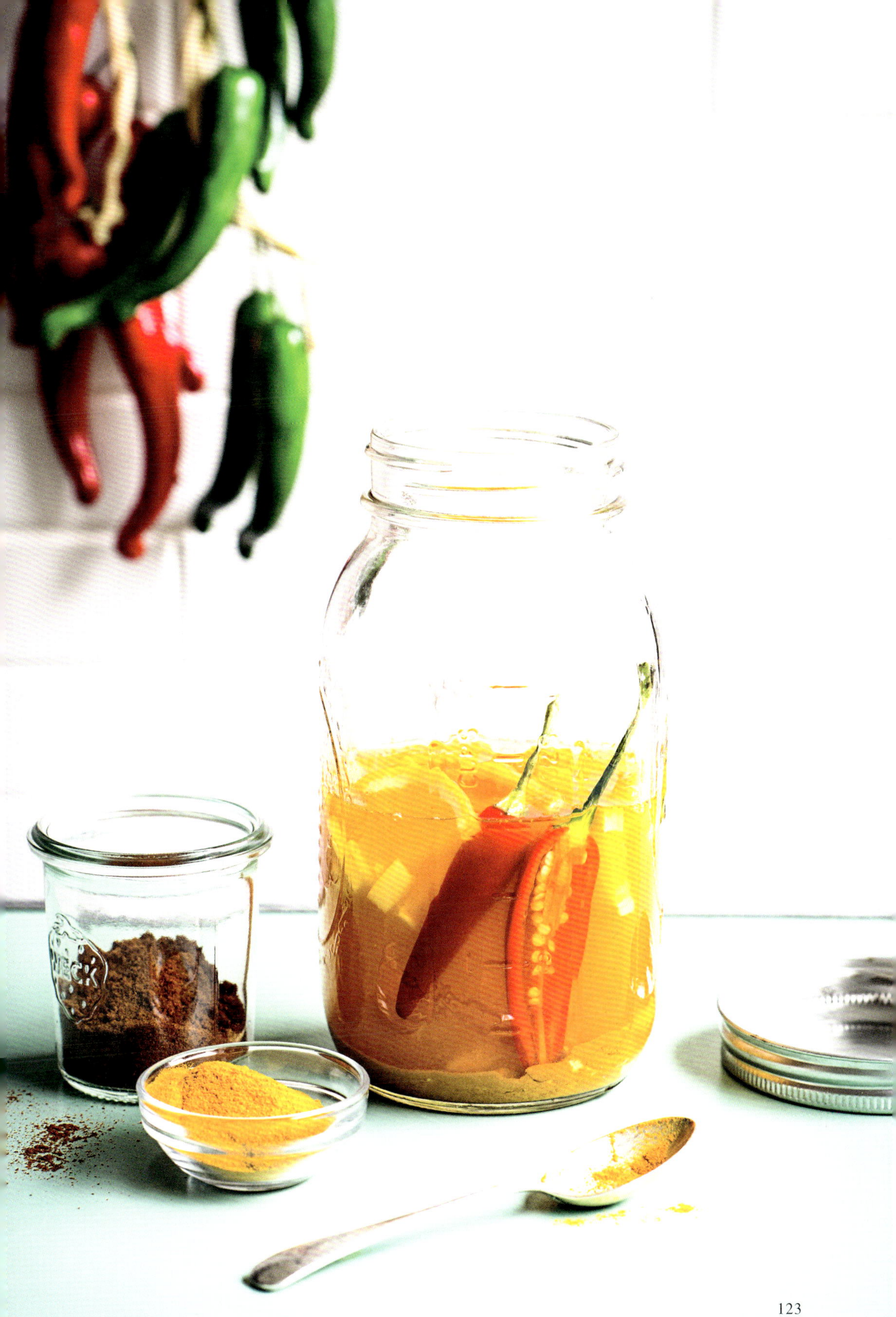
WECK

牛至油醋汁

2汤匙苹果醋

2汤匙第戎芥末

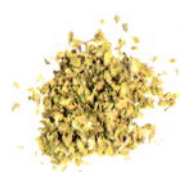

1汤匙干牛至
+6汤匙橄榄油
+适量的盐和胡椒粉

另一种让你每日完成醋量目标的简单方式是将其作为食物的调味料。接下来的几页将展示我最喜欢的几种调味料配方，它们在为菜肴增色的同时还能降低血糖飙升的风险。

·制作方法·

· 将苹果醋、第戎芥末、干牛至和橄榄油放入一个小瓶子中，加入适量盐和胡椒粉。盖紧瓶盖，充分摇晃直至油醋汁乳化。冷藏保存，需要时取出即可使用。

制作2人份
准备时间：5分钟
无麸质，素食

帕尔玛干酪酱

2 汤匙苹果醋

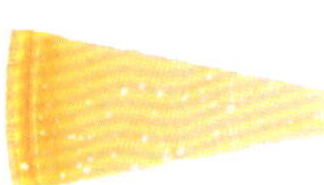

4汤匙精细磨碎的
帕尔玛干酪

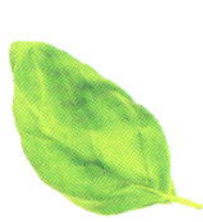

12片罗勒叶，粗略撕碎
+6 汤匙橄榄油
+适量的盐和胡椒粉

我计算了一下，到目前为止，我30年的人生中大概已经吃了150公斤的帕尔玛干酪。所以你会在这本书里看到它很多次，它很适合做醋味调味酱。

·制作方法·

· 将苹果醋、帕尔玛干酪、罗勒叶放在一个小碗里，加入橄榄油、适量的盐和胡椒粉。使用手持搅拌器搅拌混合物，直至其变得顺滑且呈现美丽的绿色。这款调味酱最好立即使用，但放在冰箱中冷藏可以保存2～3天，只是会失去鲜艳的绿色。

制作2人份
准备时间：7分钟
无麸质，素食

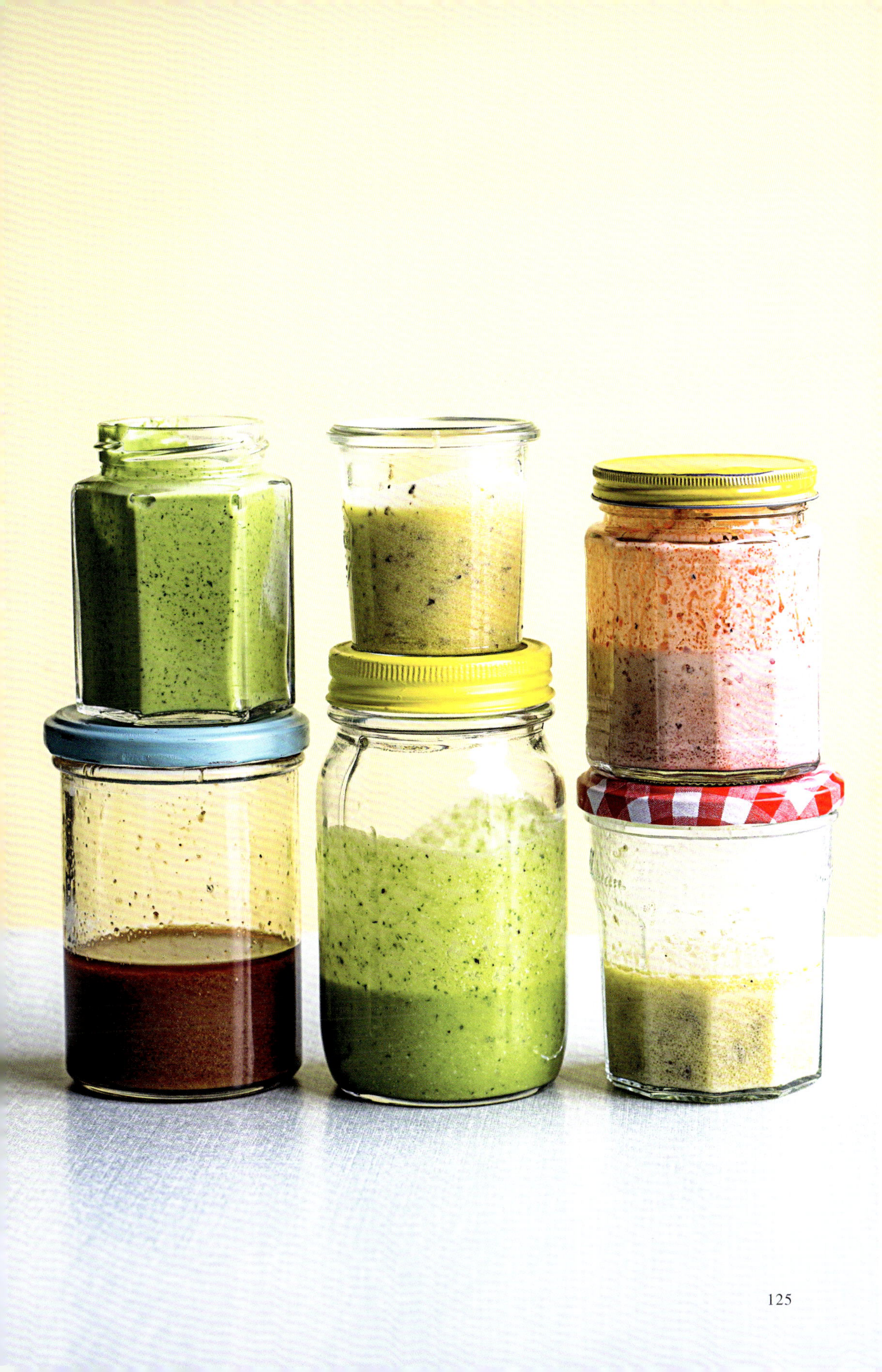

热辣调味汁

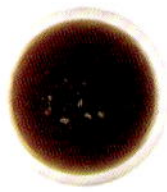

2 汤匙芝麻油

2汤匙苹果醋

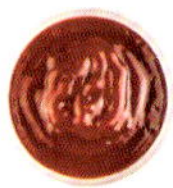

2汤匙是拉差辣酱

2汤匙酱油（如果你不吃麸质，可用无麸质酱油）

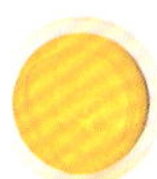

4茶匙英式芥末
+适量黑胡椒粉

有的人喜欢热辣的，有的人喜欢清淡的。如果你属于“辣得开心”这一类，这款调味汁就是为你准备的。试试这款热辣的调味汁吧，无论是搭配五彩缤纷的卷心菜沙拉，还是新鲜芝麻菜和核桃仁，都能帮你完成当天的醋饮任务。

·制作方法·

‣ 把所有食材放进罐子里，盖紧盖子，然后摇动直到调味汁完全乳化。冷藏备用（使用前再次摇一摇）。

制作2人份
准备时间：5 分钟
无麸质，素食

哈里萨酸奶酱

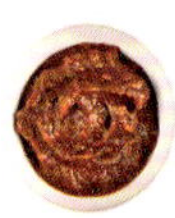

1汤匙哈里萨辣酱

2汤匙苹果醋

2汤匙全脂希腊酸奶
+1汤匙橄榄油
+适量的盐和胡椒粉

为了这些令人难以置信的醋食谱（我告诉过你，使用醋会比你想象的容易且有趣得多），请允许我介绍这款美味、芳香的酸奶酱。我特别喜欢在新鲜甘蓝上或是烤蔬菜上使用酸奶酱。

·制作方法·

‣ 把哈里萨辣酱、苹果醋、希腊酸奶和橄榄油放入罐子里，加入适量的盐和胡椒粉。盖紧盖子，摇动直至食材混合均匀。冷藏保存，于5天内使用。

制作2人份
准备时间：5分钟
无麸质，素食

橄榄刺山柑酱

这款酱汁有点出人意料，但如果它能让你的味蕾愉快，你可能每天都会制作它。当你想尝试一些新鲜刺激的食物时，这是个不错的选择。

·制作方法·

- 把所有食材放在一个碗里（最后加橄榄油），用叉子捣碎直至乳化（或者你也可以先将刺山柑和绿橄榄切碎再混合）。按个人口味调味，然后冷藏保存，待需要时使用。

制作2人份
准备时间：7分钟
无麸质，素食

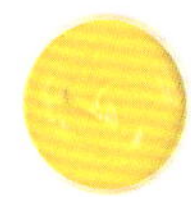

2茶匙第戎芥末

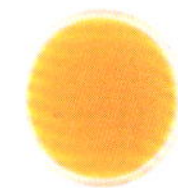

2汤匙苹果醋

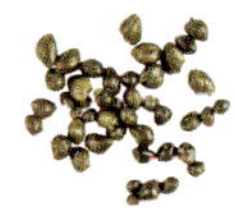

1茶匙腌制刺山柑，沥干

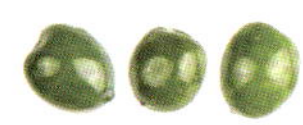

3个去核的绿橄榄
+3汤匙橄榄油
+适量的盐和胡椒粉

绿色两用蘸酱

下面这款精心调制的生蔬菜蘸酱，亦可作为拌沙拉的沙拉酱。或者，如果你像我一样非常喜欢它，直接用勺子挖着吃也很棒。有醋吗？当然。这是一款丝滑细腻、几乎可以舀起的沙拉酱。

·制作方法·

- 将所有食材放入料理机中（最后加橄榄油），搅拌至顺滑。按个人口味调味。这款两用酱最好立即使用，放入冰箱可保存24小时（它可能会变色，但依旧美味）。

制作2人份
准备时间：5分钟
无麸质，素食

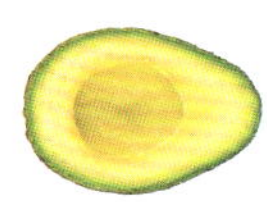

1/2个熟透的牛油果，去核

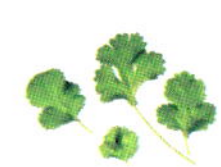

1小把香菜

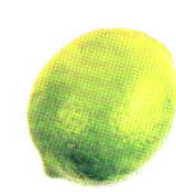

1/2个酸橙
（挤出汁）

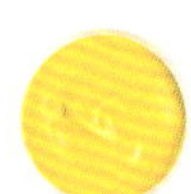

1汤匙第戎芥末

2汤匙苹果醋
+2汤匙橄榄油
+适量的盐和胡椒粉

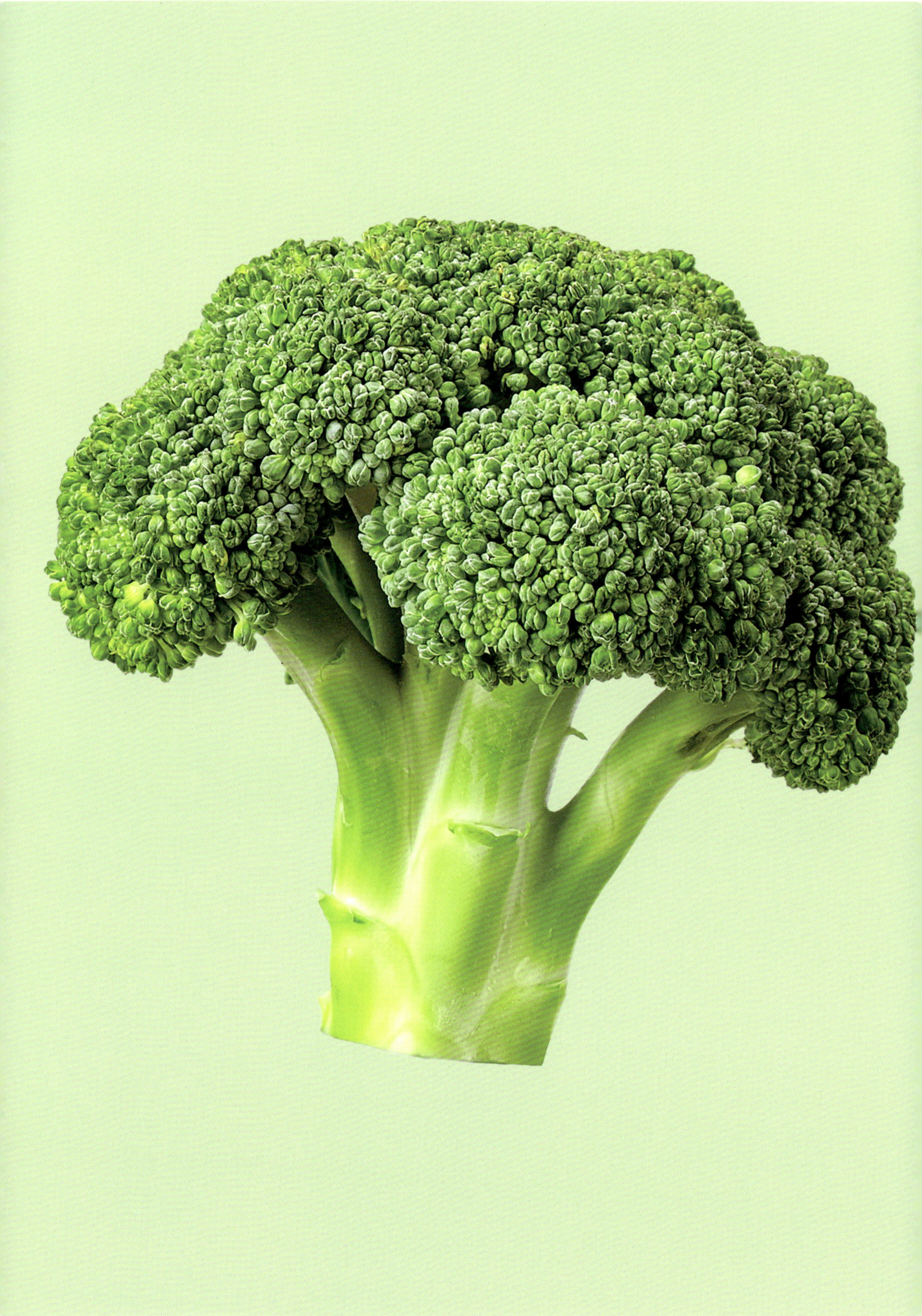

第3周

素食前菜

第3周……终于迎来了我们的膳食纤维“女超人”。

参与者的真实反馈

“我感觉不再那么腹胀了，睡眠质量也有所改善。在这3周内，我学到了很多关于食物和身体反应的知识，这些都是我之前不知道的。我开始先吃蔬菜，这改变了我的食欲。”

“我1月份就要65岁了，看起来我余生都会坚持这种饮食方式！”

“我感觉每天都比前一天更好。甚至连下巴上那些多余的毛发也减少了。”

“我对食物如何影响我的身体有了更深的认识。有一次我没有吃素食前菜和醋，结果几乎令我陷入‘食物昏迷’状态——虽然没吃更多，但那顿饭让我感到极度疲惫和烦躁。这对我来说是全新的发现！”

“非常感谢这个方法。从第1周开始，我的生活质量和健康状况持续得到了改善。”

“我以为这周会很难熬，但事实上却出乎意料地顺利。我们正充满创意地推进工作。”

“素食前菜已经成为我生活中不可或缺的一部分，我感觉整个人都好多了。”

“我注意到，如果晚餐前吃了素食前菜，晚上的食欲就会减少。”

“这周之后，我不能没有蔬菜开胃菜就开始用餐……不让身体为即将摄入的食物做好准备是不合理的。”

“虽然在醋的周期内没看到太大变化，但现在我明显不那么贪吃了。素食前菜绝对必不可少。我喜欢这个计划，也爱上了这些简单实用的小窍门。它们已成为我的日常习惯！”

“我的腰围变小了，感觉整个人更轻盈了。我能够毫无愧疚地进食，并且极其享受这些开胃菜。”

“如今，我的孩子们也在吃咸味早餐之前吃素食前菜，他们在很小的年纪就养成了这样的好习惯。”

“我以为这周会很困难，但实际上很棒，而且我们还对这个方法进行了一些创新。”

“我很高兴自己学会了如何应对下午四点想吃零食的冲动。现在，我只需拿一份素食前菜作为小吃，而不再觉得其他零食会‘毁了我的晚餐’。”

“现在我一整天都充满活力（以前我常在早餐后、午后或某些餐后感到特别疲倦，一直不知道原因，也不知道如何解决，但现在我明白了）。我能够拉长两餐之间的时间，而不会感到头晕、饥饿或出现渴求（这是我最大的改变，因为我以前经常饿到头晕目眩，很厌恶这种感觉，因为它意味着我必须尽快吃东西，而我却不知道如何破解）。”

“在餐前加入素食前菜，而不是面包或脆饼（即使我只是在做饭时随手拿点芹菜来吃），这让我在一顿饭结束后的感觉完全不同了——不再有饭后精力下降或头晕的情况。”

“先吃蔬菜让我更少地纠结于‘应吃’或‘不应吃’的问题。有了素食前菜对我帮助很大。”

“我真的感觉到情绪变好了，头脑也不再昏沉。”

“一个惊人的不同是，最近我去见了一个朋友，我们喝了几杯酒。过去一年里，我发现即使只喝一杯酒也会影响我的睡眠，所以我几乎不喝了。但有一天晚上，在我出门前吃了素食前菜，喝了一杯浓柠檬水。我们点了橄榄和奶酪来配酒。我不仅享受了这顿美味的晚餐，而且竟然睡了个好觉！这简直太神奇了！”

“饭前吃蔬菜比我想象的要简单多了。我只需把切好的蔬菜放在冰箱里。我确信我会变得更有活力。”

第3周的任务

恭喜你，我们共同进行的探索之旅已经过半！到目前为止，你的血糖比以前更稳定，炎症得到了缓解，衰老过程也放缓了。你的身体正在经历一场内外兼修的积极变革。今天，你不仅仅感觉自己的身体更舒适，也得到了长期防御疾病的助力。你有理由为自己感到骄傲。

本周的诀窍是什么？那就是在用餐前增加膳食纤维的摄入。膳食纤维是我们血糖稳定的守护神，主要来源于各类蔬菜。因此，我们的策略是：在接下来两周的某一餐前，先享用一份蔬菜。这就相当于给你的正餐添加了一些额外的食物。我将其称为“蔬菜加餐”。这份蔬菜应占你主食的约30%。

蔬菜无论是熟的、生的、调味的还是原汁原味的，都无所谓。不必在蔬菜沙拉和正餐之间刻意等待，也无须更改其他菜肴的准备方式。你甚至可以将蔬菜沙拉与调味的醋混合，让好处加倍。我已标注了哪些食谱同时将两者进行了结合。

试点试验期间，许多参与者向我反映，令他们意外的是，本周计划竟是最难以实现的，因为需要大量准备工作。所以在接下来的几页中，我分享了许多我个人最喜爱的简易食谱。这些食谱都十分简单，实际上，许多都是快速组合式的，无需烹饪。我建议你提前计划好未来两周都需要哪些蔬菜，并列出一个详细的购物清单。你可能会惊讶于自己实际上需要的蔬菜量！请记住——我们还将继续实施第1周和第2周的咸味早餐和醋的计划。

科学依据

膳食纤维是一种来源于植物的物质，在蔬菜中含量丰富。虽然在任何时间加入膳食纤维到我们的饮食中都是有益的，但在主餐开始前摄入膳食纤维对我们的血糖水平会有特别显著的正面影响。

正如我们之前说过的，当可溶性膳食纤维首先进入我们的小肠时，会引发一个惊人的作用：它会在肠道内形成一个黏稠的网状屏障，并在那里停留数小时。这种结构能减缓和降低葡萄糖进入血液的速度和程度，同时降低餐后血糖的峰值。

吃完蔬菜后，你可以继续享用任何平常喜爱的食物，由于有了可溶性膳食纤维屏障的保护，你的血糖反应会更温和。为了给你一个直观的认识，一项研究发现，简单地调换了进食顺序——将蔬菜放在前面（碳水化合物放在后面），可以最多降低餐后血糖峰值的75%。这是在不改变食物种类的情况下实现的，仅仅是把蔬菜放在前面，利用可溶性膳食纤维的天然力量。这简直太棒了。

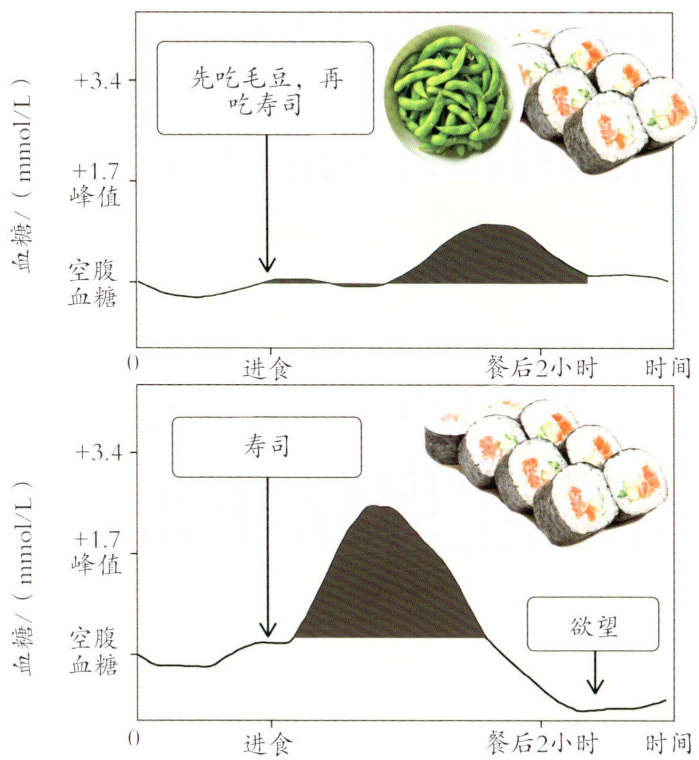

素食前菜能显著降低餐后血糖的峰值。

如何自制素食前菜

素食前菜可以简单如10～12颗橄榄，也可以丰富如烤茴香（参见第180页）。这里有超过30种创意食谱等着激发你的烹饪灵感。

如果你想自己做，建议如下：选择自己喜欢的蔬菜，用喜欢的方式烹饪（生吃、煮、烤……）；如果愿意，还可以加些蛋白质或脂肪（记得不要加糖哦）；在正餐前享用。

在餐厅就餐时，不妨在开餐前点一份沙拉配菜，或者选择一款蔬菜主菜。你可以要求素菜先上，比如炒菠菜、拌卷心菜或煮青豆。

旅行时，带上一包小胡萝卜、一些樱桃番茄或黄瓜片，放在密封袋中，简单又方便。

如何确定自己做得对

如果你的每餐中，蔬菜占到了大概30%的比例，那就说明你做对了。根据你的食量，可以调整蔬菜比例以达到这个目标。如果你还剩下不少蔬菜，就留到第二天再吃。你可能需要提前做点准备工作——批量制作并存放一些生蔬菜以备不时之需。

吃蔬菜时，想象膳食纤维在你的消化系统中布下防线，守护你这顿饭后的血糖。你可能会发现，吃完主食后食欲有所下降，但减食并非目的。我鼓励你像往常一样进餐，只是在吃正餐前先吃点蔬菜。

如果你的主食中已经包括了蔬菜，那么只需在吃其他食物前先吃掉这些蔬菜，就能轻松变成素食前菜的践行者。

来自参与者的建议

- 尽量提前准备。为整周准备足够的蔬菜，存放在冰箱中。
- 决定一天中的哪一餐最适合加入这个策略。大约半数的人选择在午餐前吃，另一半则选择晚餐前吃。
- 在蔬菜沙拉中加点醋，既简单又能轻松完成“醋”的计划。
- 小萝卜素食前菜（见第172页）是家庭的最爱，无论是孩子还是大人，都爱吃。
- 如果你之前很少吃蔬菜，那么肠道在适应新摄入的膳食纤维时，可能会令你有些腹胀。这种情况下，初期选择熟蔬菜而不是生的，可能更容易消化。
- 不必尝试太多种类的蔬菜。任何一种蔬菜都行，选择你最喜欢的几种，每天坚持吃就可以。
- 吃了素食前菜不代表正餐中不能再有其他蔬菜相伴。
- 分享素食前菜很简单：在餐桌上放些生蔬菜供全家享用，或在准备饭菜时分给孩子们嚼着吃。

常见问题解答

先喝醋还是先吃蔬菜？如果你打算在同一餐中完成这两个计划，建议先喝一杯醋饮料，接着再享用蔬菜沙拉。或者，你也可以直接在蔬菜沙拉中加入醋来调味，两者一并解决。

我该吃多少蔬菜？尽可能让蔬菜量占到你总食量的30%。如果有时候因为忙碌，只能吃几个小番茄，不用担心，吃一点蔬菜总比完全不吃好。

我早餐时能吃素食前菜吗？当然可以！本周的目标是在每天的任意一餐加入蔬菜，如果你愿意，早餐当然行。但由于大多数人不习惯早上吃蔬菜，所以午餐或晚餐通常是更受欢迎的选择。

我能在素食和主餐之间等待多久？没有必要刻意等待，但如果你确实想稍作间隔，90分钟是理论上限。也就是说，你可以在家享用素食前菜，然后再出门用餐。

如果我忘了带素食前菜怎么办？没关系，我们都有这样的时候。生活中有很多琐事，所以偶尔忘记也很正常。只需在下一餐继续实施即可。别忘了，只要你80%的时间都在践行这些小策略，就能看到效果。

酸菜算素食前菜吗？酸菜算作一种蔬菜，因为它是由卷心菜制成的，属于美味蔬菜的一种。

腌黄瓜算吗？腌黄瓜也算，记得增加分量，让它占到整餐的30%。同时，腌黄瓜还能算作你食用的“醋”，只要确保从商店购买的不含糖即可。

橄榄、牛油果和豆类算吗？橄榄、牛油果和豆类都可作为膳食纤维来源，橄榄大概需要10~15个。

素食可以做汤吗？也可以做汤，尤其是浓汤，但要注意长时间地炖煮会破坏膳食纤维的结构，降低其促进肠道蠕动的作用，但不会降低其形成保护网的作用（高淀粉食物炖煮后会更易吸收）。

蔬菜可以做成泥吗？最好不要这样做，因为制成泥对控糖不利。但是，有时你可能不想用牙齿（或者你刚从牙医那里回来），在这种情况下，请参阅第164页的豆泥食谱。

吃完蔬菜后不饿了怎么办？这是正常的。如果是这样，下次可以适量减少素食前菜的分量，留出空间享受主餐。不过，无论怎样都没问题，你的饮食由你做主。

一天要吃几次素食前菜？每天吃一次蔬菜就很好，如果你能在午餐和晚餐中都加入蔬菜，对血糖的帮助会更大。

如何将醋与素食结合？很简单，选你喜欢的醋，然后在蔬菜中加1汤匙。你还可以试试上周的酱汁食谱。

素食前菜可以加调味料吗？当然可以，会更美味。试试橄榄油、酸奶、醋、芥末、香草或香料。你还可以加入任何含蛋白质和脂肪的食物，如奶酪、坚果、肉类、鱼类。只要你添加的食物量适中，没有糖或淀粉，就都可以。

我应该先吃所有的蔬菜，然后吃所有的蛋白质，最后再吃所有的碳水化合物吗？不，你不需要这么做——尽管这是科学证明的最理想的进餐方式。但是在本方法中，我们先只关注蔬菜，其余的食物可以按照你喜欢的顺序食用，全部混合在一起，或者你想怎么吃就怎么吃，也可以添加更多的蔬菜。

前菜增加的热量不会让我发胖吗？不会的。从素食前菜中得到的任何额外的热量都是好热量，它们会让你感到满足，帮助你控制饥饿感，减少胰岛素的释放和炎症反应。这些都是积极的变化，有助于改善我们的健康，并可能带来体重下降。

我的主餐能只有素食前菜吗？如果你喜欢，完全没问题。你或许可以考虑在开胃菜之后加点蛋白质。另外，请查阅我为你准备的主菜食谱，以获取灵感（第215～239页）。

为什么甜点是个好主意

在第1周，你了解到了如何享受咸味早餐，以及如何避免血糖波动。本周，我们关注如何以蔬菜开启你的一餐，这会对我们的血糖曲线有正面影响。我们知道了含有淀粉和糖的食物并不适合我们空腹食用。在一顿饭后吃甜食是最佳时机，体内已有的其他食物会缓和糖分带来的血糖波动。若餐前还吃了蔬菜，效果更佳。

所以，如果你想吃饼干或者你最喜欢的巧克力蛋糕，不要空腹吃，将它作为餐后甜点来吃。这意味着你可以更好地享受它，同时降低激发食欲的风险。这是一个极其有力的策略。

极速纤维快车

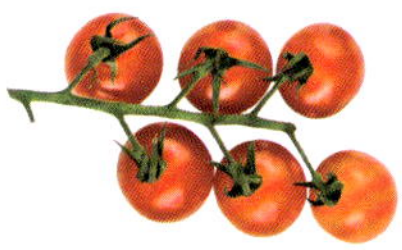

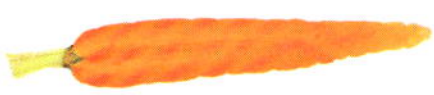

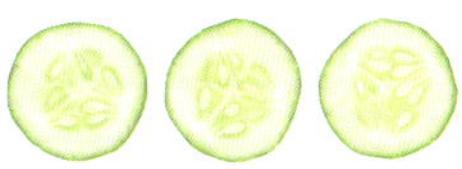

5个樱桃番茄、5根小胡萝卜或5片黄瓜（或三者皆有）

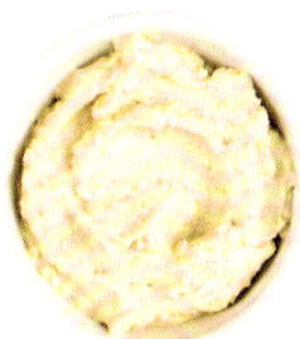

3大汤匙鹰嘴豆泥（可选）

没时间、没精力、没食材，都没问题！从冰箱里拿出几种蔬菜，配上美味的蘸酱（或者不配），这就是超快、超有用的素食前菜。理想情况下，素食前菜的量约占全餐的1/3，但如果达不到这个比例，哪怕只有几个樱桃番茄也算数，总比一个都没有强。

·制作方法·

- 将樱桃番茄、小胡萝卜或黄瓜（或其他任何蔬菜）准备好。若喜欢，可在蘸酱碗中加入一些鹰嘴豆泥（或使用任何你喜欢的蘸酱）。尽情享用吧！

制作1人份
准备时间：3分钟
无麸质、素食

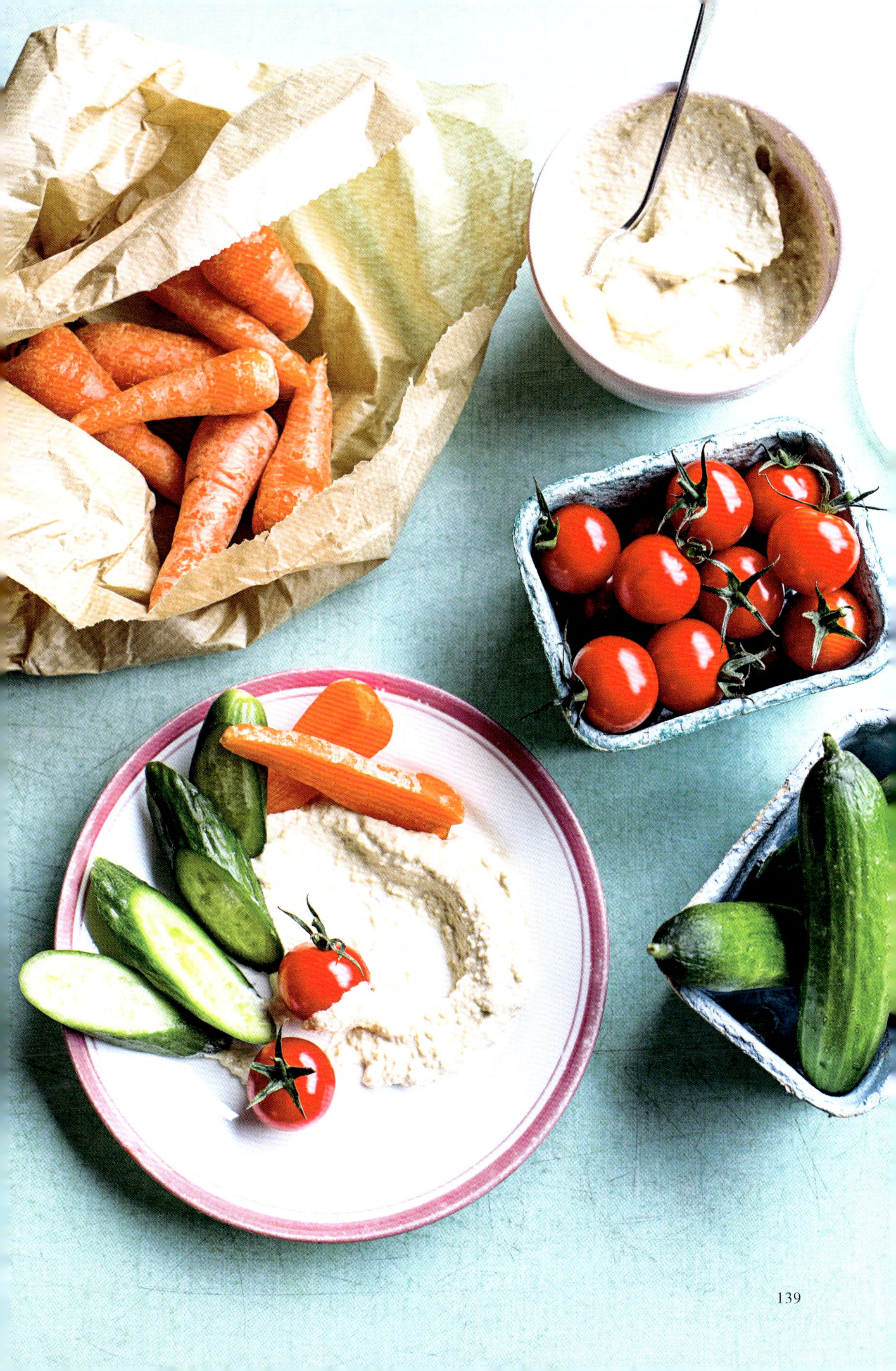

菜花云朵沙拉

√醋计划完成

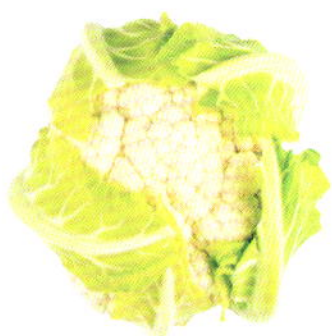

1/2棵菜花，粗略切成小块（包括叶子）

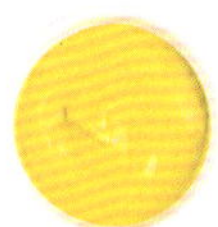

2茶匙第戎芥末

1汤匙苹果醋

20克切达干酪，切碎或切成小块

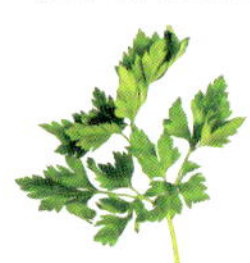

1把平叶欧芹，摘取叶片并将其粗略切碎

+4汤匙橄榄油

+适量的盐和胡椒粉

让我们直接进入我最喜欢的素食前菜之一。你会注意到，我们在里面加了一些奶酪调味，这样可以吗？当然可以！在我们的素食前菜中加入一些蛋白质或脂肪是完全没问题的，而且不会削弱蔬菜中膳食纤维的功效。

·制作方法·

- 将烤箱预热至220℃（风扇模式200℃）。将切成小块的菜花放入烤盘中，加入2汤匙橄榄油，用盐和胡椒粉调味。将烤盘放入烤箱，烤制25分钟，中途翻面。
- 同时，制作调味汁。在一个小碗中，将剩余的2汤匙橄榄油、第戎芥末和苹果醋混合在一起，用盐和胡椒粉调味，制成沙拉酱。
- 菜花烤好后，将其从烤箱中取出，撒上切达干酪碎和平叶欧芹碎。淋上沙拉酱即可食用。

小贴士：烤榛子是一道不错的配菜，你还可以将其与烤鸡肉搭配在一起，成为一道美味的主菜。

制作1人份
准备时间：10分钟 / 总制作时间：25分钟
无麸质，素食

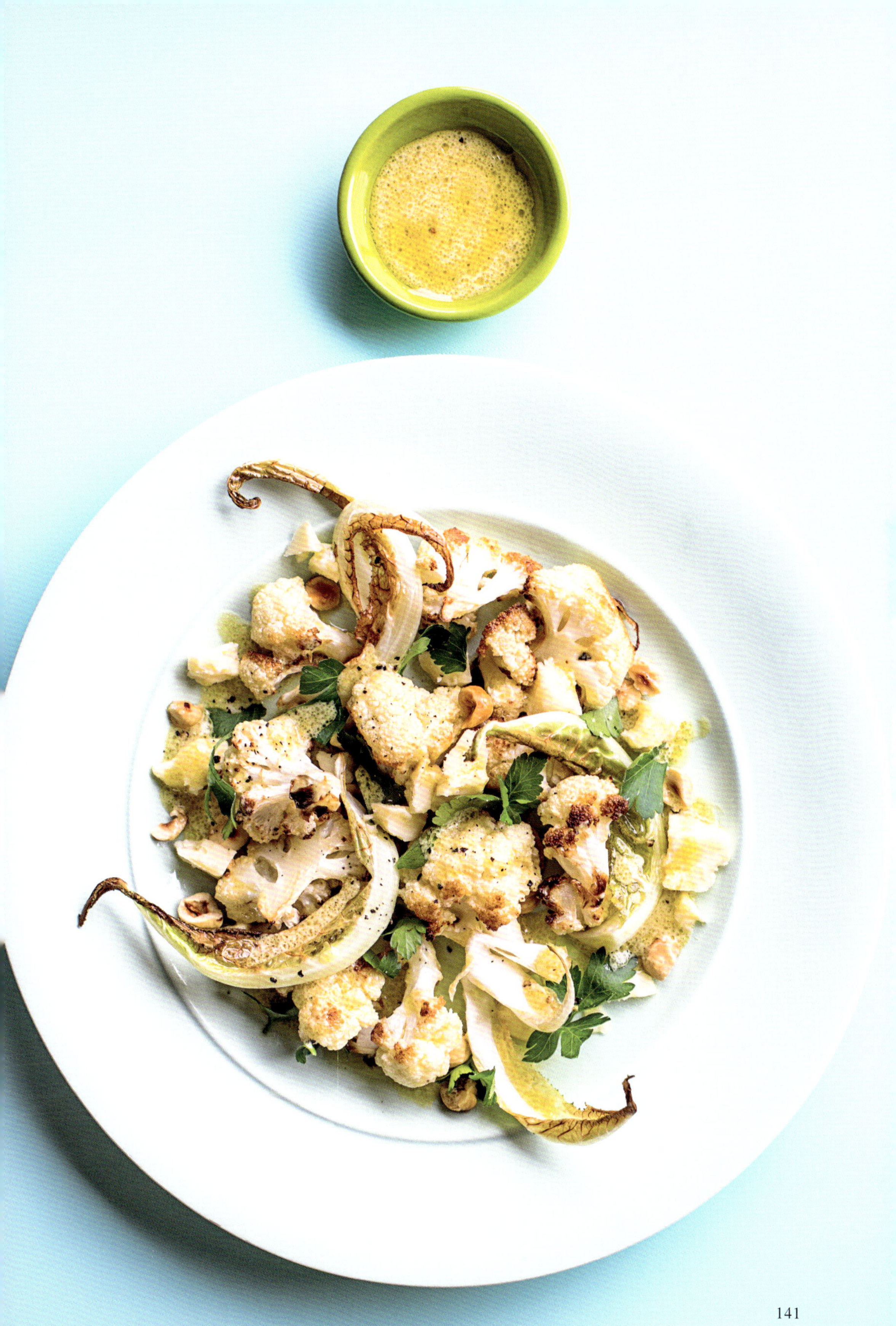

秘制味噌菠菜

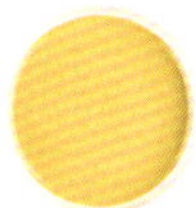

2茶匙中东生芝麻酱

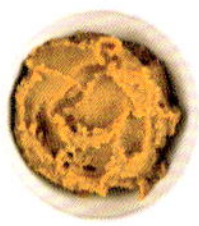

1茶匙白味噌
或赤味噌

1茶匙酱油（如果你是无麸质饮食者，也可使用塔玛莉酱油）

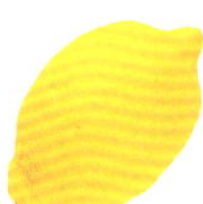

1/2个柠檬
（挤出汁）

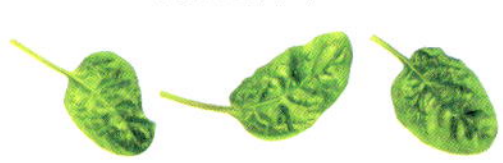

1大把（约75克）嫩叶菠菜

+适量的盐和胡椒粉

我表弟亚瑟的新鲜菠菜配味噌酱汁让我非常兴奋，他允许我与你们分享这份食谱。味噌酱汁有一种美妙的酸香味，但仍然能让清凉的菠菜成为主角。这是我们梦想中的素食前菜，也是这本书里我最喜欢的菜品之一。温馨提示：非常容易上瘾。

·制作方法·

- 混合中东生芝麻酱、白味噌（或赤味噌）、酱油（或无麸质酱油）和柠檬汁，再加入2茶匙水，搅拌至顺滑细腻。
- 将1大把嫩叶菠菜洗净放入碗中，浇上调好的酱汁，用盐和胡椒粉调味。尽情享用即可！

制作1人份
准备时间：5分钟
无麸质，素食

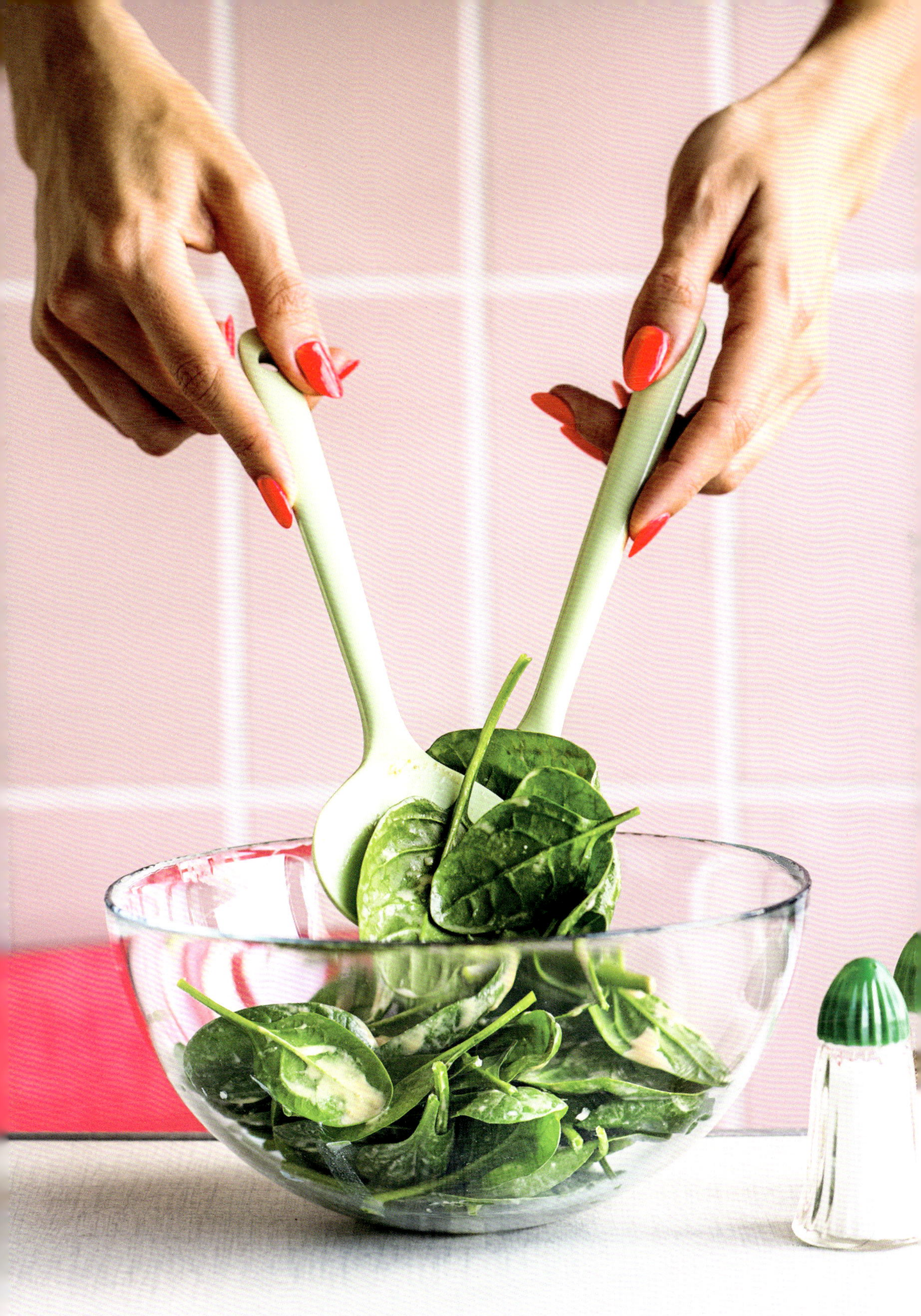

花生酱西蓝薹二重奏

西蓝薹是素食前菜中的佼佼者，因为它的膳食纤维含量非常高。配上花生酱调味汁，这道菜会让你的味蕾惊喜，让你的血糖稳定。

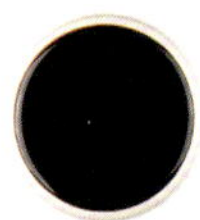

1茶匙酱油（如果你是无麸质饮食者，也可以使用塔玛莉酱油）

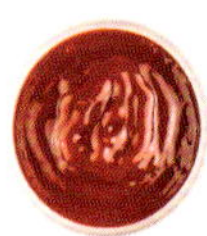

1茶匙是拉差辣酱

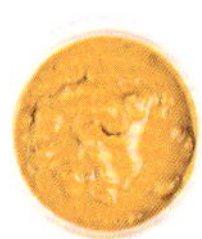

1茶匙无糖花生酱（确保配料100%为花生）

+1茶匙温水

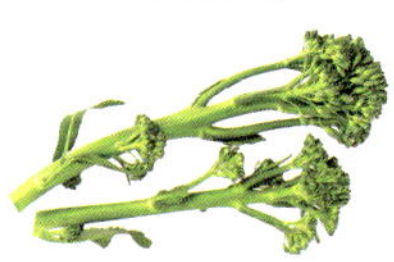

6~7根西蓝薹，去掉梗的末端

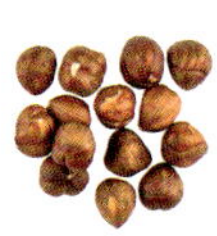

坚果碎（可选）

·制作方法·

- 在一个小碗里，用叉子将酱油（或无麸质酱油）、是拉差辣酱、无糖花生酱和温水搅匀。
- 用大火烧开一小锅水。加入西蓝薹焯烫2分钟，使其稍微变软。盛出沥干水分，装入盘中。
- 将调好的酱汁淋在西蓝薹上即可食用。如果手边有坚果碎，可以撒上一些，增加口感。

制作1人份

准备时间：3分钟 / 总制作时间：3分钟

无麸质、素食

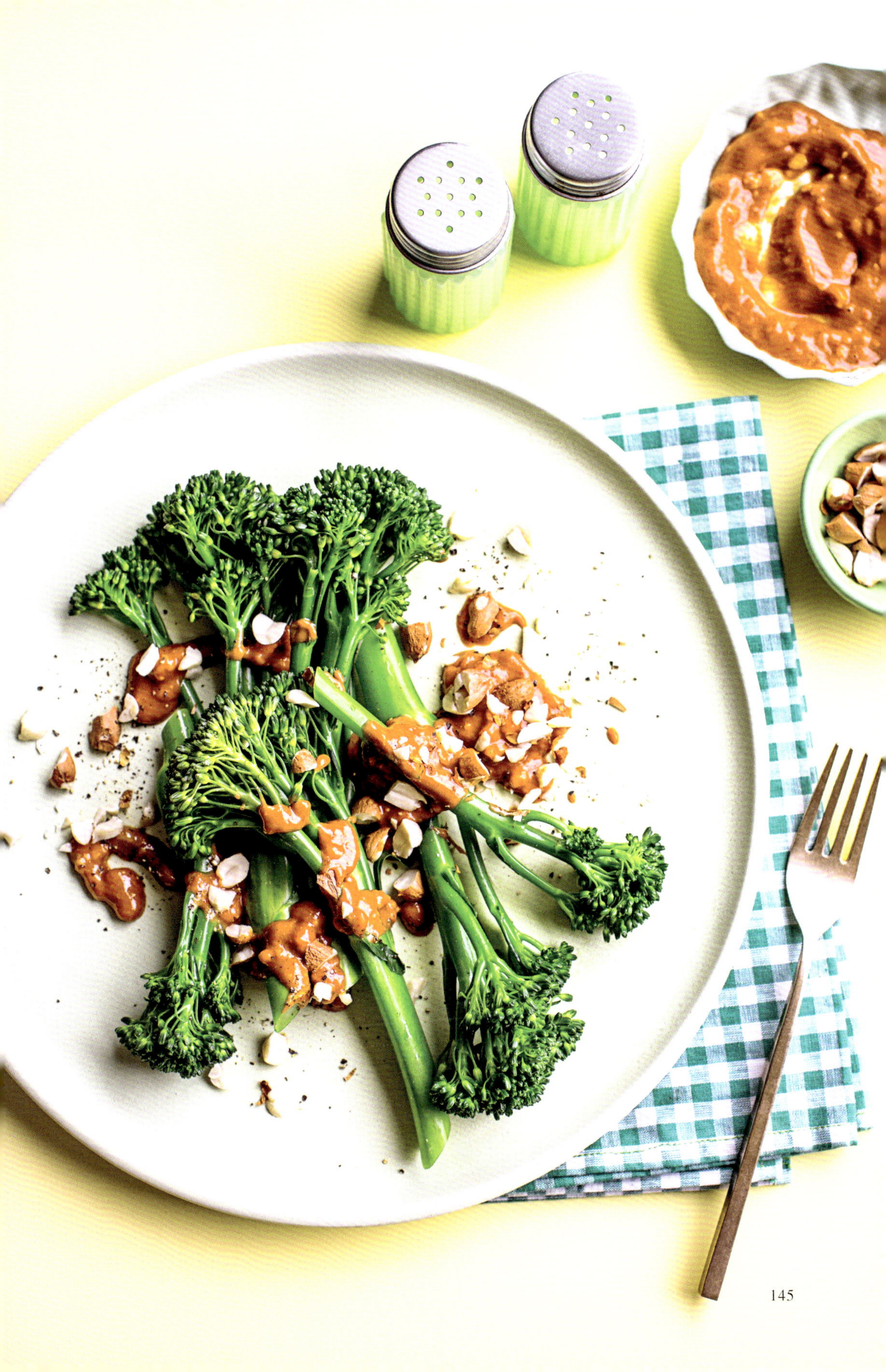

烤蔬菜拼盘

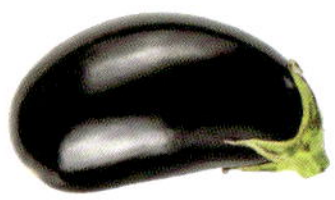

1个小茄子，切成
边长2厘米的块

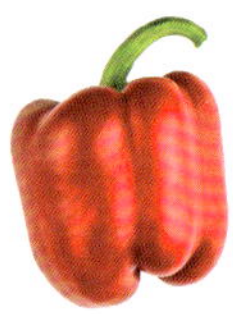

1个红彩椒，去瓤并
切成边长2厘米的块

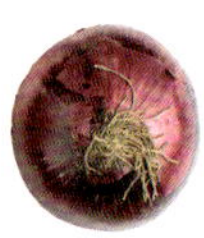

1个小红洋葱，
去皮切块

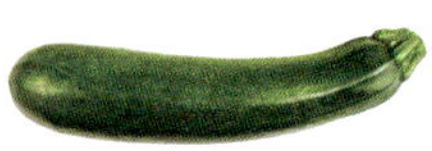

1个小西葫芦，切成
2厘米厚的圆片

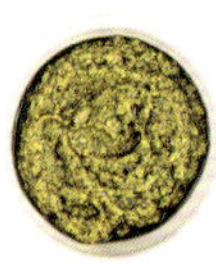

1汤匙罗勒香蒜酱

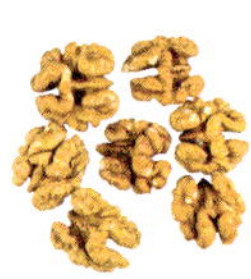

1小把坚果，如核桃仁

+2汤匙橄榄油
+适量的盐和胡椒粉

让素食前菜更容易上手的小窍门是提前批量烹饪。因此，这里有一个简单的食谱，可以为你一下做出四份，放在冰箱里，饭前拿出来吃即可，简单又轻松！

·制作方法·

- 将烤箱预热至220℃（风扇模式200℃）。在大烤盘上铺上烘焙纸。将切好的茄子、红彩椒、红洋葱和西葫芦铺在托盘上。撒上橄榄油，将蔬菜翻动，使其均匀裹上油。加入盐和胡椒粉调味。
- 将蔬菜放入烤箱烤20～25分钟，中途翻动一次，直至蔬菜略微焦黄。
- 将几勺烤好的蔬菜舀入碗中，然后加入罗勒香蒜酱，搅拌均匀，再撒上1小把坚果。
- 把剩下的蔬菜保存起来，供本周后续使用。放入密闭容器中，可在冰箱里保存3～4天。

制作4人份
准备时间：8分钟 / 总制作时间：25分钟
无麸质、素食

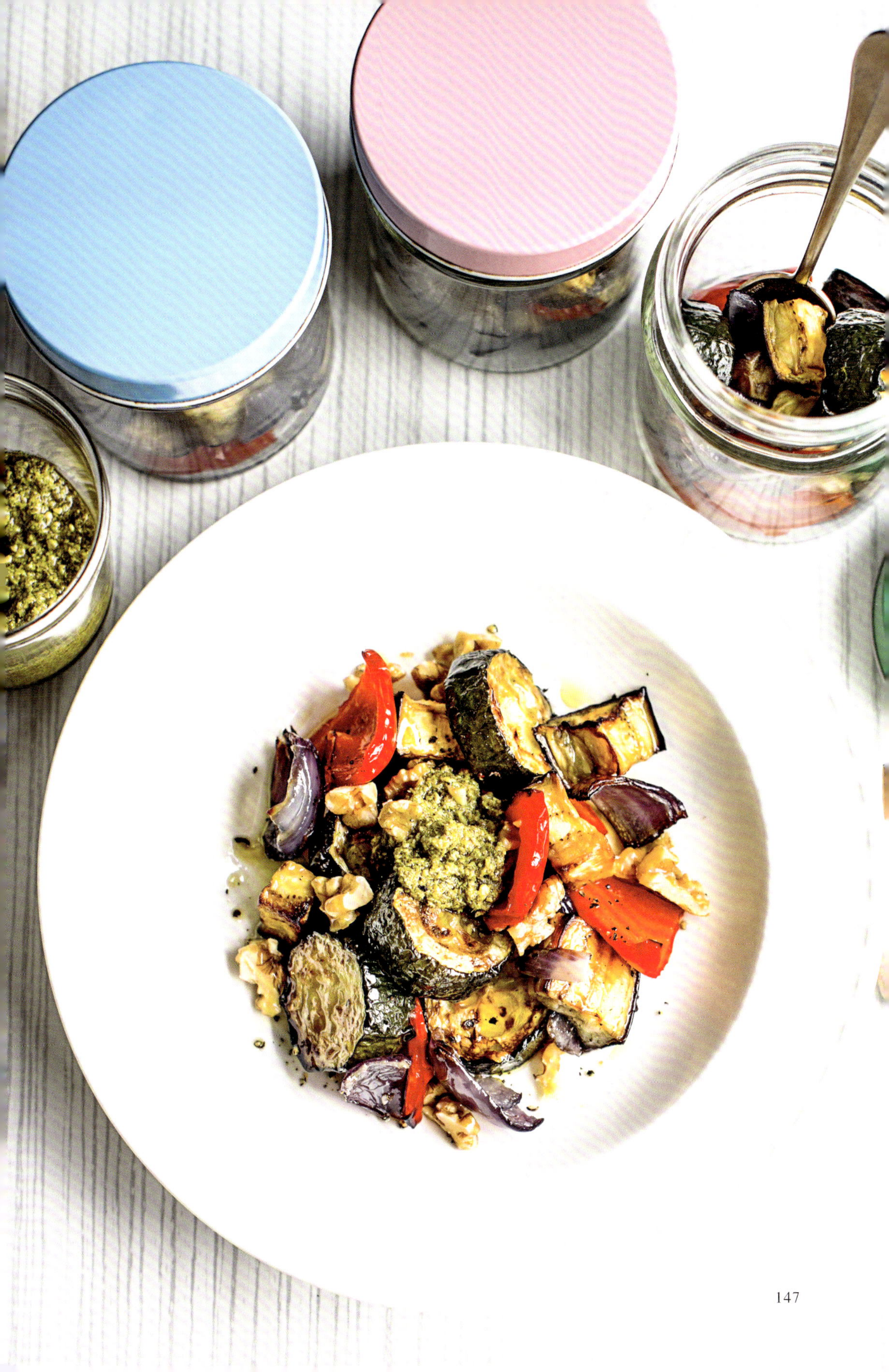

素丸子扭蛋机

√醋计划完成

这是我最早制作的素食前菜之一，至今仍是我的心头好。它的外表和令人兴奋的口感为它加分不少。

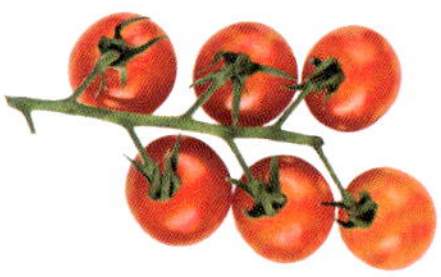

7个樱桃番茄，切半

7个迷你马苏里拉奶酪球

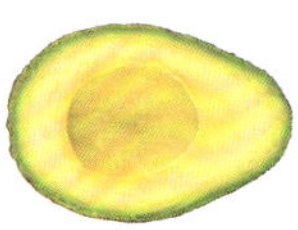

1/2个牛油果，去核切块，或用挖球器挖成球状

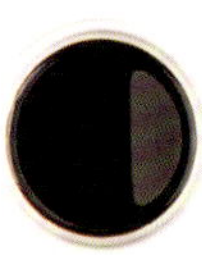

1/2汤匙意大利黑醋

+1汤匙橄榄油
+适量的盐和胡椒粉

·制作方法·

将切成两半的樱桃番茄、迷你马苏里拉奶酪球和切块的牛油果放入碗中，淋上意大利黑醋和橄榄油。用盐和胡椒粉调味后即可食用。

制作1人份
准备时间：5分钟
无麸质，素食

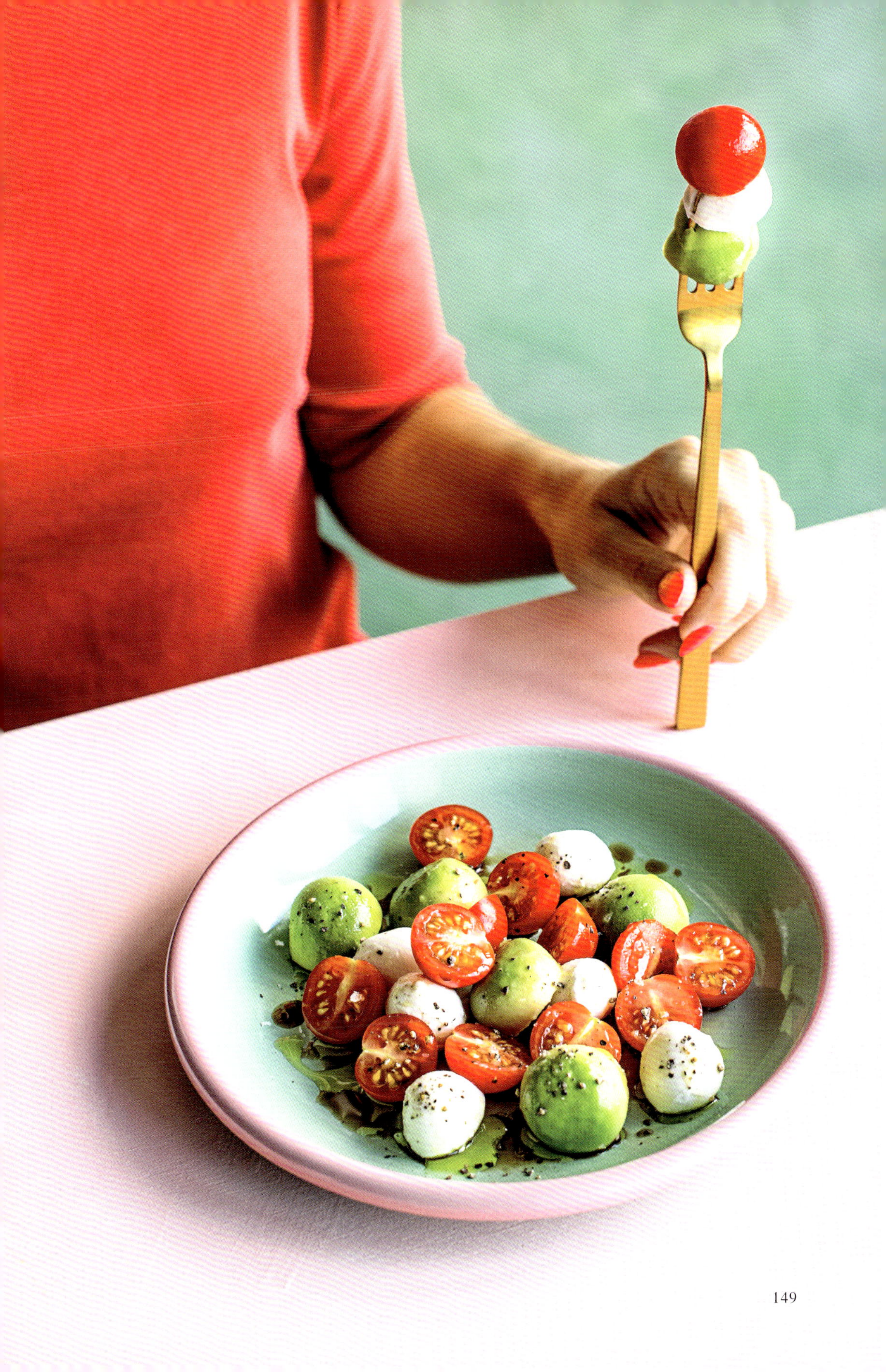

香草烤菜花

又是菜花——一种绝佳的膳食纤维载体，搭配一些美味的辣酱（你还可以把剩下的酱汁留着改天再吃）。想象一下，从一开始，这种“防护网”就在全力防止你的血糖飙升，你会有怎样的感觉呢？

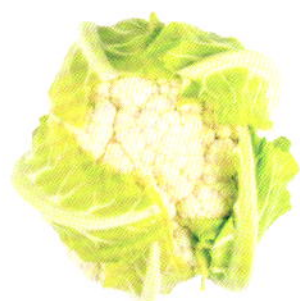

1/2棵菜花，切成小块（包括叶子）

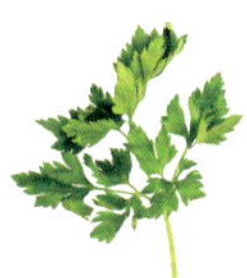

1小把平叶欧芹

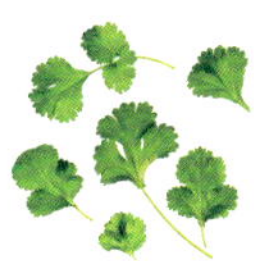

1小把香菜

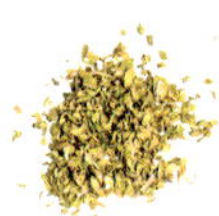

1茶匙干牛至

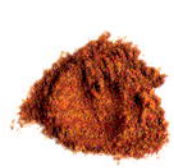

1茶匙甜辣椒粉（或其他辣椒粉）

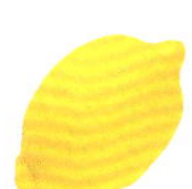

1/2个柠檬（挤出汁）

+2汤匙橄榄油
+适量的盐和胡椒粉

·制作方法·

- 将烤箱预热至200℃（风扇模式180℃），在烤盘中铺上烘焙纸。将切成块的菜花铺在烤盘上，放入烤箱烤20～25分钟，直至变软。
- 同时，制作辣酱。将平叶欧芹、香菜、干牛至、辣椒粉、柠檬汁和橄榄油放入碗中搅拌。用盐和胡椒粉调味。
- 菜花烤好后，将其放入盘中，淋上一半的辣酱，即可食用。
- 将剩余的辣酱倒入一个小瓶子里。它可以在冰箱中保存5天，淋在任何烤蔬菜上都非常美味。

制作1人份
准备时间：8分钟 / 总制作时间：25分钟
无麸质，素食

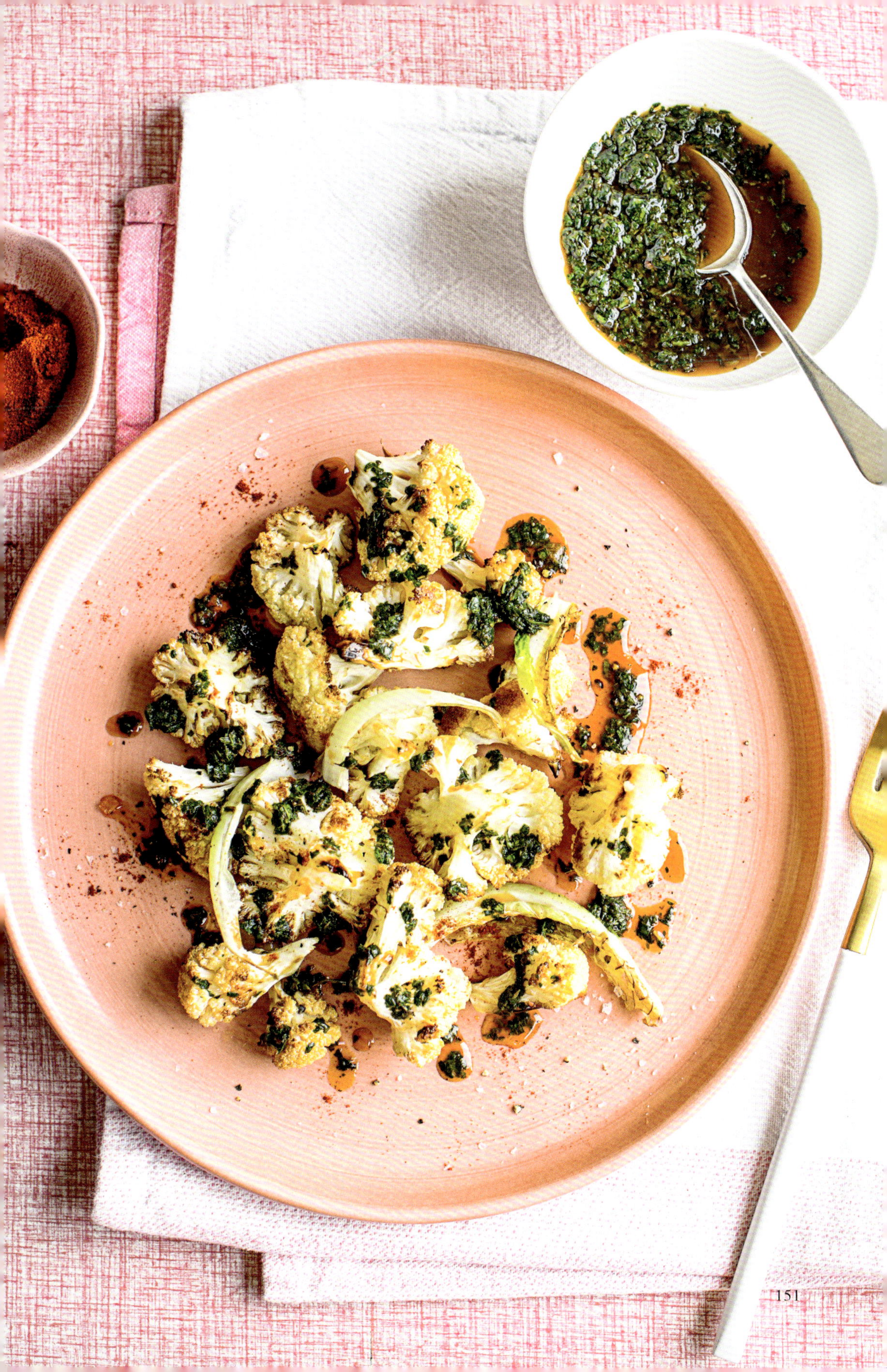

苦叶觉醒沙拉

“没错，我有点苦，但至少我‘衣着光鲜’（加入了很多酱汁）！”用这个标语形容这款沙拉再合适不过了。抓住机会，尝试一下这款独特的素食前菜吧！

1汤匙全脂希腊酸奶

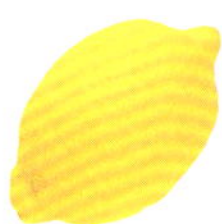

1/2个柠檬（挤出汁）

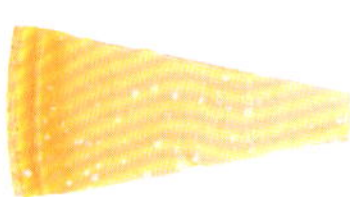

2汤匙磨碎的帕尔玛干酪

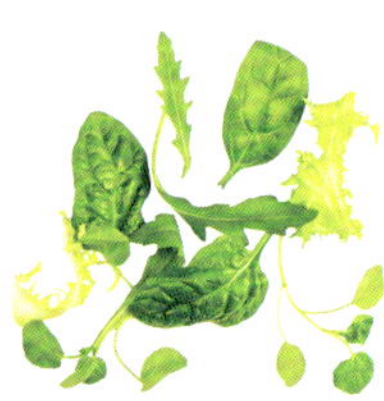

2把混合蔬菜叶

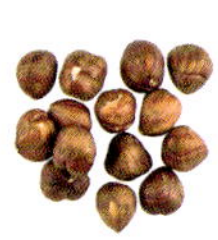

1小把榛子仁
（可焯水去皮）

+1汤匙橄榄油
+适量的盐和胡椒粉

·制作方法·

· 将全脂希腊酸奶、柠檬汁、磨碎的帕尔玛干酪和橄榄油混合在一起制成酸奶酱，并用盐和胡椒粉调味。

· 将混合蔬菜叶倒入碗中，淋上酸奶酱。将蔬菜翻拌均匀，然后撒上一小把榛子仁（可选），即可食用。

制作1人份
准备时间：8分钟
无麸质，素食

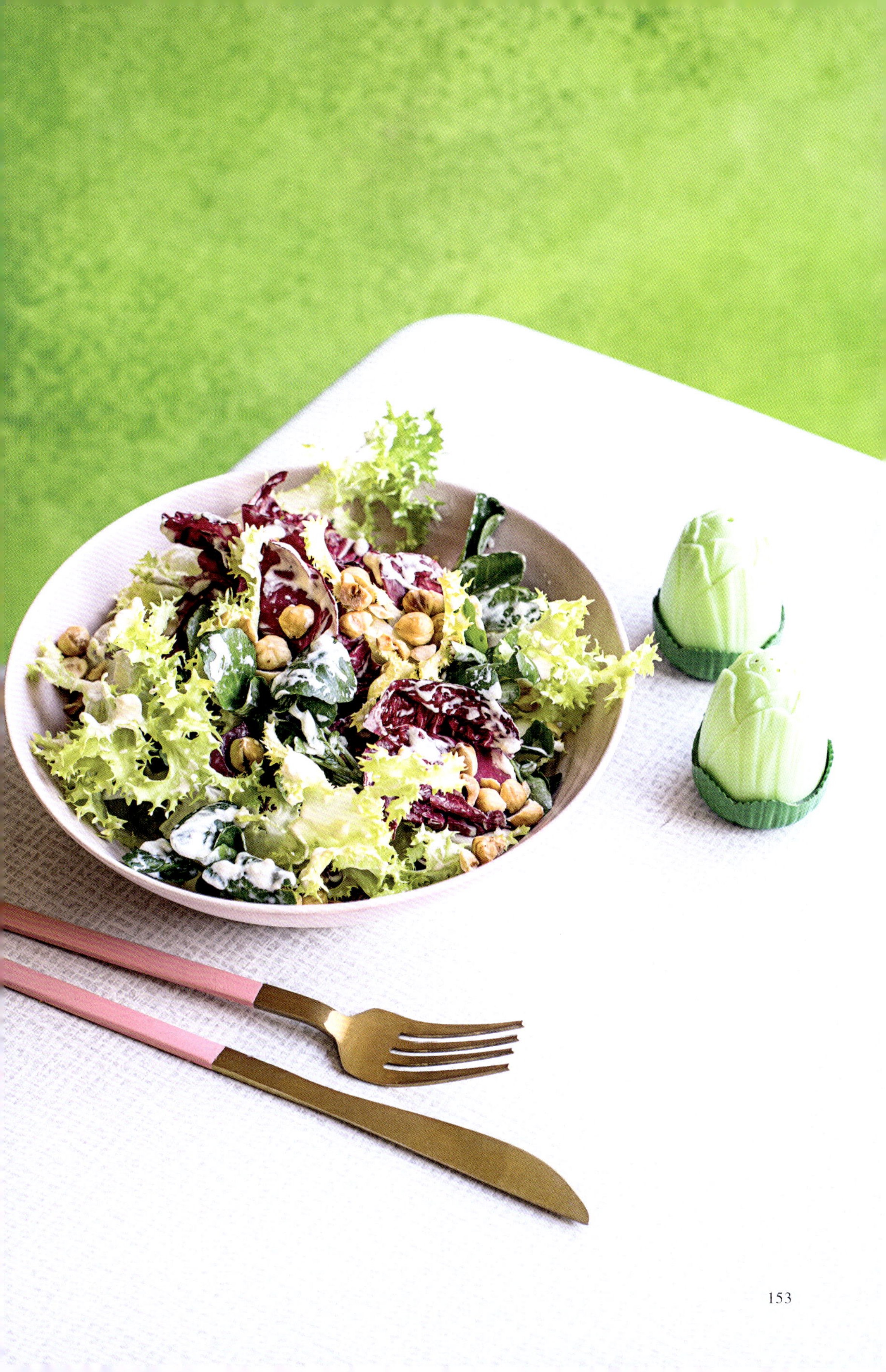

培根榛果抱抱甘蓝

一看到“培根”，我的心便已被俘获。

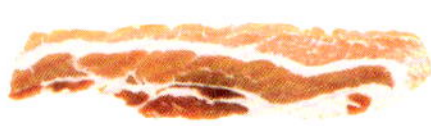

2片培根，切成小块

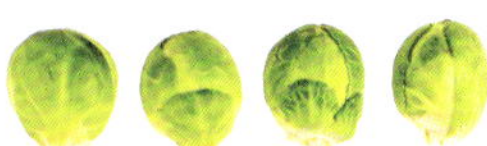

12个抱子甘蓝，切半

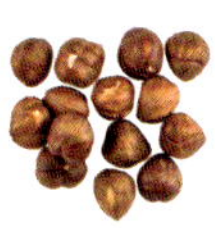

20克榛子仁（可焯水去皮），切碎

1/2个柠檬（挤出汁）

+1.5汤匙橄榄油
+适量的盐和胡椒粉

·制作方法·

- 在中号平底煎锅中倒入半汤匙橄榄油，置于中火上。加入培根块，煎3分钟，直至变色变脆。将培根块从平底锅中取出，留下油脂备用。
- 将切半的抱子甘蓝放入平底锅中，开大火翻炒，直到它们变得焦黄（约10分钟）。将培根块放回锅中加热。然后，将所有食材盛出放入盘中。
- 撒上20克榛子仁碎、柠檬汁和剩余的橄榄油，用盐和胡椒粉调味。

制作1人份
准备时间：8分钟 / 总制作时间：15分钟
无麸质

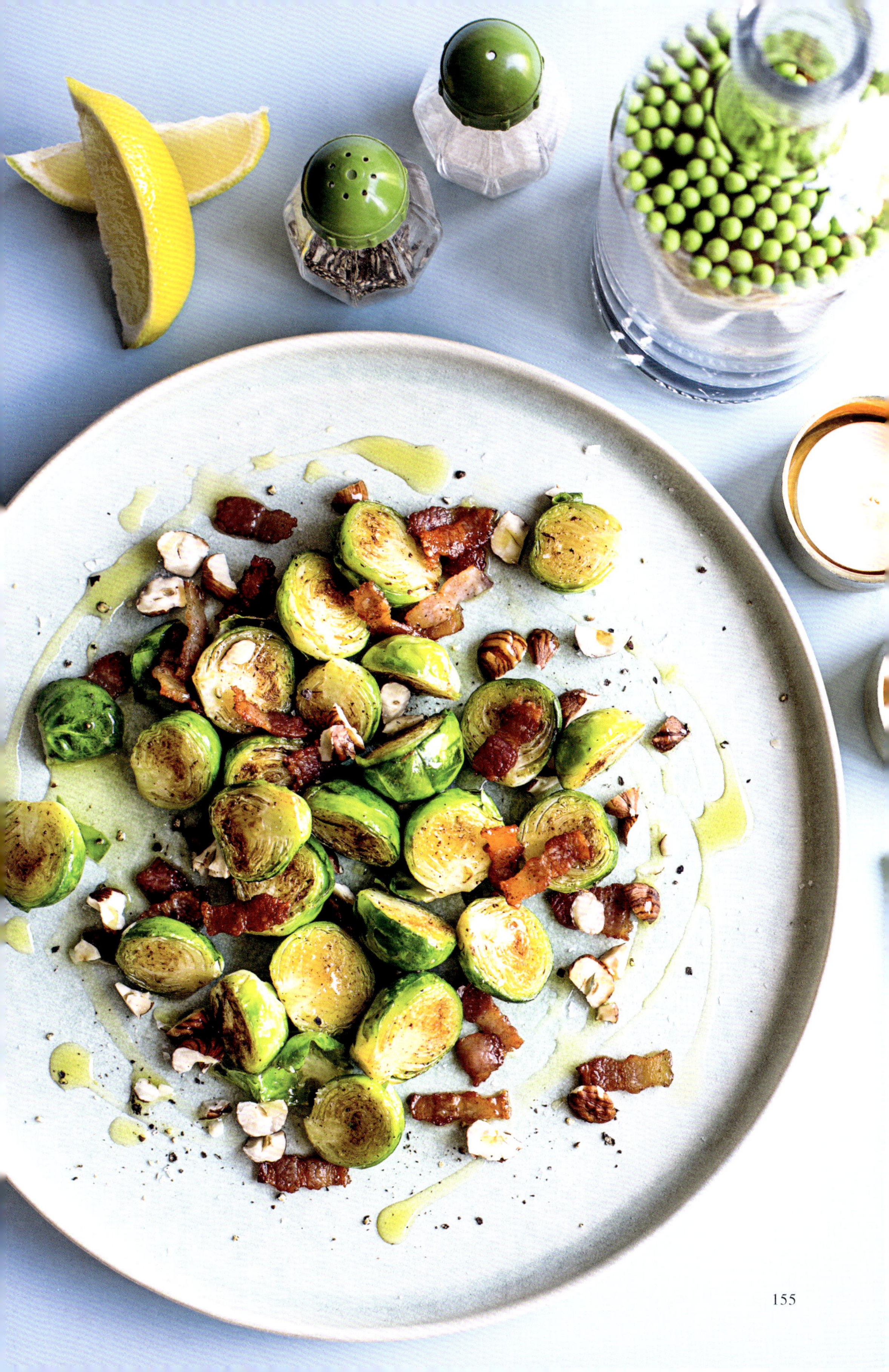

法式傲娇白芦笋

√醋计划完成

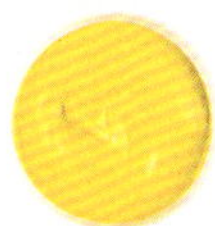

2茶匙第戎芥末

1汤匙醋（任何种类）

1罐白芦笋，沥干
（沥干重量约200克）

+2茶匙橄榄油
+适量的盐和胡椒粉

这是亲戚教给我的另一道家常菜。简单的准备工作和令人惊喜的口感让白芦笋成了开胃蔬菜的选项。无须烹饪，还可以作为你当天摄入的醋类食物。

·制作方法·

- 在一个小碗中，用叉子搅拌第戎芥末、醋和橄榄油，直到它们乳化成酱汁。加入盐和胡椒粉调味。
- 将沥干的白芦笋放在盘子里，淋上酱汁，上桌前用盐和胡椒粉调味。

制作1人份
准备时间：5分钟
无麸质，素食

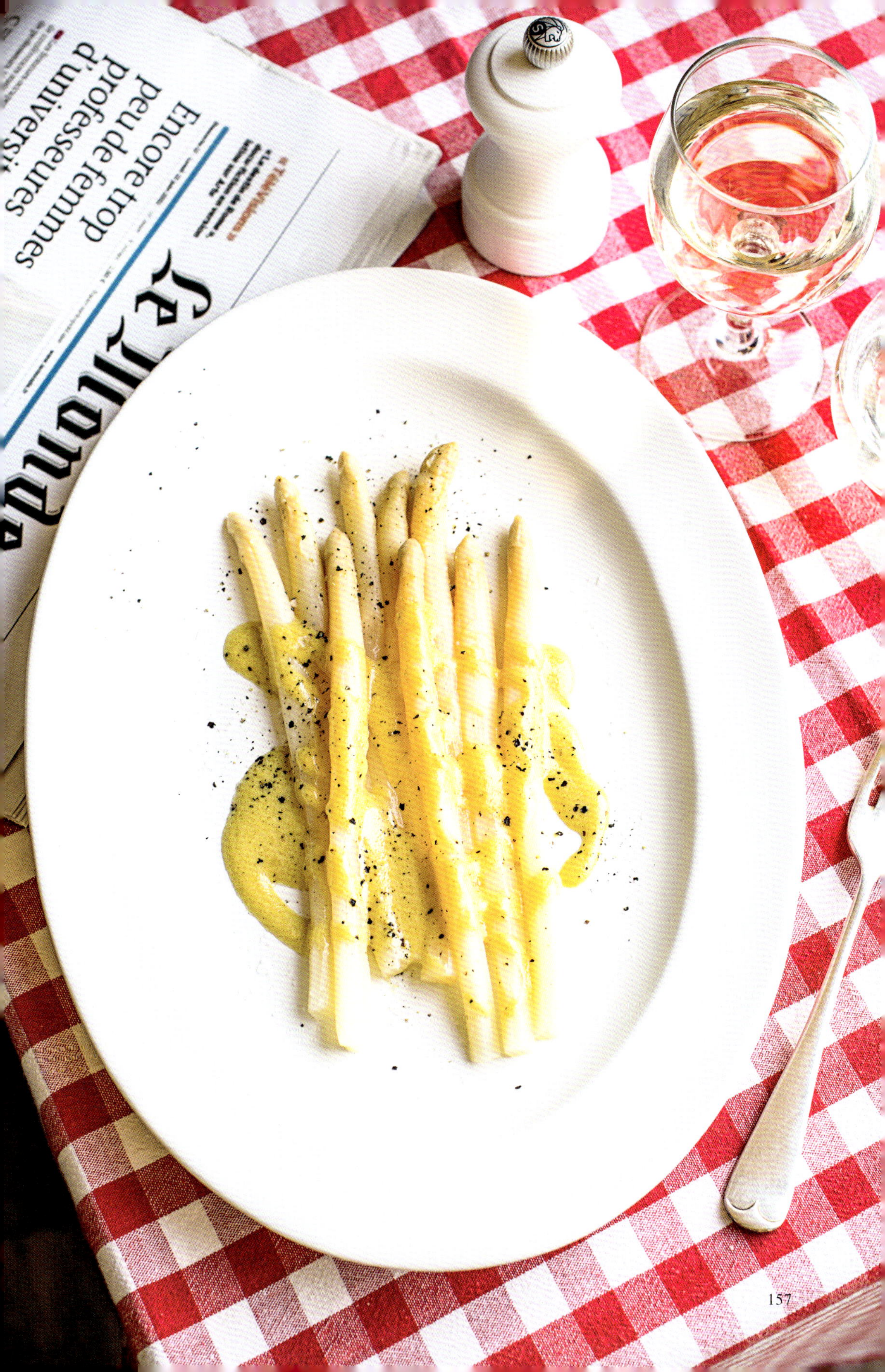
Encore trop
peu de femmes
professeures

逆向操作西蓝花

我们都曾把生蔬菜扔进沸水中煮，但你有没有试过把沸水倒进盛有西蓝花的碗里呢？想来没有吧！这可能是你必须亲眼所见才能相信的事情之一，所以快把水壶装满水，然后烧开吧！

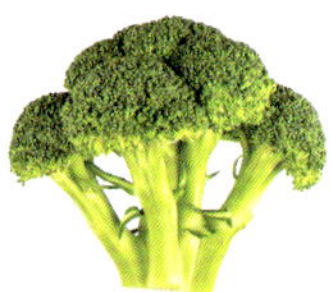

1/4棵西蓝花，切成小块

3汤匙全脂希腊酸奶

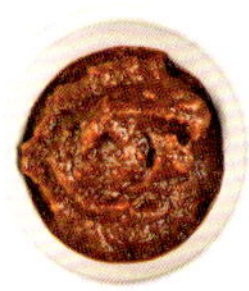

1.5茶匙哈里萨辣酱

+适量的盐和胡椒粉

·制作方法·

- 将西蓝花块放入一个耐热的碗中，倒入沸水。将碗静置2分钟，让西蓝花变软。
- 同时，将全脂希腊酸奶铺在盘子上，加入哈里萨辣酱。
- 沥干西蓝花，然后将其铺在辣酱酸奶上。加入适量的盐和胡椒粉调味，即可食用。

制作1人份
准备时间：5分钟 / 总制作时间：2分钟
无麸质，素食

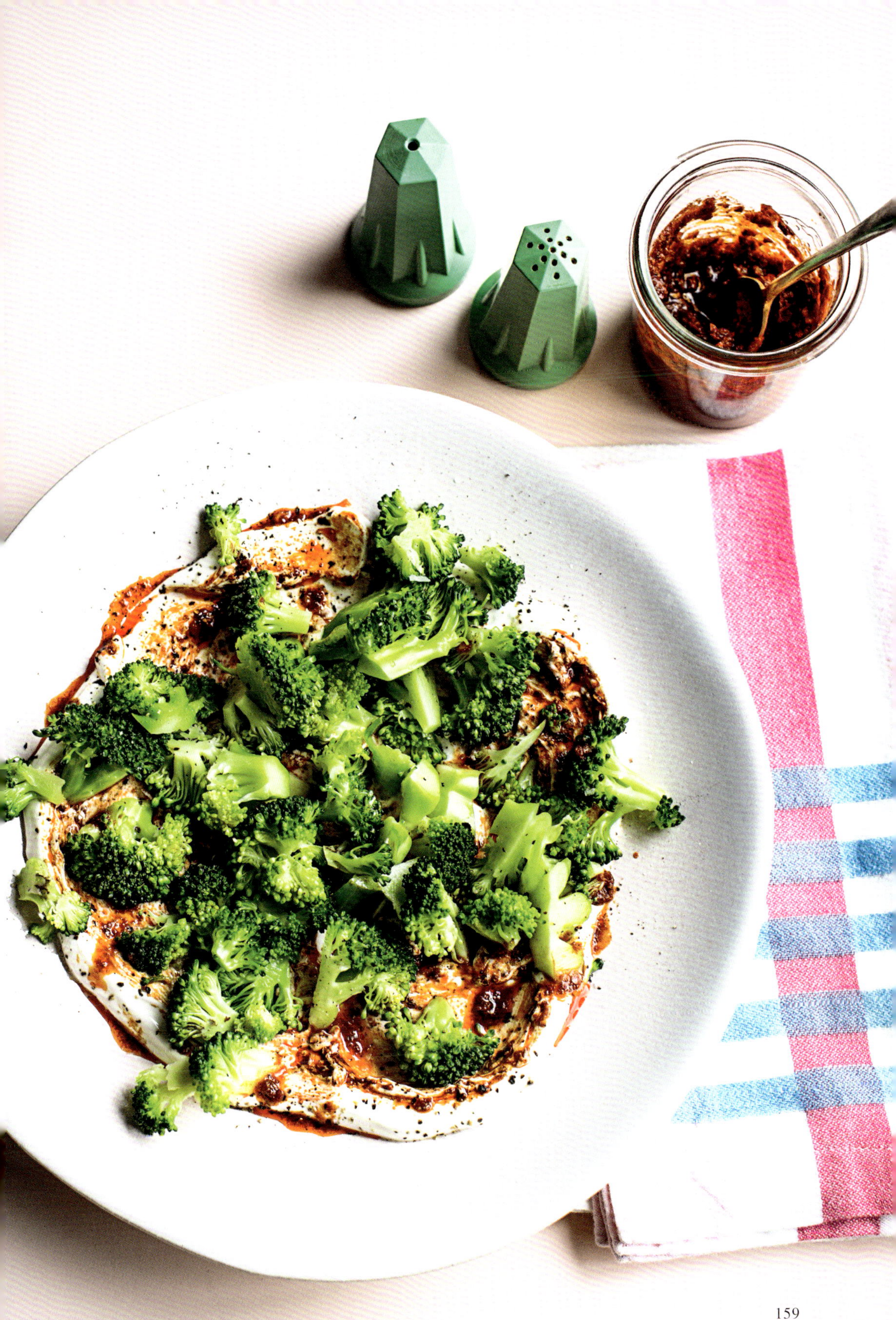

芝麻酱绿野仙踪

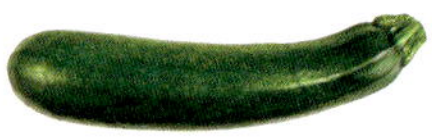

1/2 根西葫芦，对半切开，切成半月形的薄片

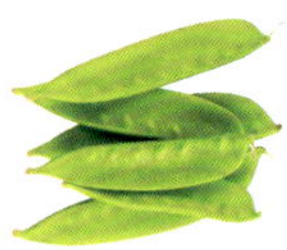

1小把甜豌豆，切碎

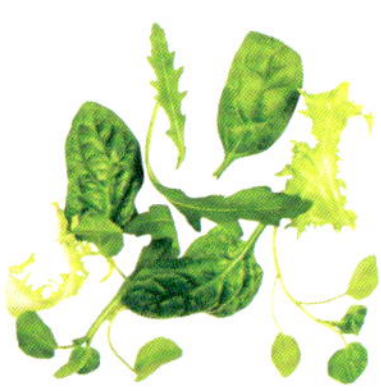

1 把混合蔬菜

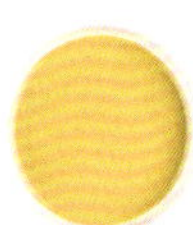

1 汤匙中东生芝麻酱

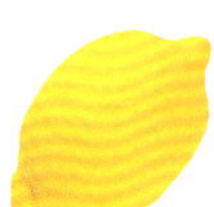

1/2个柠檬（挤出汁）

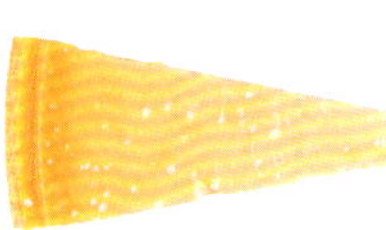

2汤匙粗磨的帕尔玛干酪

+1汤匙冰水
+适量的盐和胡椒粉

一点芝麻酱，满满一碗绿叶蔬菜，我一定会做这碗美味的素食前菜。把手边的任何绿色蔬菜——如抱子甘蓝、生菜、四季豆甚至豌豆——放进一个大碗里，再淋上这美味的芝麻酱调料和一些磨碎的帕尔玛干酪，美味极了！

制作方法

- 将西葫芦片、甜豌豆和混合蔬菜一起放入碗中。
- 在另一个小碗中，将中东生芝麻酱、柠檬汁、冰水混合在一起，制成芝麻酱调料，淋在蔬菜上。
- 在上面撒上帕尔玛干酪，用盐和胡椒粉调味，即可食用。

制作1人份
准备时间：10分钟
无麸质，素食

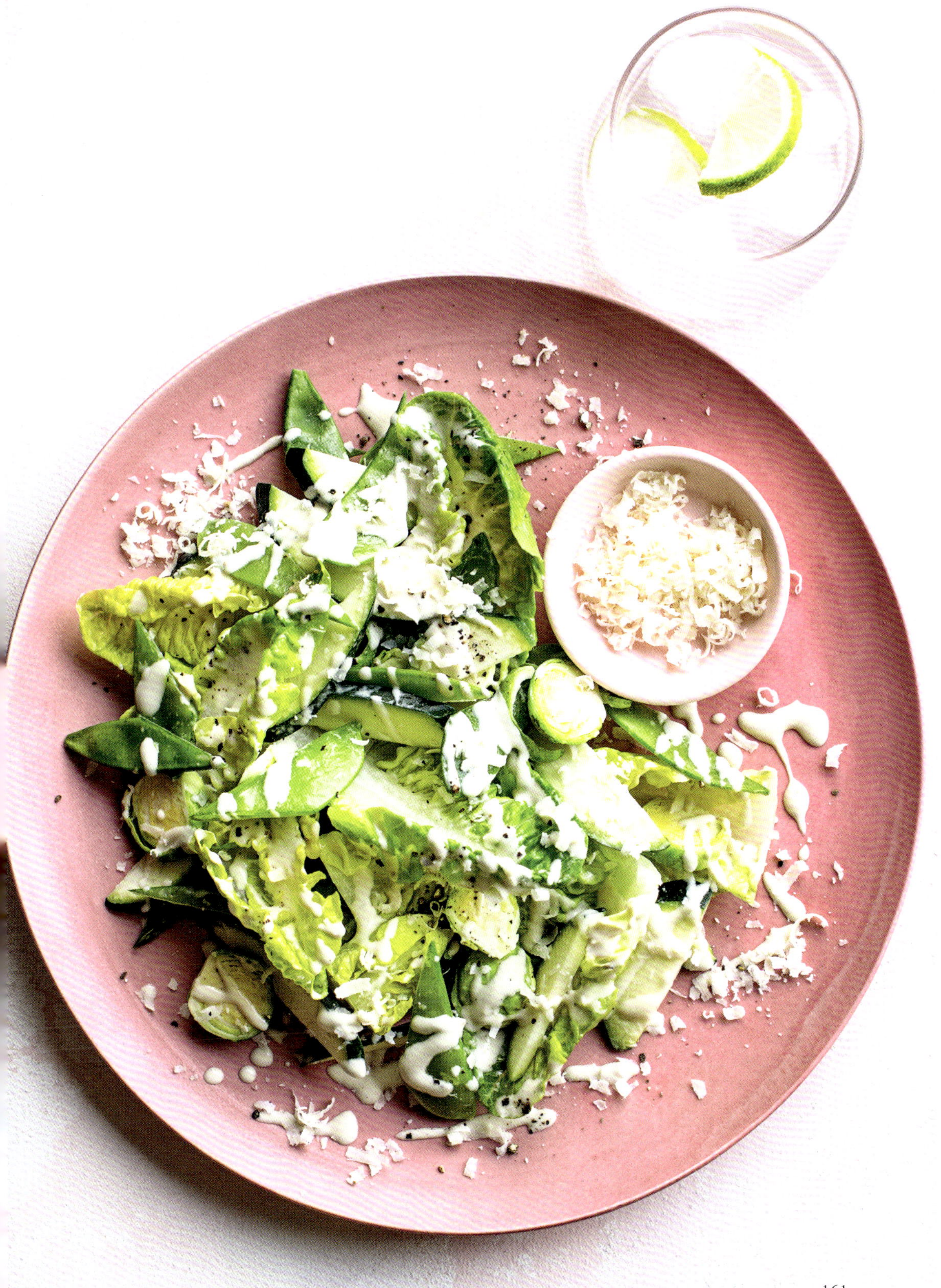

冰箱里的素食杂烩

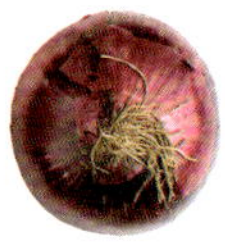

1个红洋葱，切碎

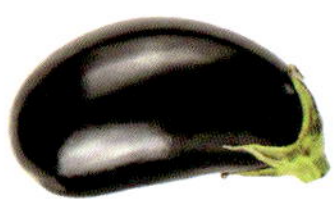

1个茄子，切成边长2厘米的块

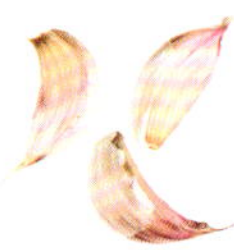

3瓣大蒜，切碎

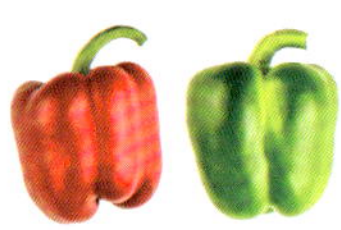

3个彩椒（混合颜色使用），去籽，切碎

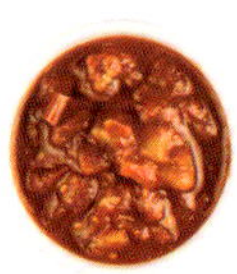

400克切碎的番茄（罐头）

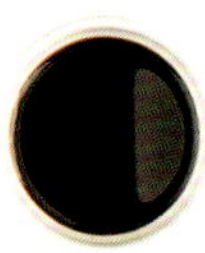

2 汤匙意大利黑醋

+2汤匙橄榄油
+适量的盐和胡椒粉

以下是已经完成了“葡萄糖女神法”的用户分享的一个绝妙建议：提前批量烹饪素食前菜，并将它们放在冰箱里，等你准备好要吃的时候再拿出来。这里有一个非常适合这个计划的食谱：这个食谱可以做出四份，是一个很好的“带去上班吃”的选择。需要注意的是：尽管这里用了意大利黑醋，但食谱中的醋总量并不足以算作你当天的“醋饮计划”的用量。

·制作方法·

- 在中号平底锅中加入橄榄油，中火加热。加入红洋葱碎和茄子块，翻炒2分钟。加入切碎的大蒜，再翻炒30秒。
- 加入彩椒块、切碎的番茄和意大利黑醋。搅拌均匀，然后将混合食材煮沸。盖上锅盖，大火煮15分钟，直至蔬菜变软，不时揭开锅盖翻拌一下。
- 用盐和胡椒粉调味，然后待其冷却，再将其转移到一个密封的容器中。在冰箱中最多可保存5天。

制作4人份
准备时间：10分钟 / 总制作时间：20分钟
无麸质、素食

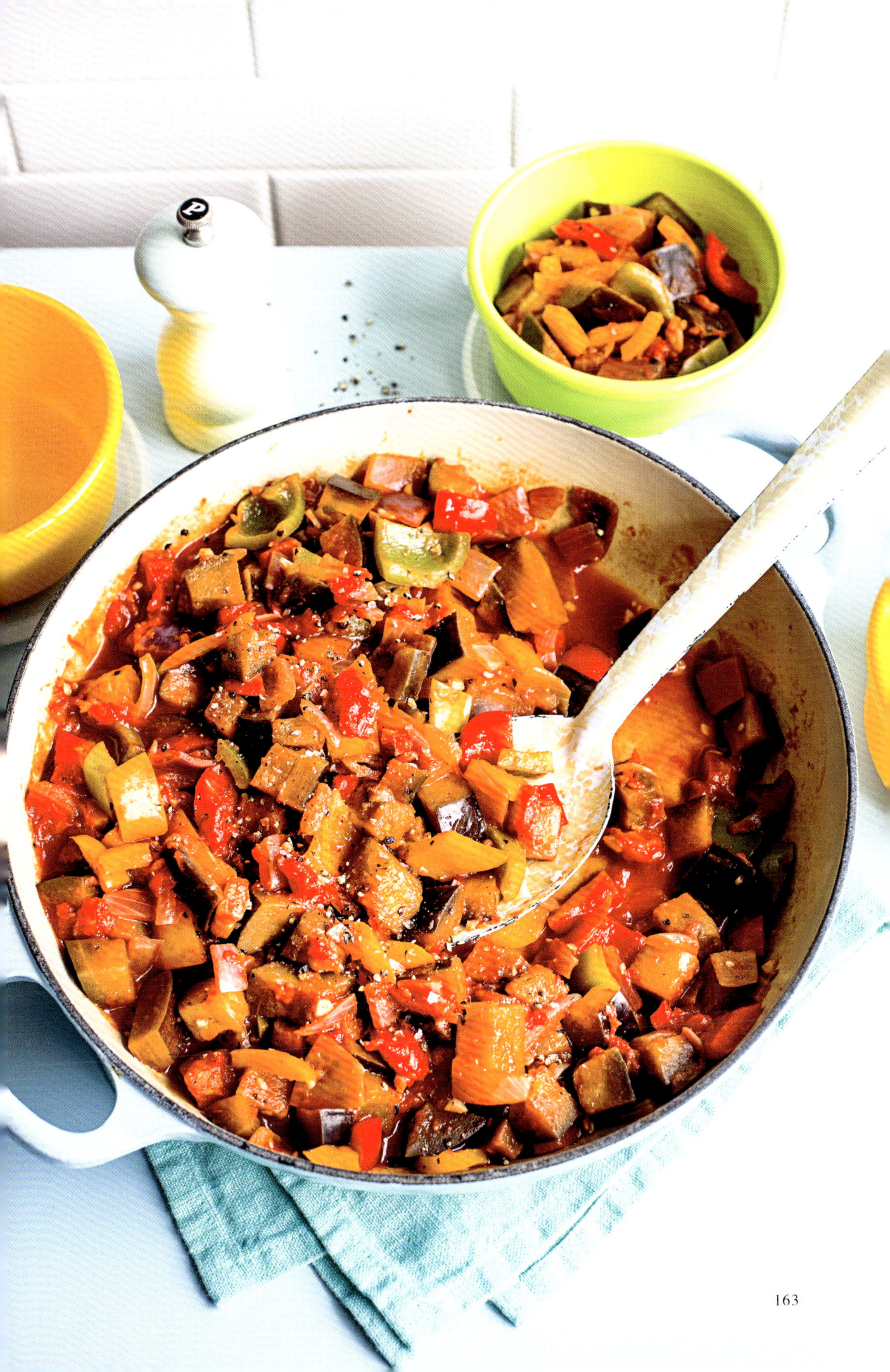

绵密蚕豆泥

牙口不好也没问题。虽然最好是食用完整的蔬菜（因为打成泥会降低膳食纤维的功效），但有时候我们就是需要一些可以“不用嚼”的东西。这款豆泥也非常适合作为蘸酱，搭配蔬菜条食用。

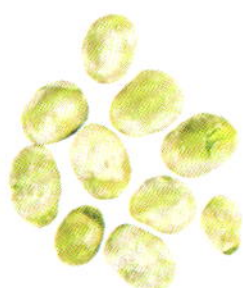

100克冷冻蚕豆

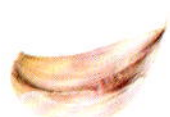

1瓣大蒜，去皮

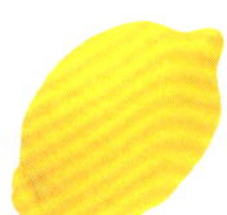

1/2个柠檬（无蜡），取皮和汁

+2 汤匙橄榄油
+适量的盐和胡椒粉

制作方法

- 用大火将一小锅水煮沸，然后转小火让水保持微沸的状态。加入冷冻蚕豆和蒜瓣，煮至蚕豆变软。
- 捞出蚕豆和大蒜，沥干，将其倒入大口水壶或深碗中。加入橄榄油、柠檬皮（刮成屑）和柠檬汁。使用手持搅拌器将混合食材搅拌至顺滑。加入盐和胡椒粉调味。
- 可配黄瓜条、胡萝卜段、彩椒等蔬菜蘸食。

制作1人份
准备时间：5分钟 / 总制作时间：1分钟
无麸质，素食

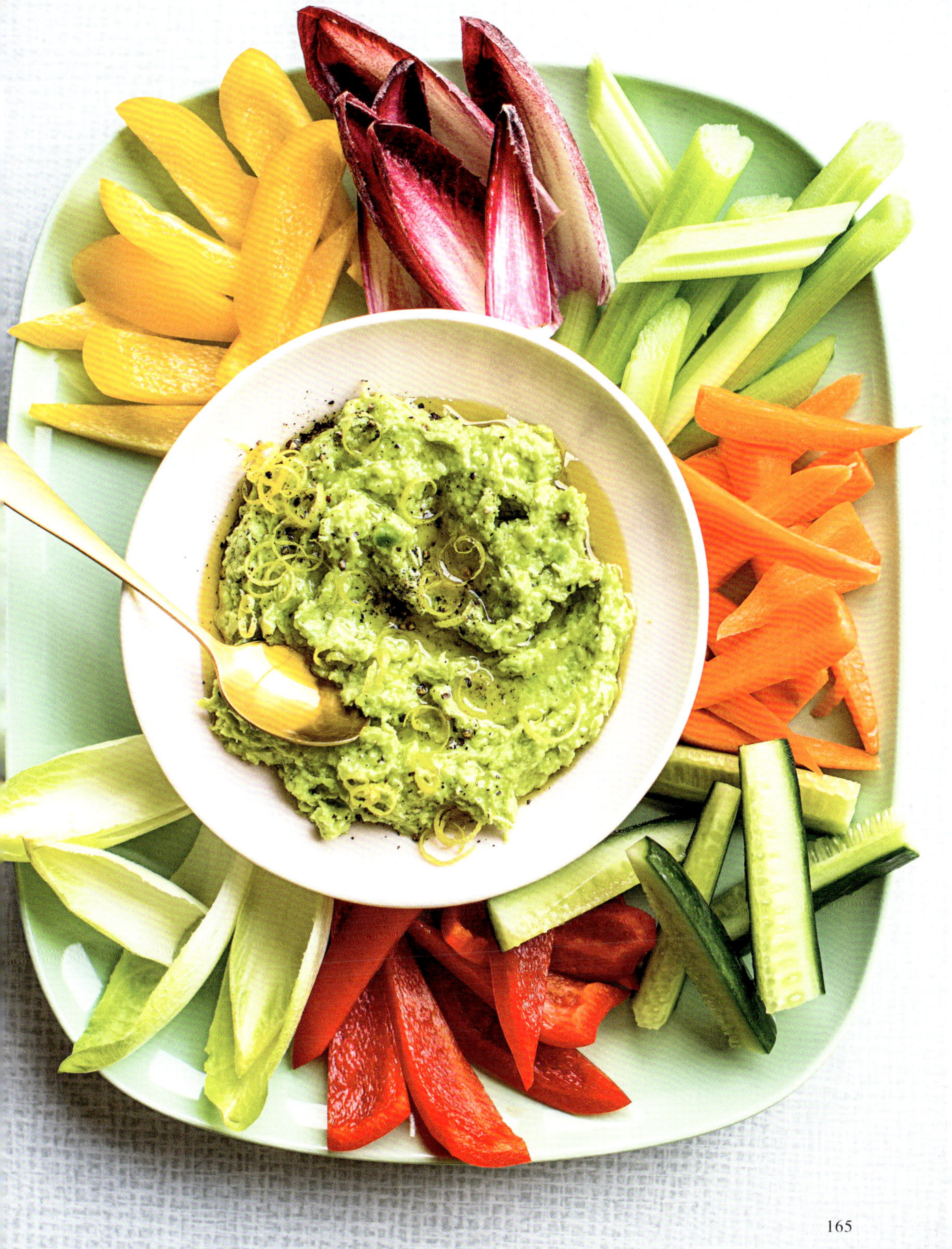

花式西葫芦卷

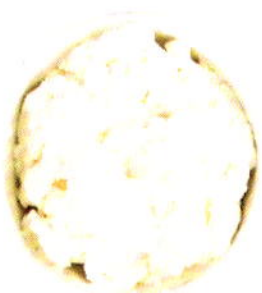

60克意大利乳清干酪

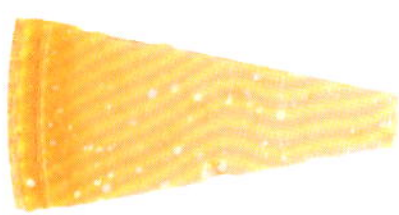

2汤匙磨碎的帕尔玛干酪

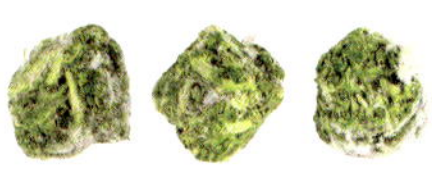

50克冷冻菠菜，解冻后挤出多余水分

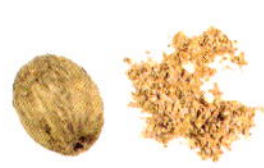

1茶匙磨碎的肉豆蔻

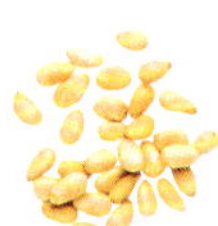

1汤匙烤过的松子仁

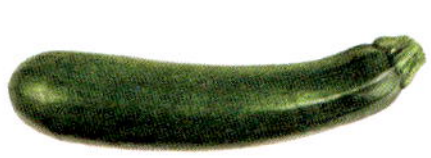

1个小西葫芦，用擦菜器或削皮器削成带状薄片

+适量的盐和胡椒粉

制作这道食谱的关键提示：一定要把菠菜中多余的水分全部挤出来。用手挤压，你会惊讶于挤出的水量有多少。剩下的就是膳食纤维！这正是我们想要的。这道西葫芦卷的馅料也可以作为美味的意大利面酱料，最后挤上一点柠檬汁。如果要招待很多人，可以按比例增加食谱的量。

·制作方法·

- 制作馅料时，将意大利乳清干酪、帕尔玛干酪、菠菜、肉豆蔻和烤过的松子仁放入碗中混合，并用盐和胡椒粉充分调味。
- 铺开西葫芦片，每条西葫芦片均匀涂抹上馅料。沿长边卷成卷，将西葫芦卷摆放在盘子里，即可食用。

制作2人份

准备时间：15分钟

无麸质，素食

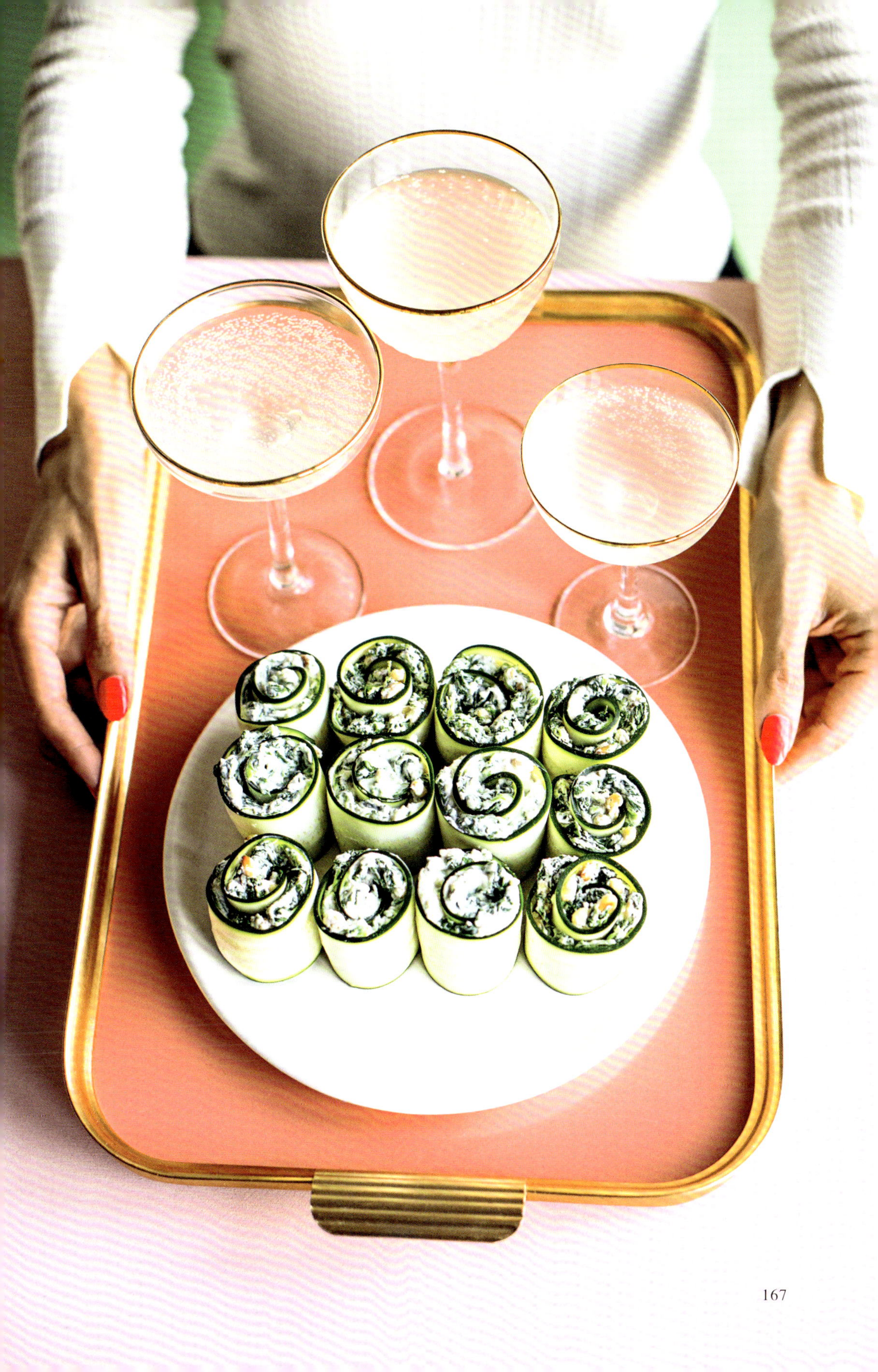

姑妈的紫甘蓝沙拉

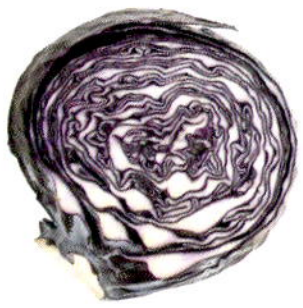

1/4棵小紫甘蓝，切细丝

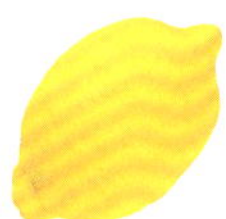

1/2个柠檬（挤出汁）

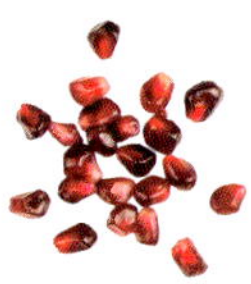

1小把石榴籽（约20克）

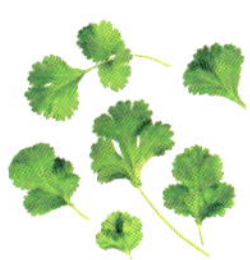

5～6株香菜，摘叶并切碎

+1汤匙橄榄油
+适量的盐和胡椒粉

如果我继续从亲戚那里“偷”食谱，这本书读起来就会更像是家谱而不是菜谱了。但也许这样也不错。不管怎样，这道紫甘蓝沙拉不仅味道好，颜值也很棒。紫甘蓝的亮紫色和石榴籽的深红色相互交错，让这道沙拉看起来像一件艺术品！在宴请客人时，这是一道首选的素食前菜。

·制作方法·

- 将紫甘蓝丝放入碗中，淋上柠檬汁和橄榄油，轻轻抓匀。加入石榴籽、香菜，翻拌均匀。加入盐和胡椒粉调味，即可食用。

制作1人份
准备时间：10分钟
无麸质，素食

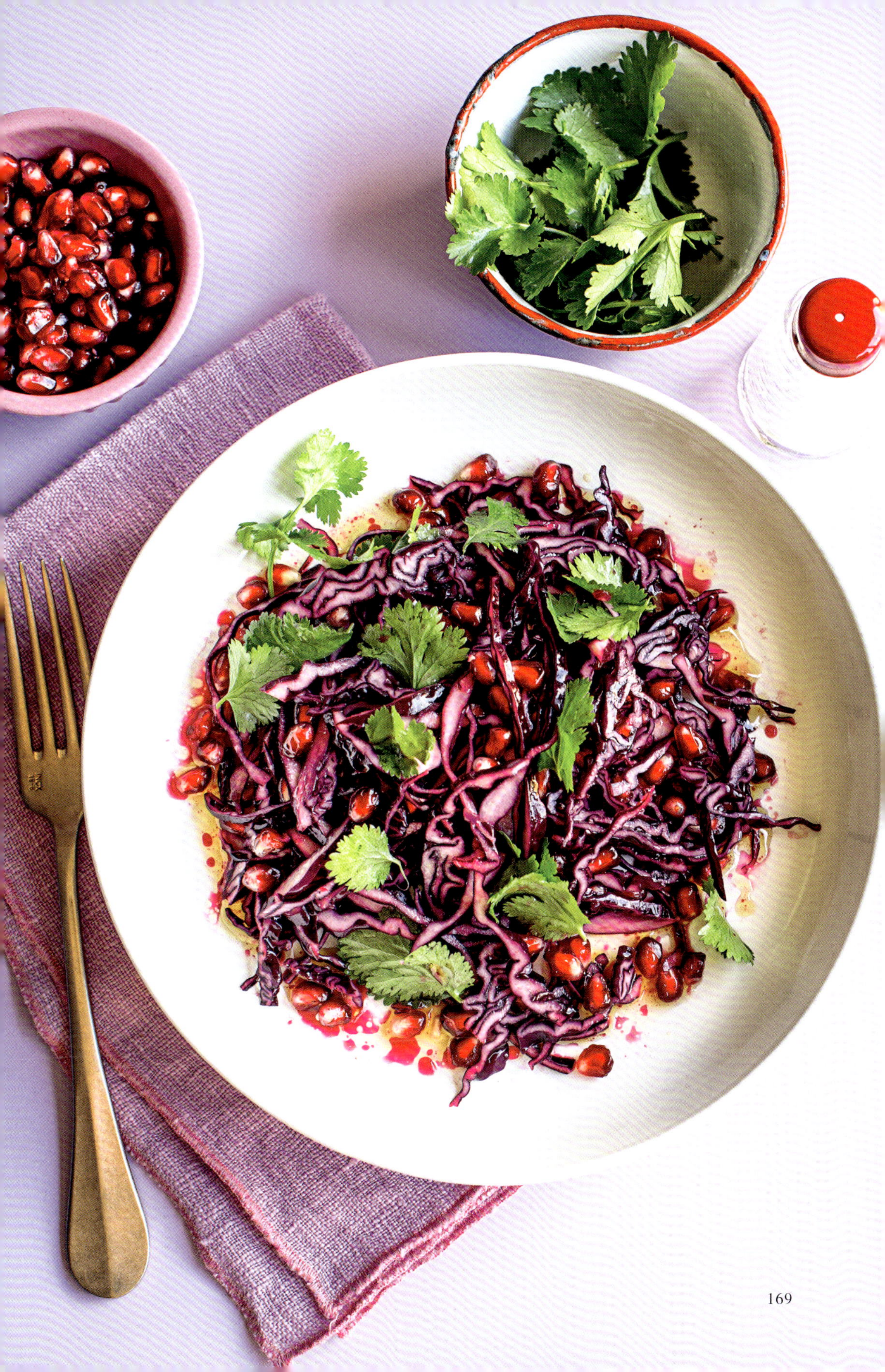

热浪罗马生菜

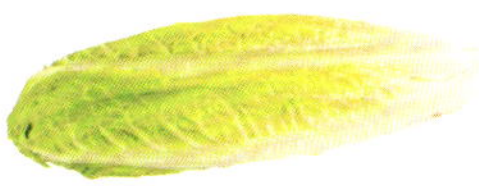

1棵罗马生菜，纵向切半

+1汤匙橄榄油

+适量的盐和胡椒粉

我一直以为我对生食凉爽、脆嫩的生菜叶情有独钟，直到我尝试了煎生菜。这绝对改变了素食前菜的游戏规则。这个食谱只需要一种主要食材——罗马生菜，再加上一些你现有的调味品。当你缺少食材、时间或两者都缺少时，这是一个绝佳的选择！

·制作方法·

- 在大煎锅中放入橄榄油，大火加热。
- 油热后，将半棵罗马生菜切面朝下放入平底锅中，煎2分钟，直到底部开始变黄。小心翻面，再煎2分钟。
- 加入适量的盐和胡椒粉调味，装入盘中即可食用。

制作1人份

准备时间：2分钟 / 总制作时间：4分钟

无麸质、素食

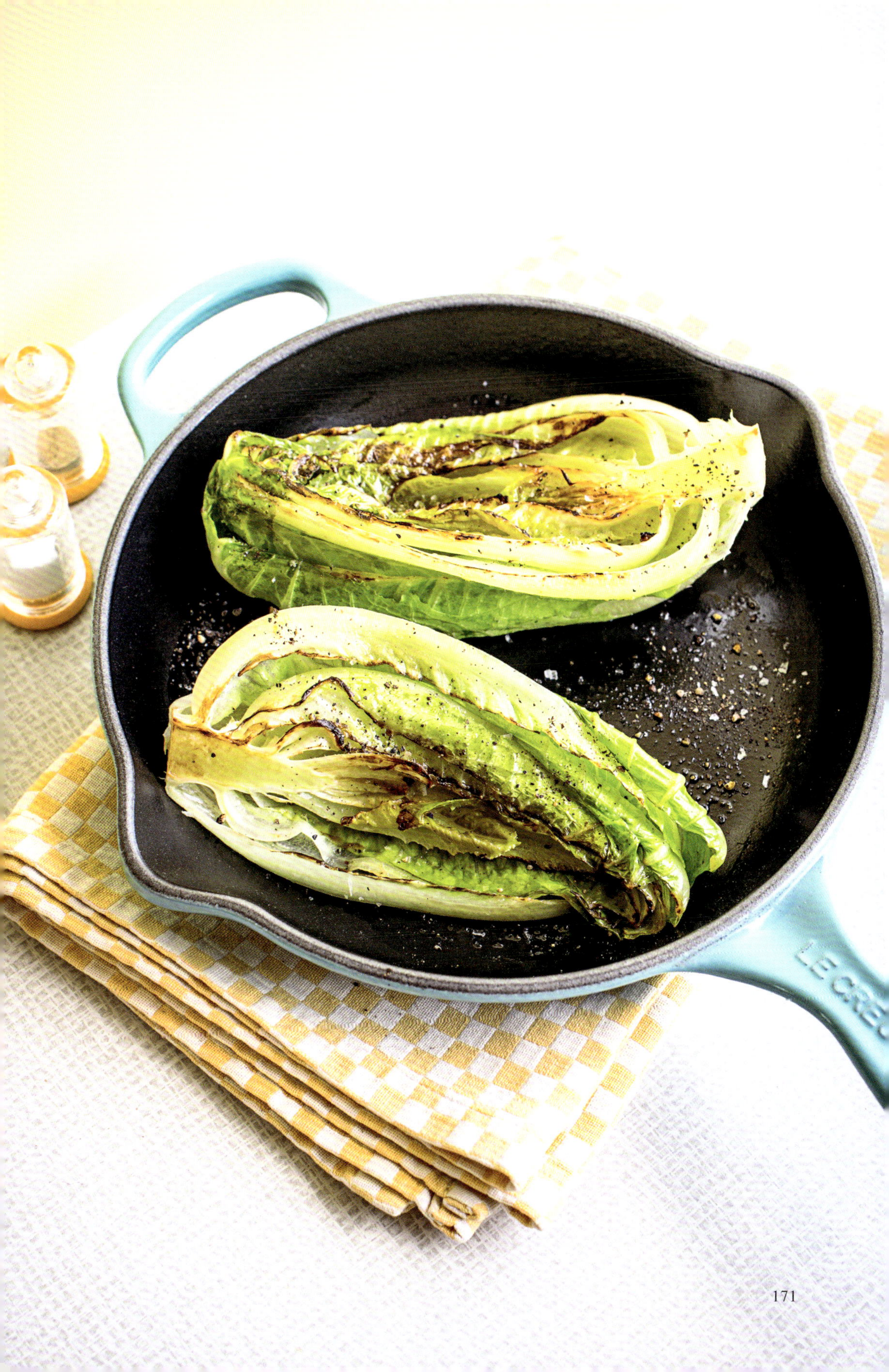

酸奶小萝卜

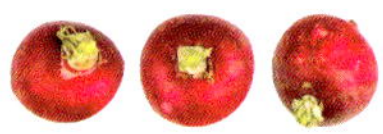

12个小萝卜，切半

1汤匙全脂希腊酸奶

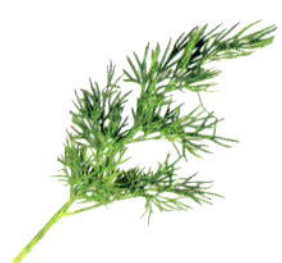

5~6根莳萝，摘叶并切碎

+1汤匙橄榄油
+适量的盐和胡椒粉

这款素食前菜深受人们的喜爱，制作起来非常简单，吃起来也非常美味。如果家里有小朋友想加入“素食前菜小队”，就试试这款吧!

·制作方法·

- 将小萝卜、希腊酸奶、莳萝和橄榄油一起放入碗中，搅拌均匀。加入适量的盐和胡椒粉调味，即可食用。

制作2人份
准备时间：7分钟
无麸质，素食

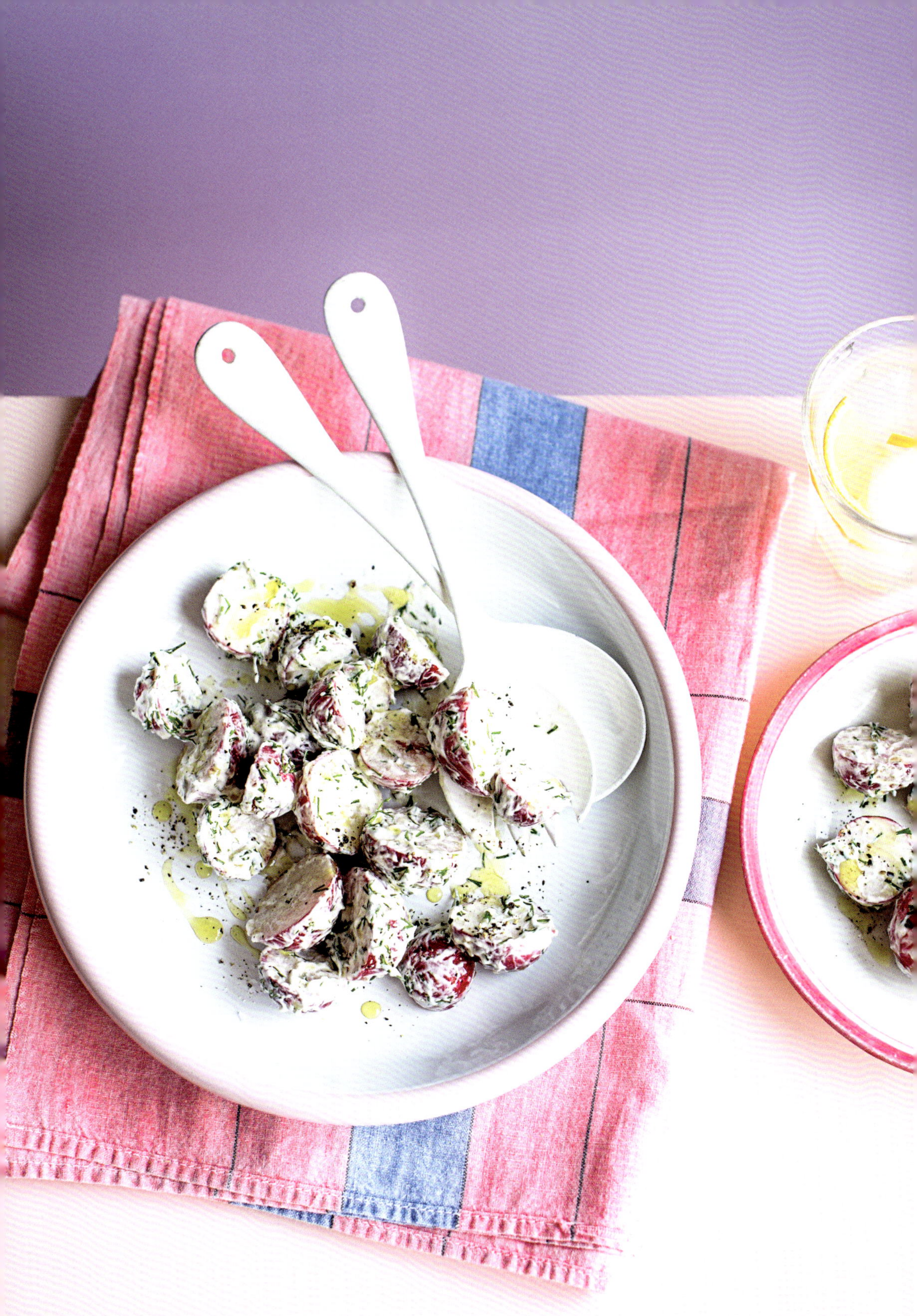

妈妈的慢炖葱白

没有什么比吃上妈妈做的菜更让人感到舒服的了。这道菜适合闲暇时制作，因为这些葱白需要足足30分钟才能在锅中慢慢变成焦糖色。值得等待！

1块黄油（30~50克）

1根葱（葱白），切小段

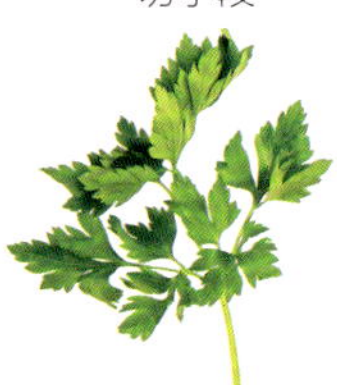

1小把平叶欧芹，摘叶并切碎

+适量的盐和胡椒粉

·制作方法·

- 在一个中号煎锅中，用中火熔化黄油。
- 黄油熔化后，将火调至很小，加入葱白。煎25~30分钟，不时翻拌，直至葱白变软。用盐和胡椒粉调味，在上面撒上切碎的平叶欧芹，即可食用。

制作1人份
准备时间：5分钟 / 总制作时间：30分钟
无麸质，素食

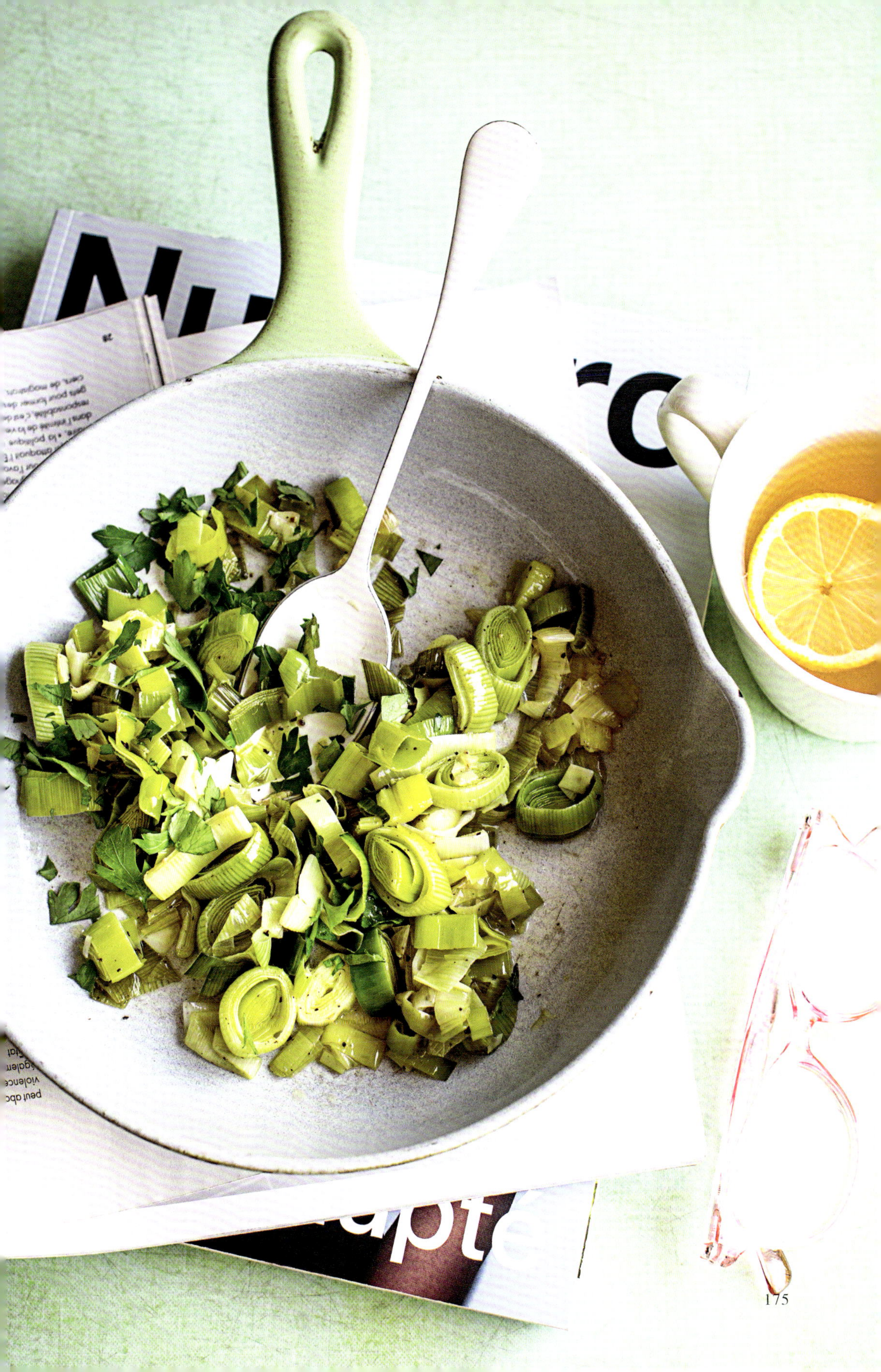

帕尔玛蒜香四季豆

好吧，我其实并不感到抱歉。在所有为素食前菜增加美味的蛋白质和脂肪中，帕尔玛干酪无疑是我最喜欢的食材之一，它简直美妙极了。

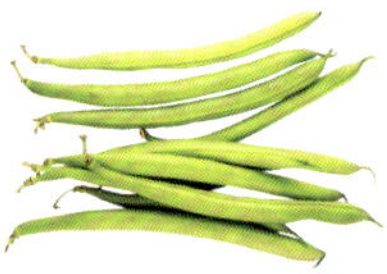

150克四季豆，去蒂

1汤匙软化的黄油

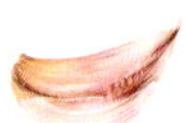

1瓣大蒜，切碎
或磨碎

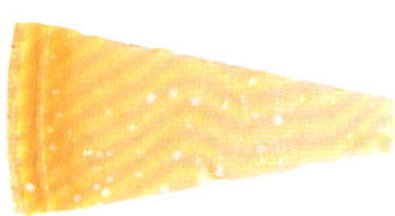

2汤匙磨碎的帕尔玛干酪

+适量的盐和胡椒粉

·制作方法·

- 将烤箱预热至200℃（风扇模式180℃），在小烤盘中铺上烘焙纸。
- 将四季豆与软化的黄油、切碎或磨碎的大蒜一起放入碗中拌匀，直到四季豆完全裹上黄油和蒜末。
- 将四季豆一层层放在烤盘上，撒上帕尔玛干酪。
- 用盐和胡椒粉调味，然后放入烤箱烤15分钟，直至奶酪金黄酥脆，即可上桌享用。

制作1人份
准备时间：5分钟 / 总制作时间：15分钟
无麸质、素食

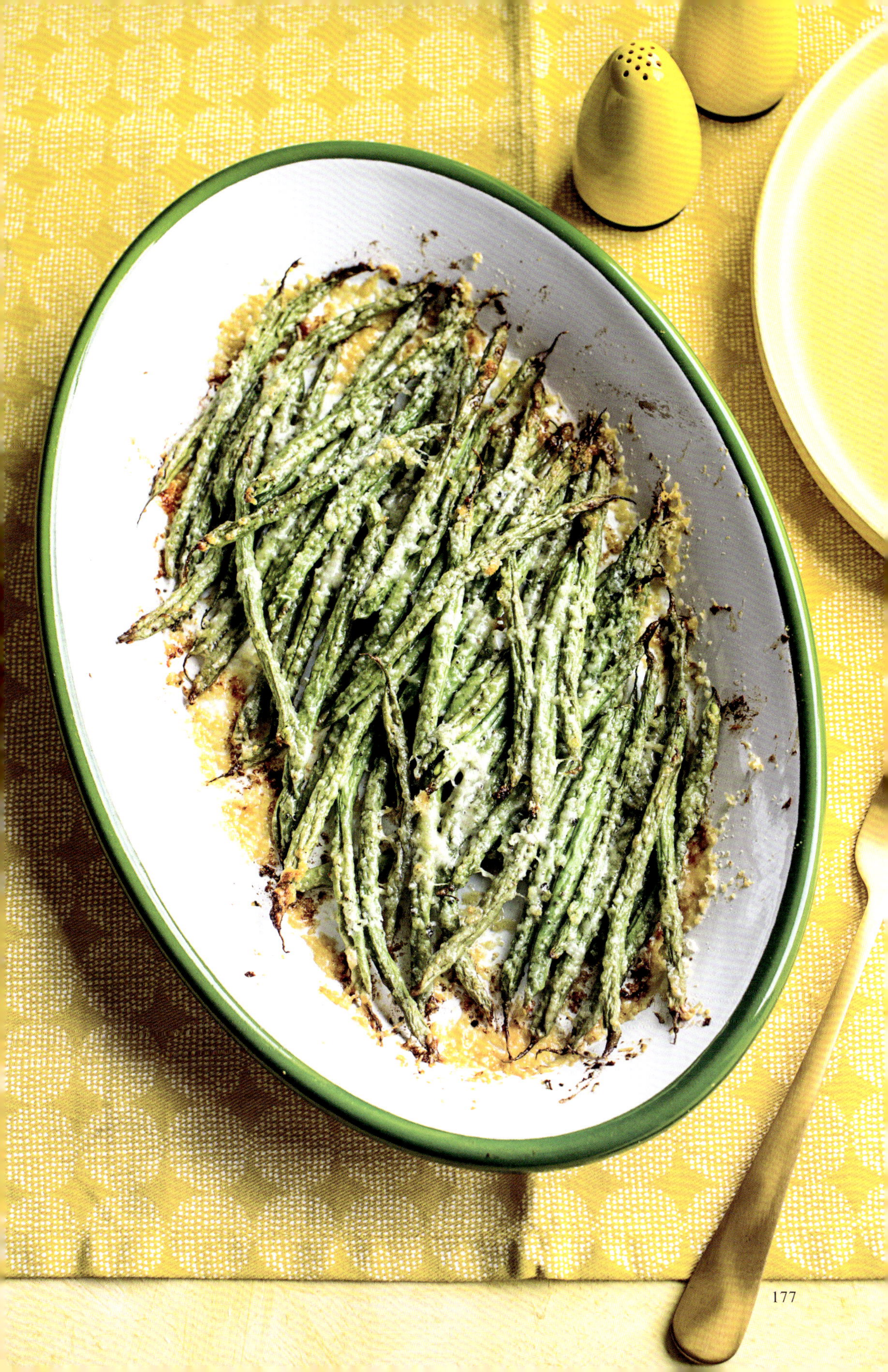

凤尾鱼西葫芦谍中谍

1块黄油

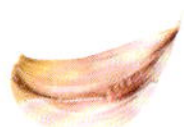

1瓣蒜，切碎

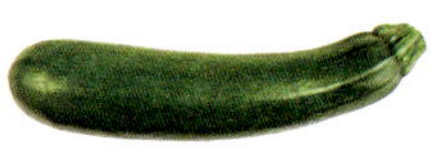

1个西葫芦，切成1厘米厚的圆片

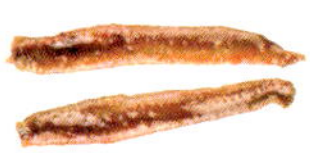

2条凤尾鱼（罐装），沥干后切碎

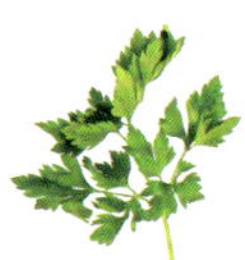

1小把平叶欧芹，摘叶并切碎

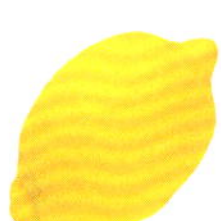

适量柠檬（挤出汁）（可选）

+适量的盐和胡椒粉

另一种为素食前菜增添风味的食材是凤尾鱼！（我知道这可能存在争议，但如果你喜欢它，那就很适合。）凤尾鱼对健康非常有益，因为它们富含ω-3脂肪酸，对心脏健康有很大的好处。在冰箱里储存一罐凤尾鱼，像拌西蓝花碎、紫甘蓝或抱子甘蓝时都可以使用。

·制作方法·

- 在平底锅中用中火熔化黄油。黄油熔化后，加入大蒜和西葫芦片，翻炒5～7分钟，直至食材变软并略微变色。
- 加入切碎的凤尾鱼翻拌均匀，再煮1分钟。
- 平底锅离火后加入切碎的平叶欧芹，用盐和胡椒粉调味。如果手边有新鲜柠檬，还可以挤上柠檬汁，味道更佳。

制作1人份
准备时间：8分钟 / 总制作时间：8分钟
无麸质，素食

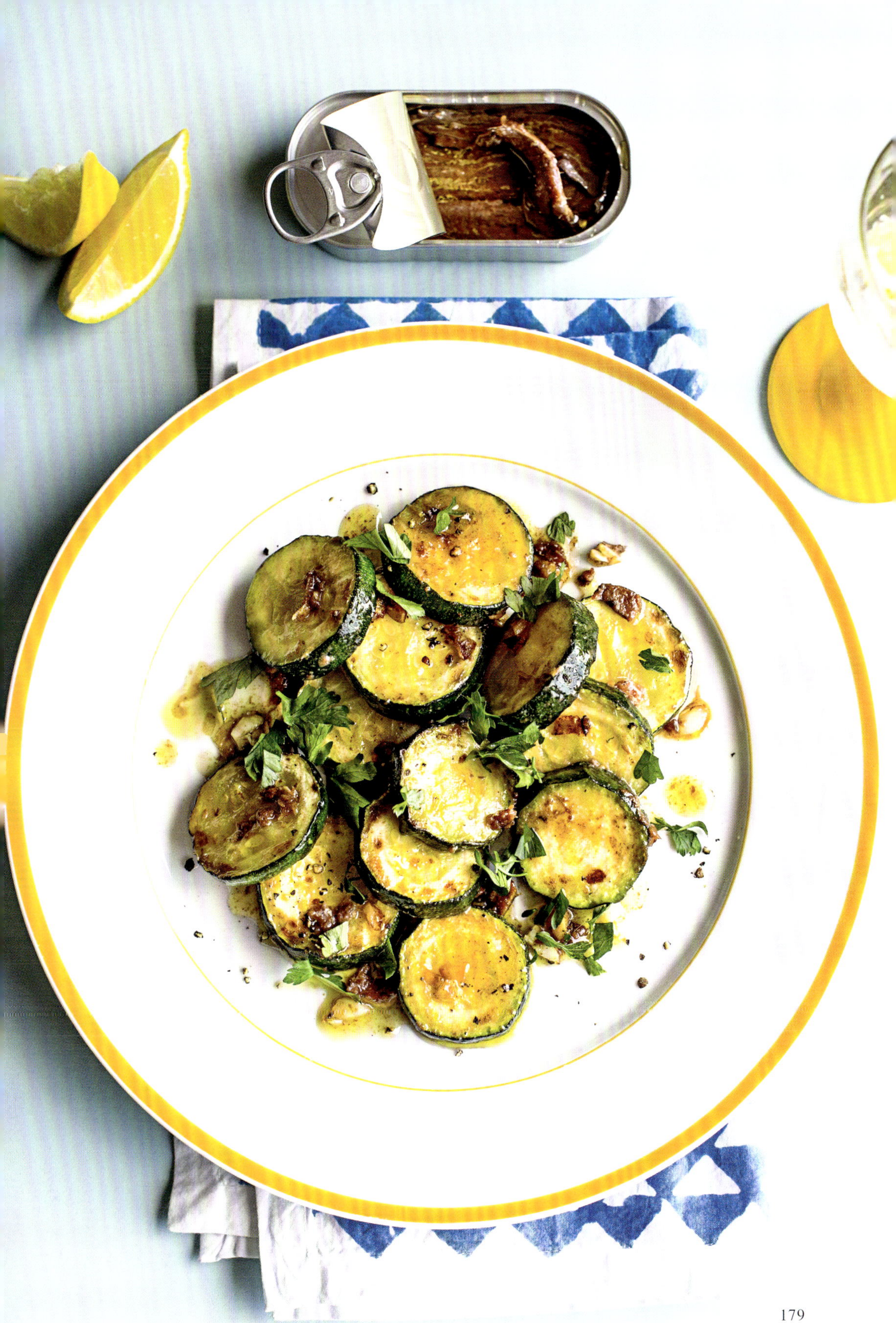

烤箱驯服茴香

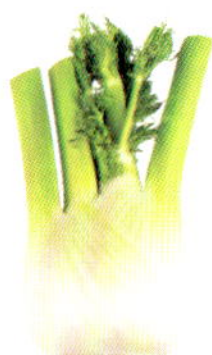

1个茴香球茎，
修整后切成瓣状

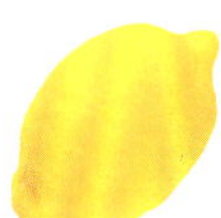

1/2个柠檬，
切成瓣状

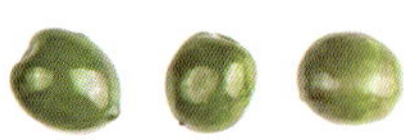

10个绿橄榄，对半
切开，去核

+1汤匙橄榄油
+适量的盐和胡椒粉

如果你从来没有烤过茴香，那么现在你有机会来尝试一下了。这是一款入门级素食前菜的极品。

·制作方法·

· 将烤箱预热至200℃（风扇模式180℃）。将茴香球茎、柠檬和橄榄放入烤盘中，淋上橄榄油，用盐和胡椒粉调味。

· 将食材放入烤箱中烤20分钟，直至茴香球茎变软且边缘微焦，然后将盘子从烤箱中取出，让所有食物稍稍冷却。从烤好的柠檬中挤出一些汁，即可食用。

制作1人份
准备时间：5分钟 / 总制作时间：20分钟
无麸质、素食

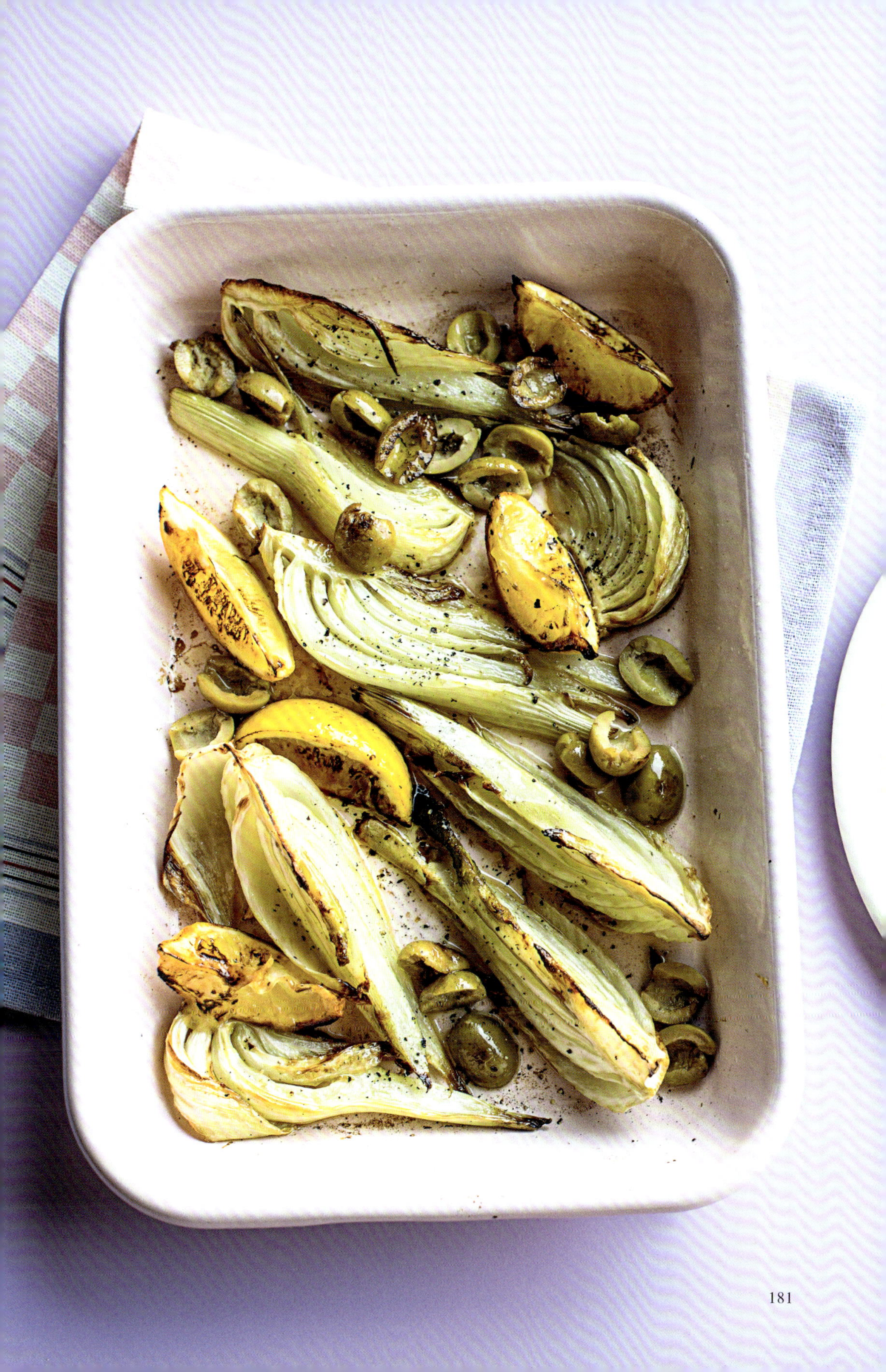

5分钟极速浓汤

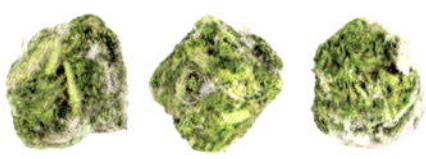

50克冷冻菠菜

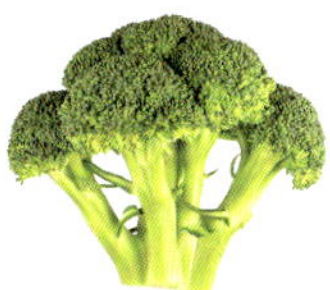

1/4棵小西蓝花（约100克），切碎

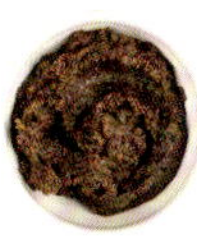

1汤匙白味噌或赤味噌

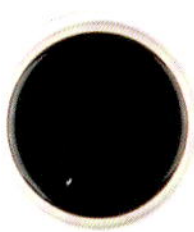

1汤匙酱油（如果你是无麸质饮食者，也可使用塔玛莉酱油）

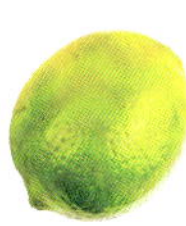

1/2个青柠（挤出汁）

+300毫升开水

我还没有查阅《吉尼斯世界纪录大全》，所以不能完全确定，但这绝对是史上最快手的一道汤。而且特别符合我们的素食前菜宗旨——汤里的蔬菜仍然是完整的（没有被搅碎），因此膳食纤维得以保留。准备好，开始吧！

·制作方法·

- 将冷冻菠菜和切碎的西蓝花与沸水一起放入中号汤锅中。将锅置于大火上，盖上锅盖，待水再次煮沸约45秒（或至蔬菜煮熟）。将锅从火上移开。
- 加入味噌、酱油和青柠汁，搅拌均匀后即可上桌食用。

制作1人份
准备时间：5分钟 / 总制作时间：5分钟
无麸质，素食

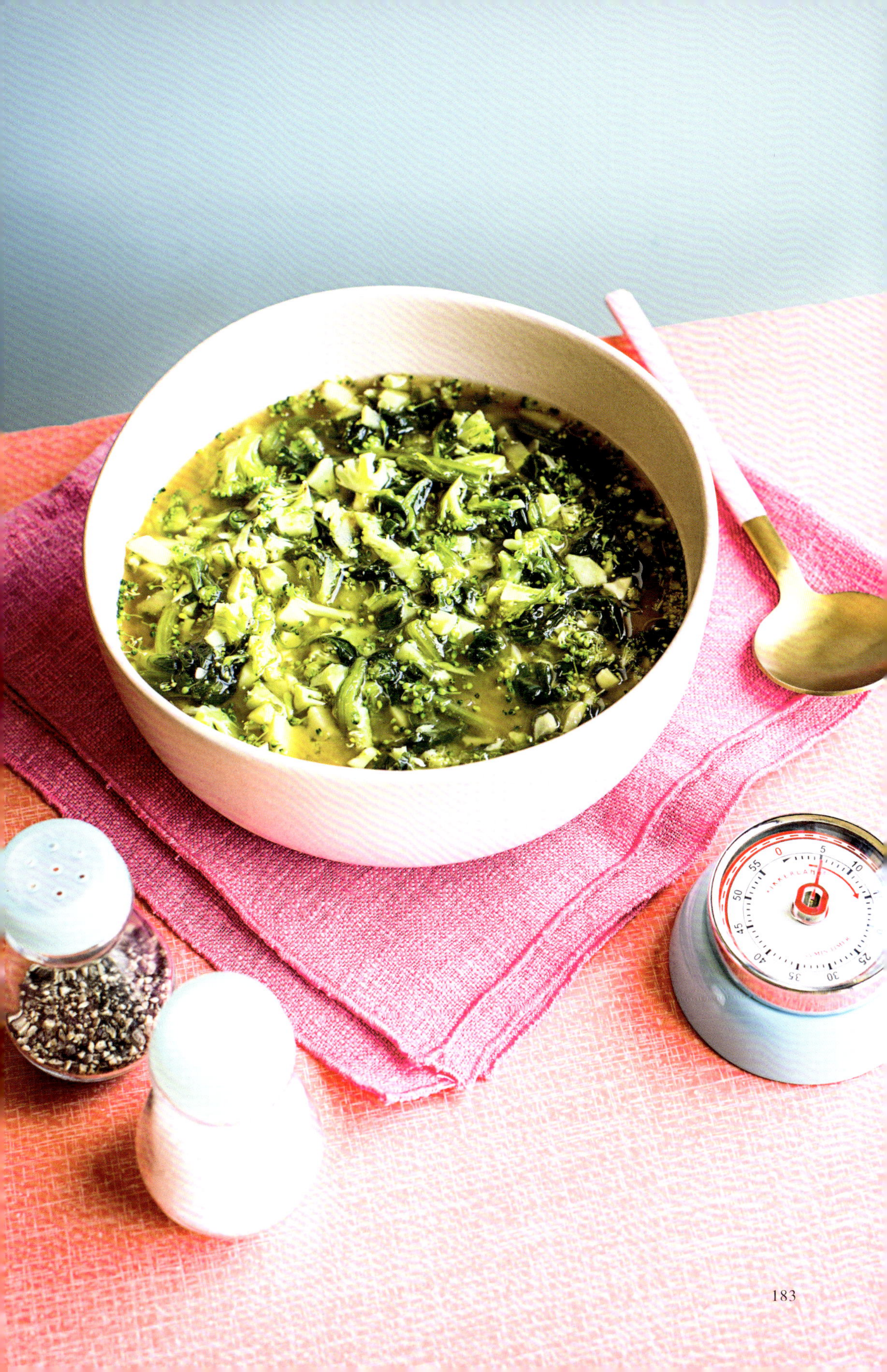

羽衣甘蓝脆片

如果你对羽衣甘蓝不感兴趣，请用这个食谱尝试一次。辣椒碎增添了一丝辣味，而用烤箱烘烤能够减少羽衣甘蓝令人不太喜欢的涩味。这是一道超级简单的素食前菜，可以提前制作，冷食也很好吃。

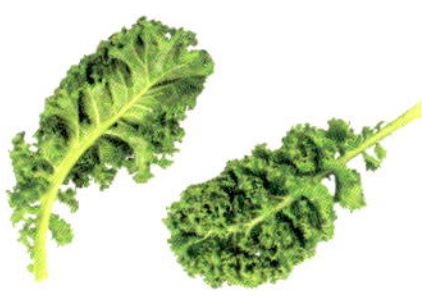

80克羽衣甘蓝，去掉硬茎并切成小片（或使用预切好的）

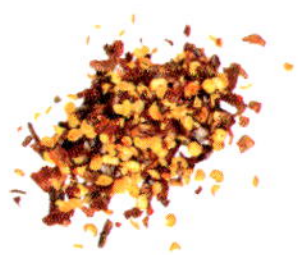

0.5～1茶匙辣椒碎（根据个人口味调整辣度）

+1汤匙橄榄油

+适量的盐和胡椒粉

·制作方法·

- 将烤箱预热至200℃（风扇模式180℃）。将羽衣甘蓝放入烤盘中，淋上橄榄油，然后撒上辣椒碎。用盐和胡椒粉调味。
- 用手将油脂充分揉搓进叶片，确保均匀裹覆。
- 将羽衣甘蓝放入烤箱烤7分钟，直至叶片变软、边缘微脆（中途翻动一次）。可烤完即食，也可冷藏后食用。

制作1人份
准备时间：3分钟 / 总制作时间：7分钟
无麸质，素食

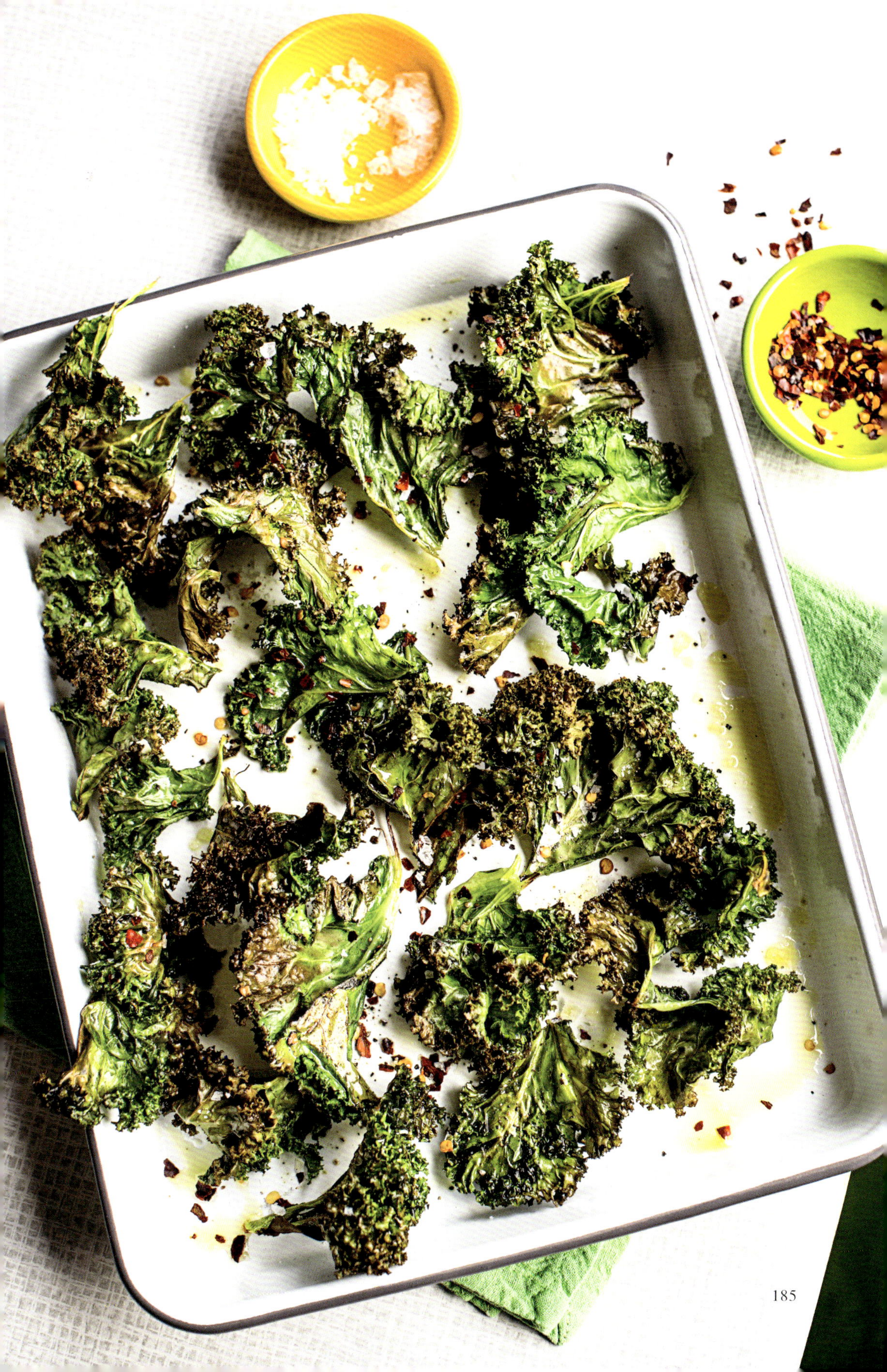

简易酸奶黄瓜

在“葡萄糖女神法”中，巧干而非蛮干是关键。这道食谱就是一个很好的例子：薄荷叶保持整片，黄瓜切成块状即可。

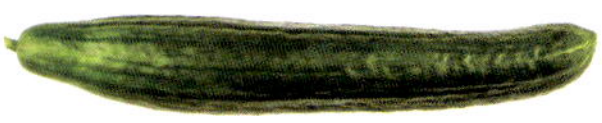

1/2根大黄瓜，纵向切半，切块

2汤匙全脂希腊酸奶

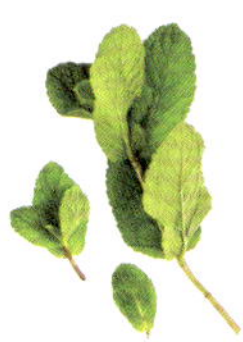

1大把薄荷，摘叶

+1 汤匙橄榄油
+适量的盐和胡椒粉

·制作方法·

‣ 将黄瓜块、希腊酸奶、薄荷叶和橄榄油放入碗中。轻轻翻拌均匀，使黄瓜表面裹满酱料。加入盐和胡椒粉调味，即可食用。

制作1人份
准备时间：5分钟
无麸质、素食

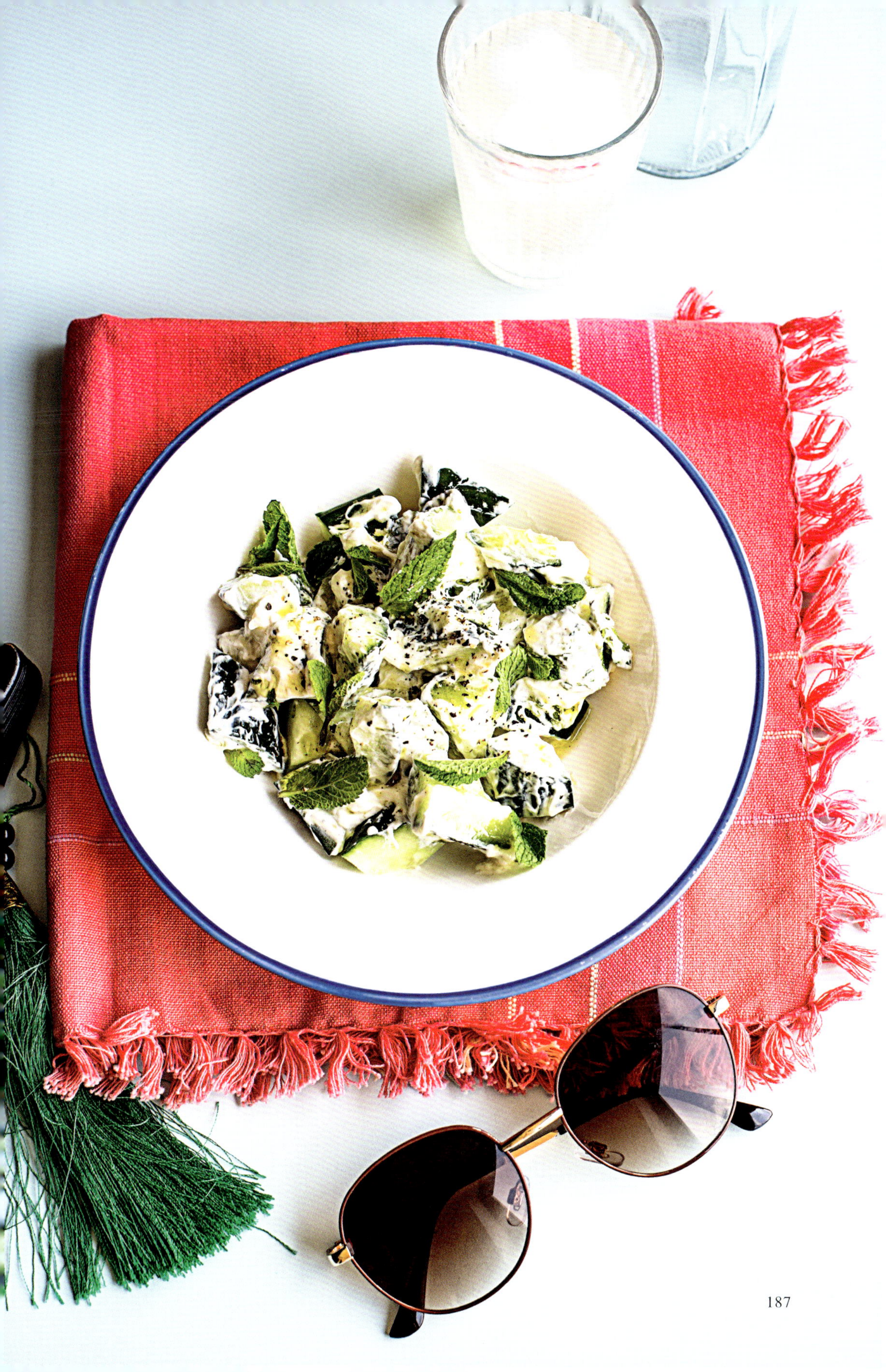

帕尔玛与黑醋相伴

√醋计划完成

在美食界，关于哪些搭配是真正的绝妙组合，有很多争论。花生酱和果酱、葡萄和奶酪、巧克力和更多巧克力……这些都是有力的竞争者，但如果你问我的话，我会告诉你帕尔玛干酪和意大利黑醋才是最伟大的烹饪组合。

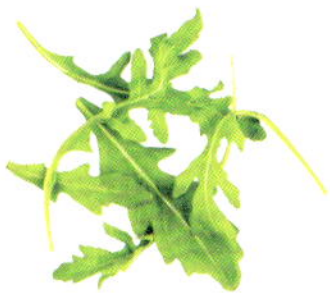

1大把芝麻菜

2茶匙意大利黑醋

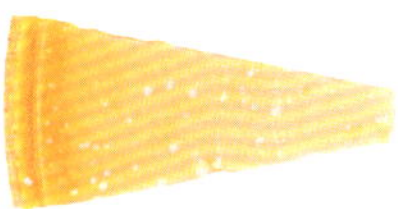

2汤匙磨碎或削成薄片的帕尔玛干酪

+2茶匙橄榄油

+适量的盐和胡椒粉

·制作方法·

将芝麻菜放入碗中，加入意大利黑醋和橄榄油拌匀。用盐和胡椒粉调味，最后撒上磨碎或削成薄片的帕尔玛干酪即可。

制作1人份

准备时间：3分钟

无麸质，素食

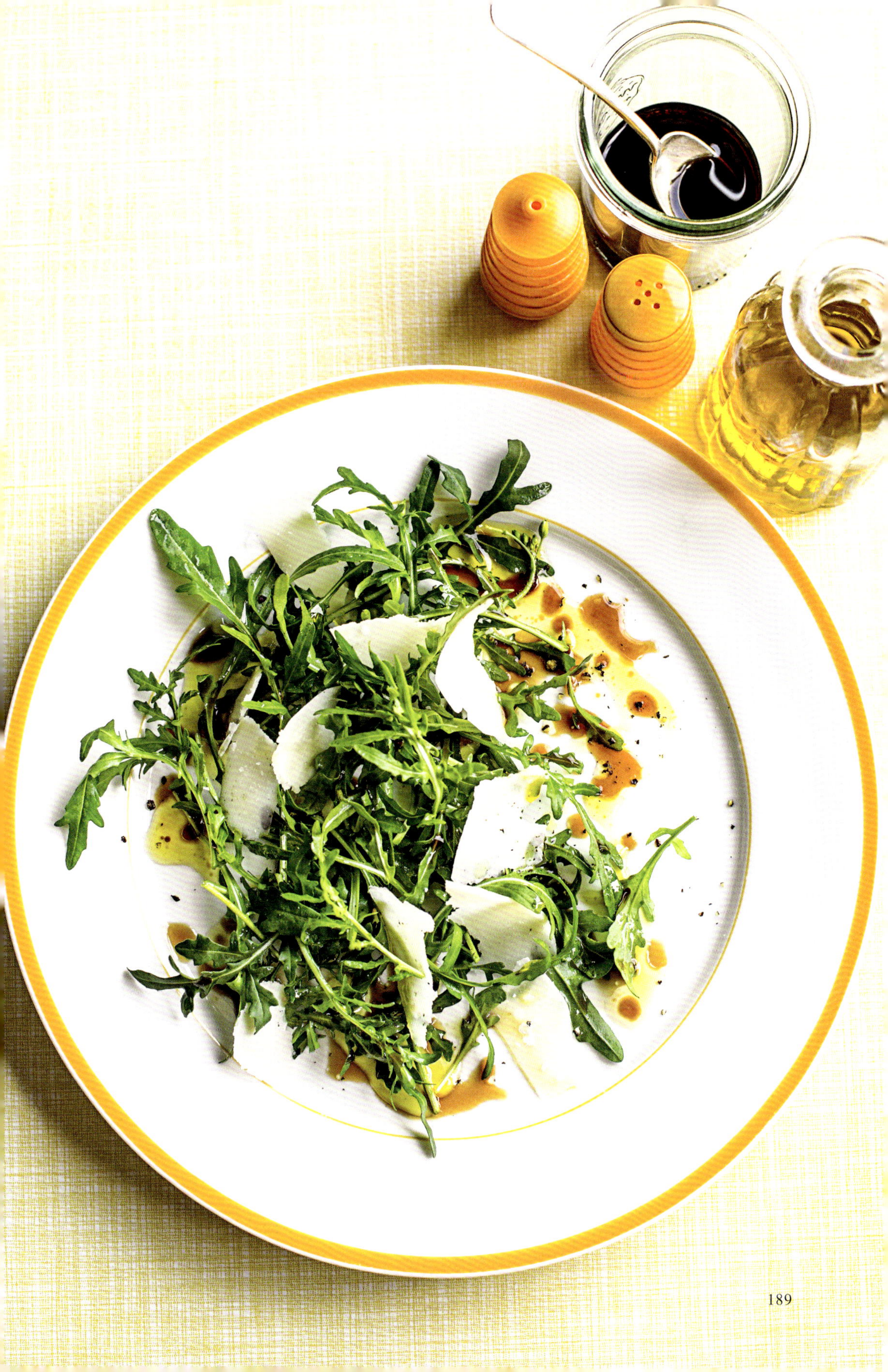

邂逅·洋蓟、豌豆、柠檬、黑橄榄

柠檬对洋蓟和豌豆说了什么？我想把你们“榄”在一起。洋蓟是膳食纤维丰富的蔬菜，这里给你们介绍一个简单的烹饪方法。

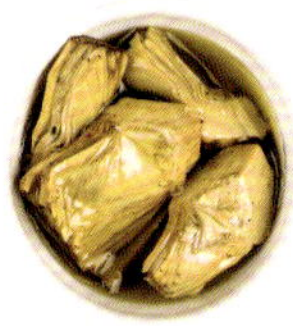

1/2罐沥干的油浸洋蓟（沥干重量约80克）

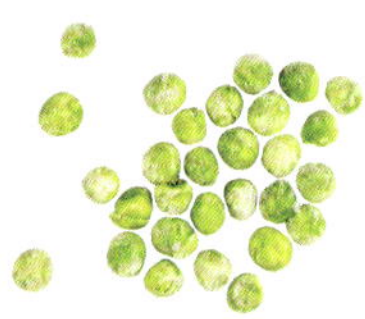

80克冷冻豌豆，解冻后烫熟

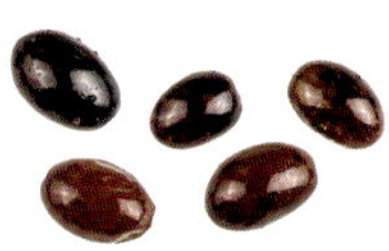

8个黑橄榄，对半切开，去核

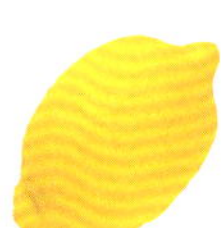

1/2个未上蜡的柠檬，取皮（刨丝）和汁

+1汤匙橄榄油
+适量的盐和胡椒粉

·制作方法·

- 将洋蓟、豌豆和黑橄榄放入碗中。撒上柠檬皮、柠檬汁和橄榄油。加入盐和胡椒粉调味，即可食用。

制作1人份
准备时间：8分钟
无麸质，素食

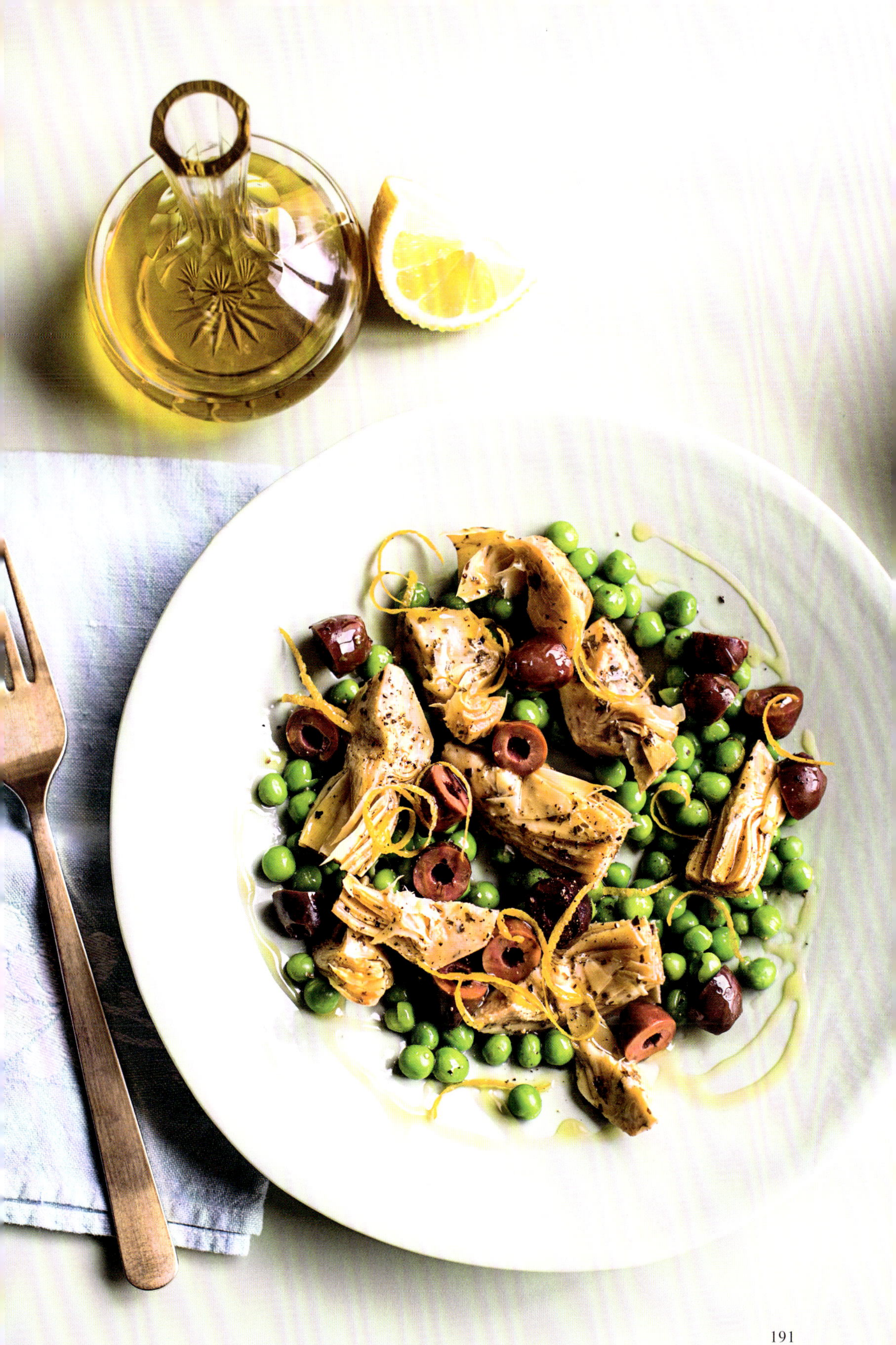

心动沙拉

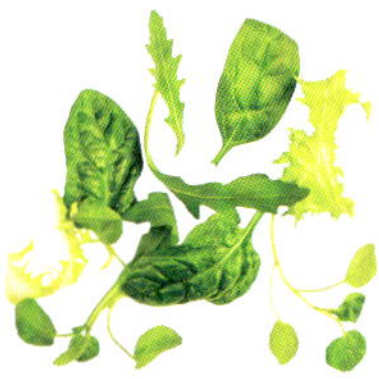

1把混合蔬菜叶（自选）

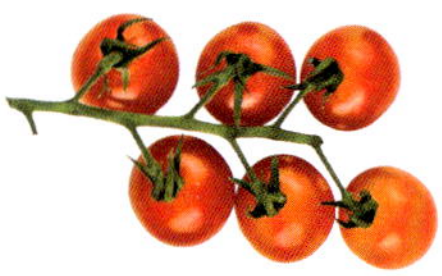

6个樱桃番茄，切半

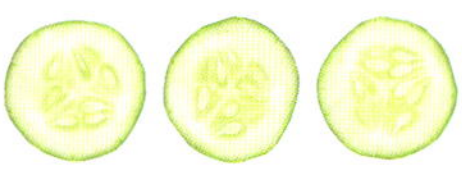

6片黄瓜

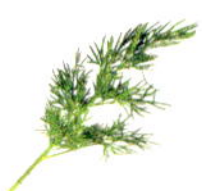

5~6枝莳萝或罗勒，摘叶

15克羊奶酪碎

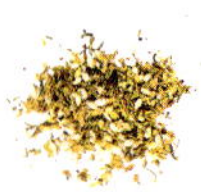

1茶匙扎塔尔香料

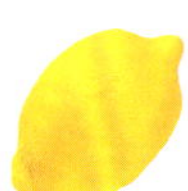

1/2个柠檬（挤出汁）

+1汤匙橄榄油
+适量的盐和胡椒粉

虽然我无法证实这道菜是否真的能够牵线搭桥，但如果你心仪某个特别的人，也许这就是你的机会：按这个食谱做成双人份，邀请他（她）来一起享用吧。

·制作方法·

- 将混合蔬菜叶、樱桃番茄、黄瓜和莳萝叶或罗勒叶一起放入碗中，再加入羊奶酪碎。
- 撒上扎塔尔香料，然后加入适量的柠檬汁和橄榄油。用盐和胡椒粉调味。将所有食材轻拌至均匀，裹上调味汁即可。

制作1人份
准备时间：10分钟
无麸质，素食

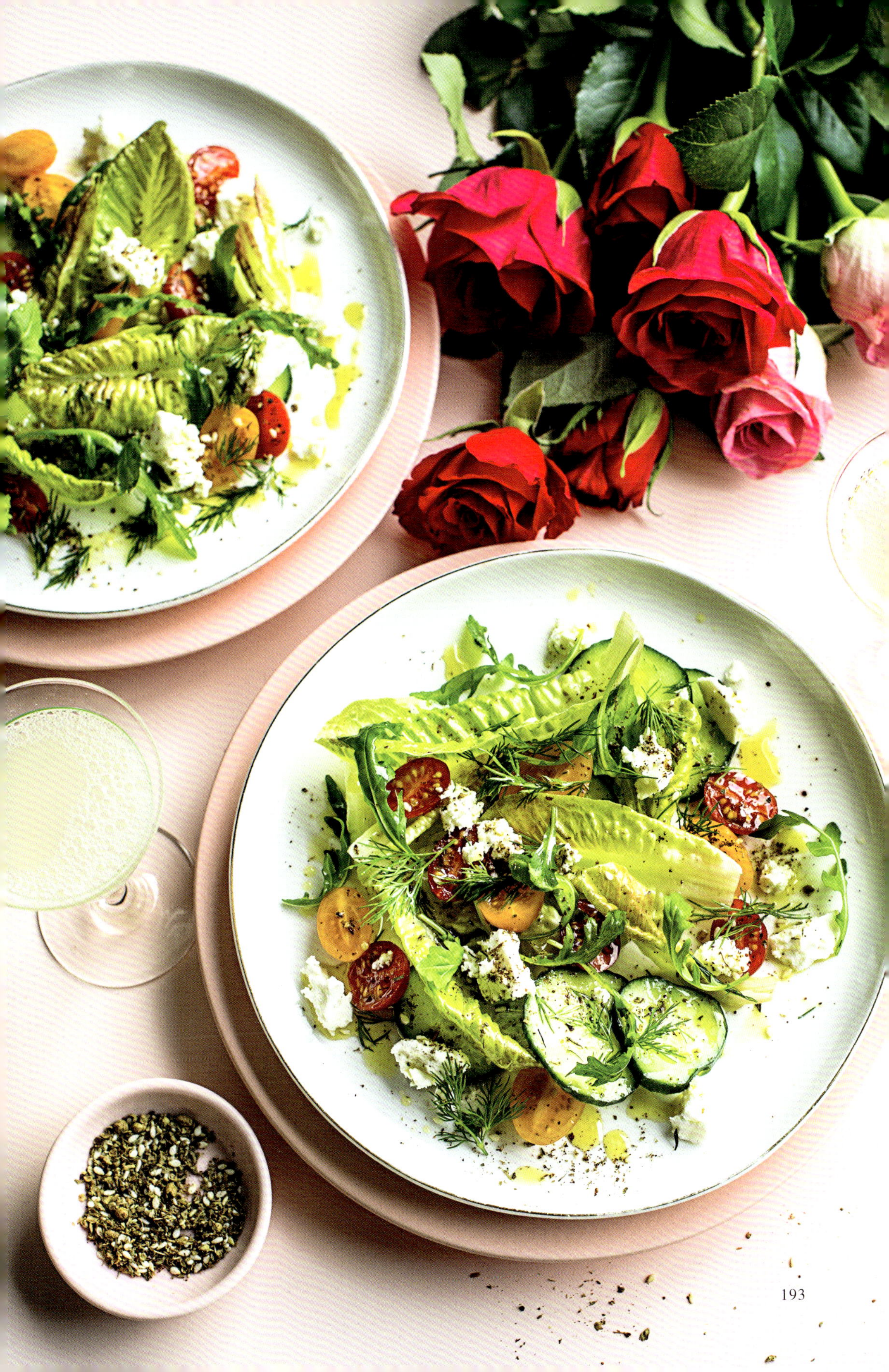

大地色暖食碗

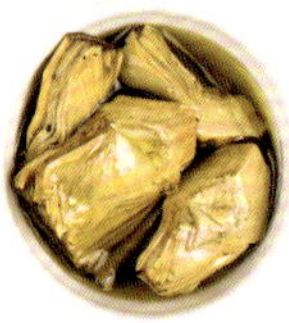

1罐沥干的油浸洋蓟
（沥干重量约160克）

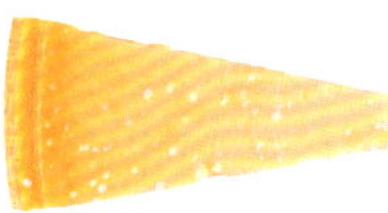

2汤匙磨碎的帕尔玛干酪

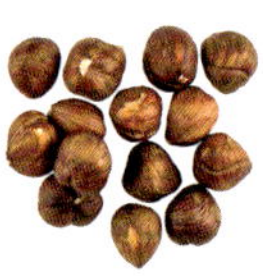

2汤匙榛子仁，烤熟切碎

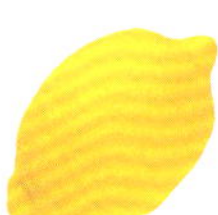

1/2个未上蜡的柠檬，取皮（刨丝）和汁

+适量的盐和胡椒粉

踏入这片单色世界，满目皆是温柔的大地色调，这道素食前菜等你来品尝！你也可以加入更多的帕尔玛干酪。没错，就是这样。

·制作方法·

‣ 将洋蓟放在盘子里，撒上帕尔玛干酪、榛子仁、柠檬皮和柠檬汁。用盐和胡椒粉调味，即可食用。

制作1人份
准备时间：5分钟
无麸质，素食

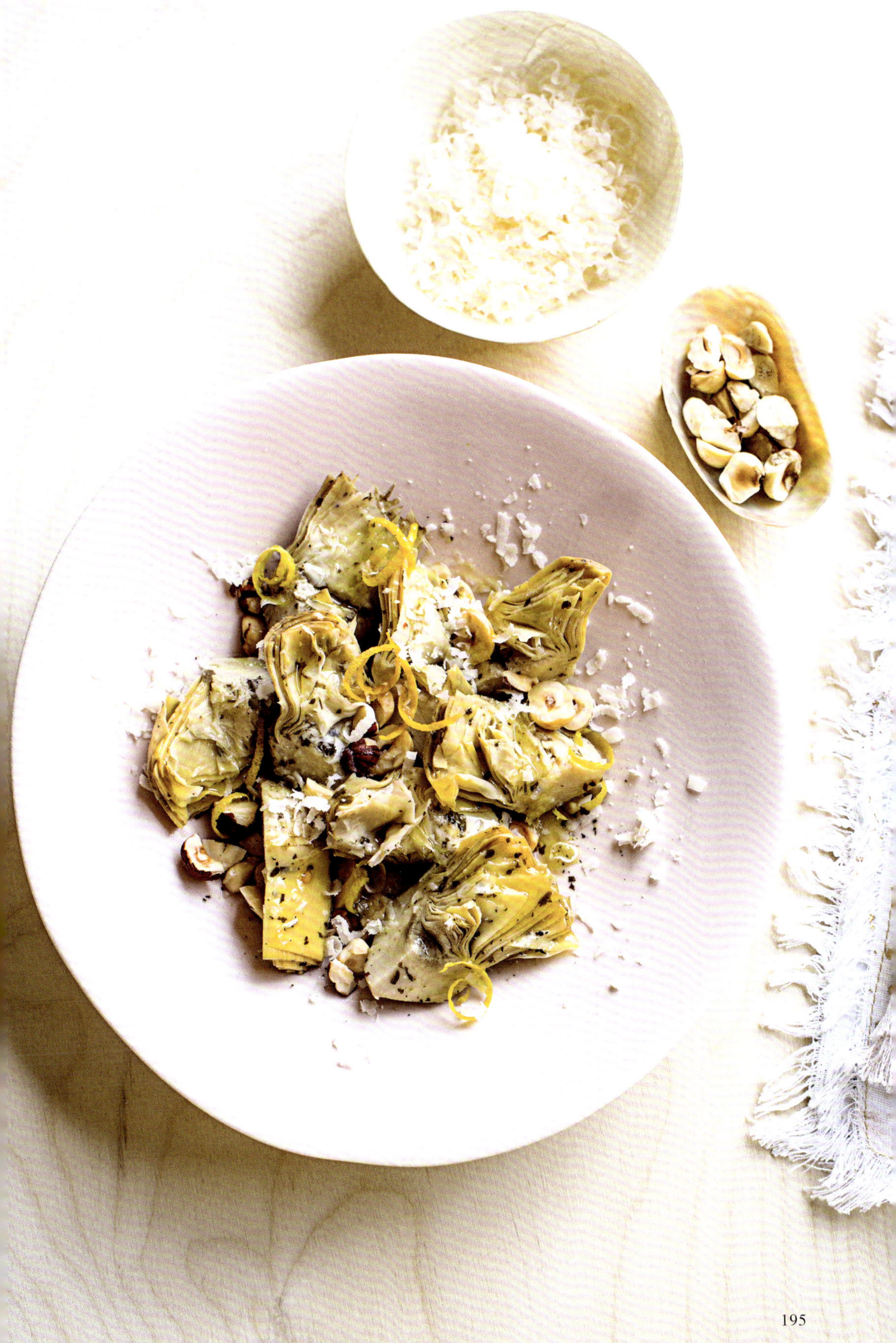

樱桃番茄的华丽变身

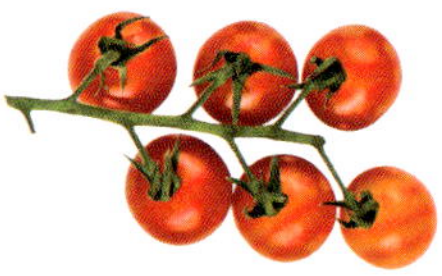

15个樱桃番茄，切半

1汤匙全脂希腊酸奶

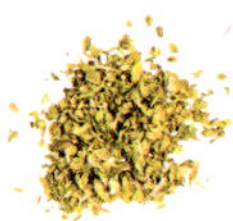

1茶匙干牛至

+1汤匙橄榄油
+适量的盐和胡椒粉

番茄不仅是素食前菜中膳食纤维的绝佳来源，它还能很好地“挂”住美味的酸奶酱，让我们体会到这道菜品最梦幻的口感。

制作方法

- 将樱桃番茄放入碗中，加入希腊酸奶、干牛至和橄榄油。翻拌均匀后加入适量的盐和胡椒粉调味，即可食用。

制作1人份
准备时间：7分钟
无麸质，素食

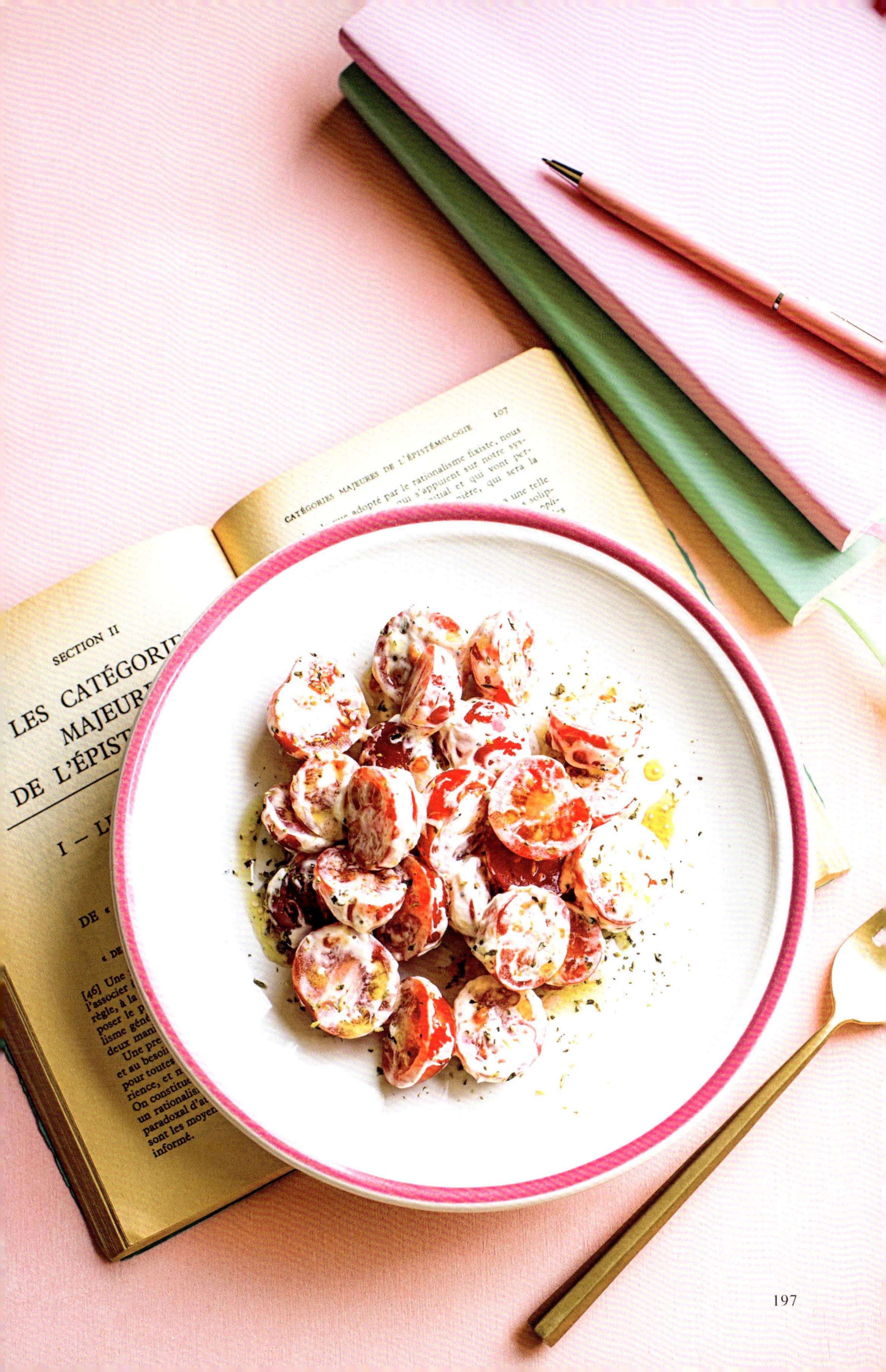
CATÉGORIES MAJEURES DE L'ÉPISTÉMOLOGIE 107
SECTION II

香草沙拉

“嘿，是我，你买来放在冰箱角落里的香草。你还记得我吗？我很乐意加入这道美味的素食前菜，帮助你保持血糖稳定。”

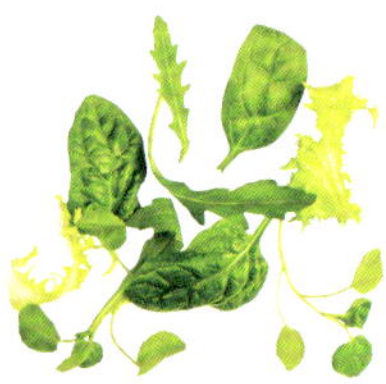

1小把混合蔬菜

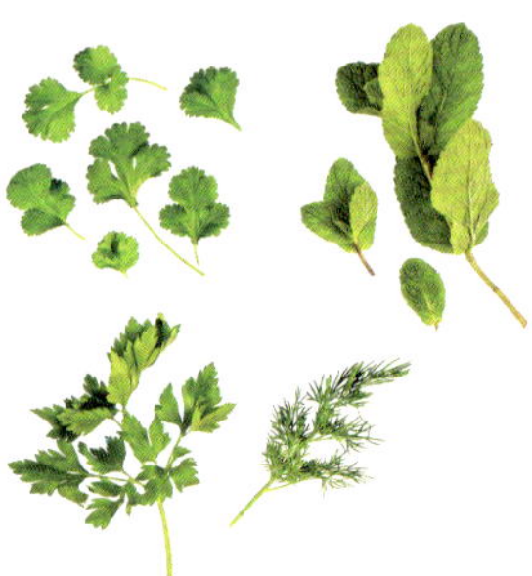

6～7枝混合香草（香菜、薄荷、平叶欧芹和莳萝，摘叶）

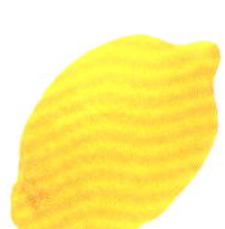

1/2 个柠檬（挤出汁）

+1 汤匙橄榄油
+适量的盐和胡椒粉

·制作方法·

- 将混合蔬菜和混合香草一起放入碗中。洒上柠檬汁，再淋上橄榄油。加入盐和胡椒粉调味，即可食用。

制作量：1人份
准备时间：5分钟
无麸质、素食

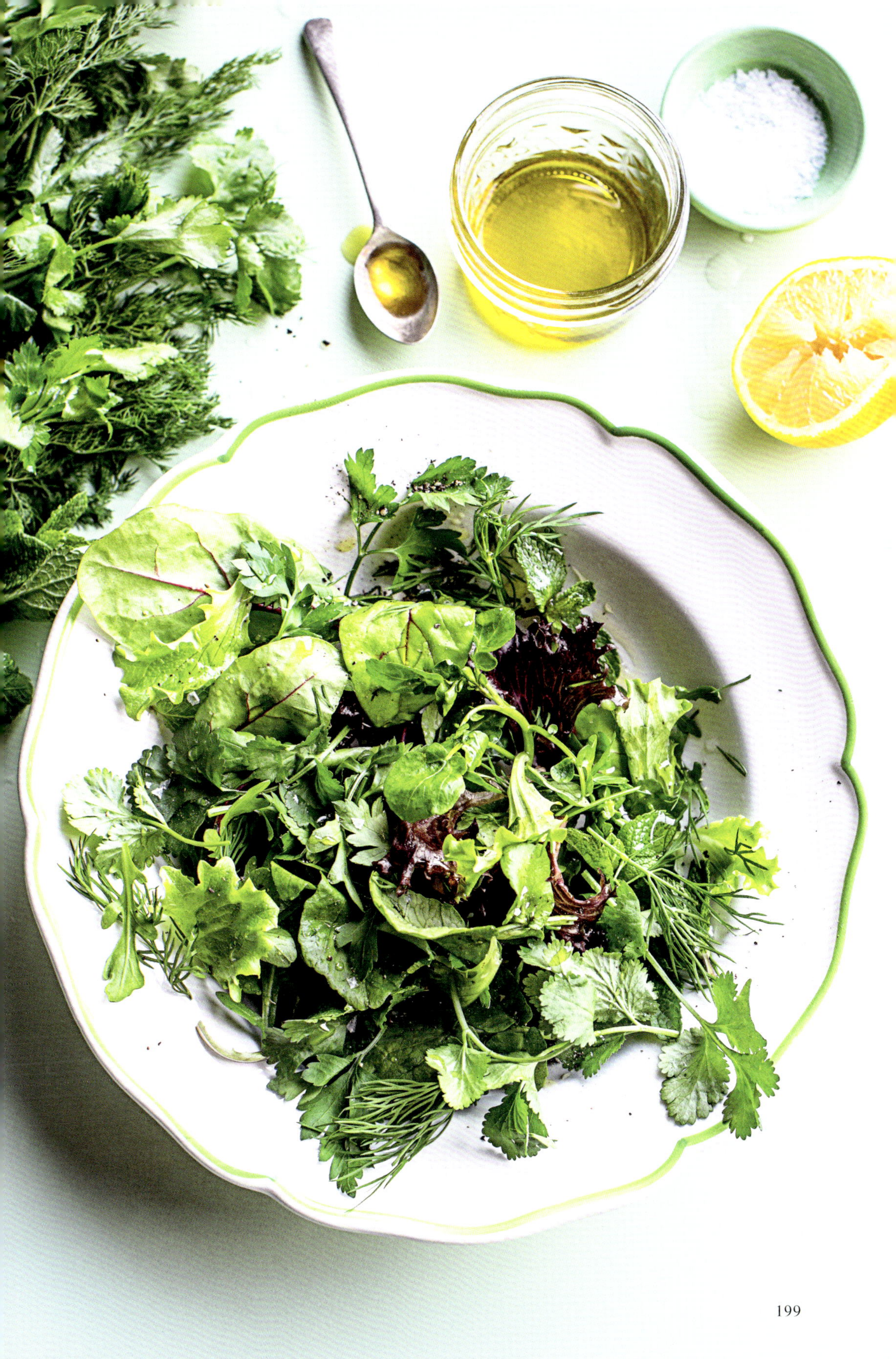

红颜甜菜

简单、清爽、美丽的甜菜。

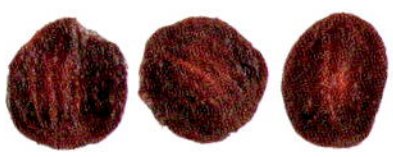

3～4个煮熟的小甜菜，切片

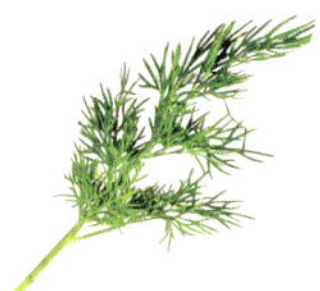

1小把莳萝，摘叶切碎

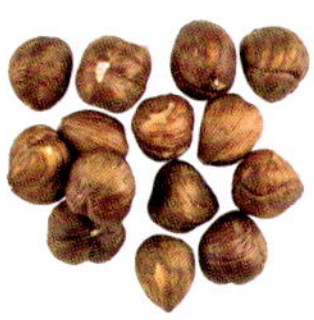

1小把榛子仁，切碎

+1 汤匙橄榄油
+适量的盐和胡椒粉

·制作方法·

将甜菜、莳萝、榛子仁放入碗中，加入橄榄油拌匀。加入盐和胡椒粉调味，即可食用。

制作1人份
准备时间：5分钟
无麸质，素食

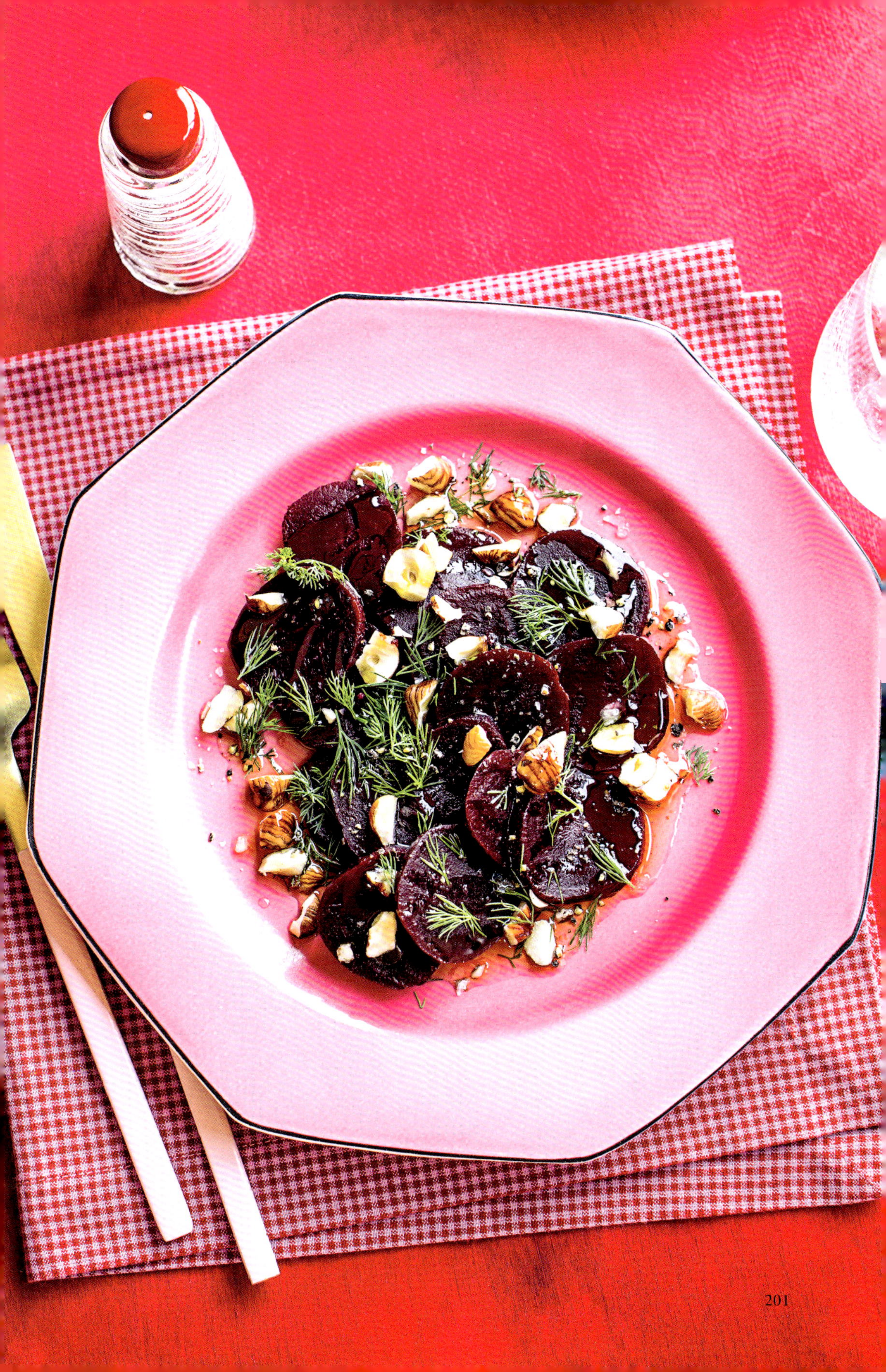

蒂姆·斯佩克特的软趴趴番茄

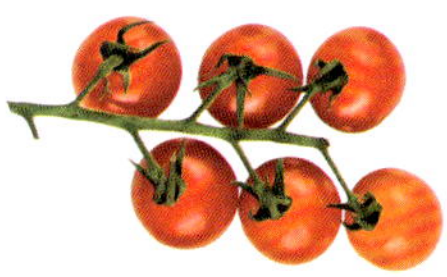

15个樱桃番茄

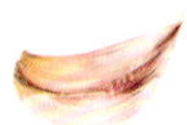

1瓣大蒜，切片

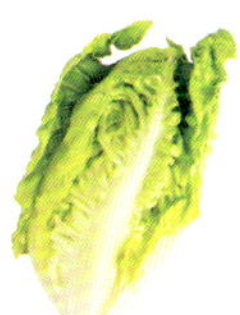

3～5片小宝石生菜叶

+2汤匙橄榄油
+适量的盐和胡椒粉

蒂姆·斯佩克特被称为血糖管理大师，他的“软趴趴番茄”食谱可能是最好的证明。蒂姆慷慨地允许我在这里介绍他的原创食谱，我很高兴能与大家分享。

·制作方法·

- 将烤箱预热至200℃（风扇模式180℃）。将樱桃番茄、大蒜和橄榄油放入一个小烤盘中（食材需要紧密贴合），并用盐和胡椒粉调味。
- 放入烤箱中烤15分钟，直至樱桃番茄软塌出汁。
- 将烤盘从烤箱中取出，让樱桃番茄稍稍冷却，然后与小宝石生菜叶一起上桌。用脆嫩的菜叶托起多汁的樱桃番茄，一口尽享。

制作1人份
准备时间：3分钟 / 总制作时间：15分钟
无麸质，素食

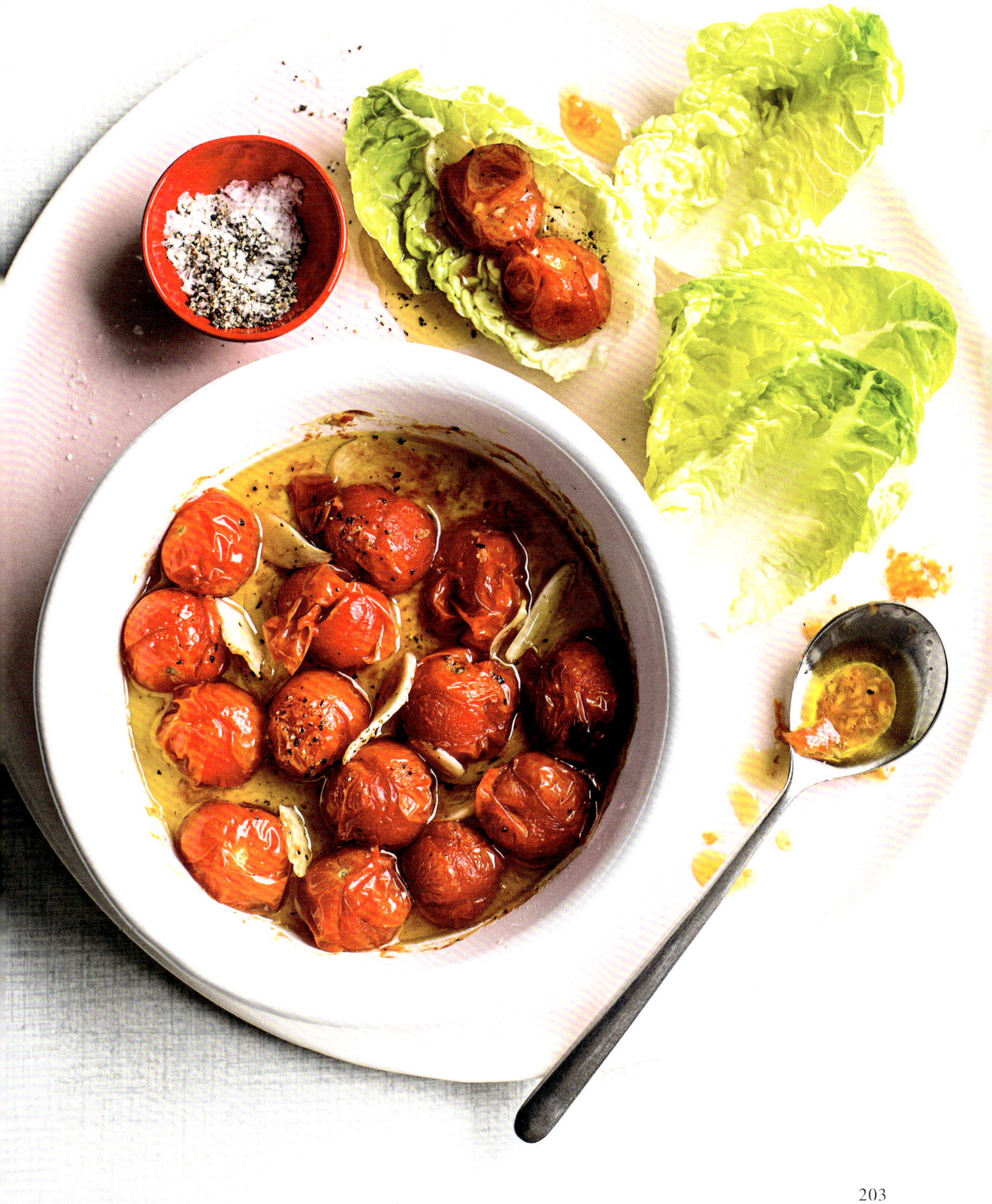

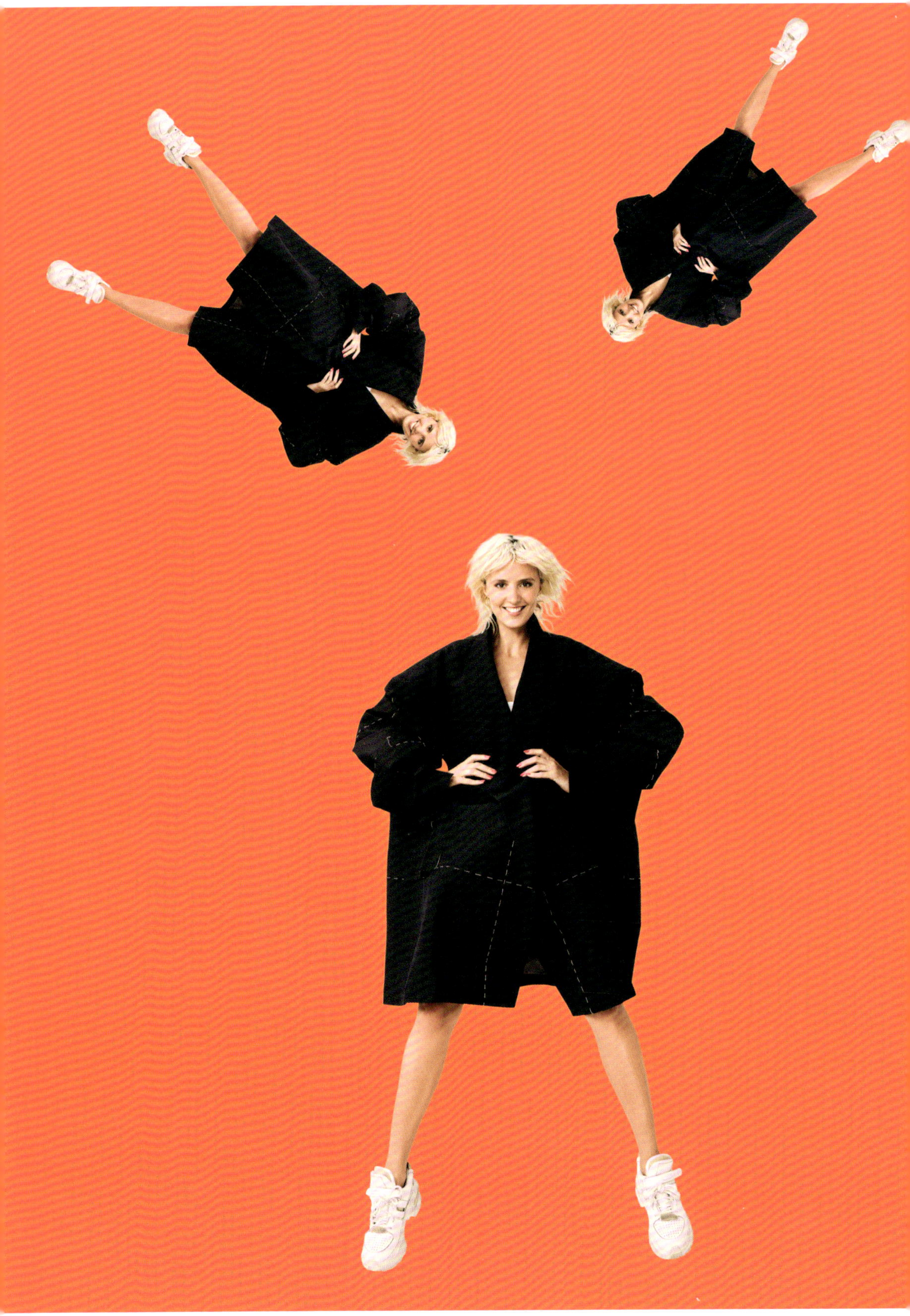

第4周
运动

你的细胞正在更高效地产生能量，你的大脑正在运转得更加灵敏，你的身体正在学会燃烧脂肪供能，你的激素水平也在逐渐恢复正常。可喜可贺！

参与者的真实反馈

“我仍然无法相信所有这些微小的变化，几乎让人无法察觉，但它们一起带来了巨大的改变。我不想，也不希望结束这种方法。我感到快乐、平静和安宁。”

“我现在四十多岁，一直都有痤疮。使用该方法1周后，我的皮肤开始好转，4周后几乎痊愈。这些不再是小窍门，而是我的生活！”

“当我开始运动时，一切都改变了。那是我真正开始看到成果的时候。它激励我把一切都提升到了100%，而这只会让一切变得更好。我很高兴我做到了这一点。”

“最棒的是，我不再有持续的饥饿感，也不再感到焦虑。”

“我的月经又来了！”

“再也没有偏头痛了。我过去每周有2～3次偏头痛，每次都要靠药物缓解。几个月前，我不得不停药，没有它们，我真的很痛苦。在我打算重新用药时，决定试试这个方案，反正也没什么损失。刚开始几天有点头疼，但后来就再也没犯过！我对结果感到惊讶，非常高兴。”

“通过这个方案，我真正找回了我自己：我不再有情绪波动，也能以某种超然的态度对待坏消息。我一直以为这些问题是心理因素造成的，为此做了许多努力，但现在我意识到这完全是生理问题。我曾尝试过各种饮食方法（素食、无糖、无麸质、无乳糖），但我喜欢现在这种方法的原因是，我可以吃任何东西，不需要忌口。这些小窍门并不难融入生活，我会在余生中一直遵循它们（当然是在轻松的前提下）。”

“饭后运动肯定会让我更开心。即使不想出门，我也会出去散散步，整个人的状态都会焕然一新。”

“我的睡眠有所改善，尤其是晚饭后散步。同时它也能让我的头脑冷静下来，可谓一举两得。我经常在饭后出现的潮热现象也有所改善——虽不是完全消失，但已经好多了。”

“我以一种更平静的方式进食，即使我决定吃点东西只是为了消遣。”

“今天购物时，我的选择自然健康了许多。我本想买一些大虾，周末煮碗拉面。这个念头让我自己都笑了！”

“我的锻炼发生了变化：我感觉更有活力、更强壮、更能面对高难度的锻炼。昨天是我第一天做单侧背部伸展运动，结果……成功解锁！”

“对我来说，最大的改变可能就是我现在用餐前后的整套仪式感——我在备餐时喝苹果醋饮，用餐时先吃蔬菜开胃菜，餐后做一点运动。有时只是打扫一下厨房，有时和我的狗狗一起玩耍，有时跳跳舞。我的心态也发生了转变，即使偶尔漏掉这些事情，我也没有失败——这更像是一种量力而行的生活方式，错过几次又何妨。”

“我不再想吃东西了！虽然以前我也没有那么多的欲望，但在月经前一周，我的欲望非常明显。现在，我彻底告别这种冲动了！”

“当你不再总想着吃的时候，生活就会充满乐趣！我去买东西时不会再被诱惑去买甜食，我也不会再在意我的同事吃饼干……这样，只吃身体需要的东西真的很容易。”

“虽然减肥不是我的目标，但我觉得我的体重还是轻了一些。这是大收获！”

“我的生活完全改变了，我的心理健康也得到了改善。非常感谢！我对这种方法感激不尽。它彻底改变了我的生活！”

“我感觉精力充沛，对食物的依赖减少了！再也不用在午夜吃冰淇淋了！”

第4周的目标

哇哦，你太棒了！当我们进入方法的第4周，也是最后1周时，请稍停片刻，欣赏一下你所做的一切。你为自己的幸福和健康投入了这么多，你应当感到自豪。

我希望你已经发现，这些小窍门正在慢慢变成你的习惯，并成为你的健康工具，伴随你一生。现在，让我们来见识一下该方法的最后一步，这一步将调动你非常强大的“葡萄糖盟友”，它们迫不及待地想为你提供帮助，那就是——你的肌肉。

在最后1周里，你的目标是继续实施咸味早餐、醋和素食前菜的计划，并在其中加入一些不涉及吃喝的东西——运动。

吃完每一顿饭后，活动10分钟。简单地说，就是吃完饭后活动一下。你最好在一餐结束后的90分钟内这样做，运动方式可以很简单，比如散步或在办公桌前做提踵运动，也可以召集你的同事，大家一起做一做操。

有些人可能已经在每天的生活中加入了一些餐后运动（早餐后步行上班、午餐后散步、晚餐后洗碗……），这意味着你每天都在完成这一目标，无须别人提醒。如果是这样，很好！继续努力。如果没有，接下来的几页将为你提供很多建议。

本周我将展示很多可以让你运动的方法。如果觉得10分钟太长，那就先做1分钟，然后再慢慢增加。

科学依据

有多种传统文化建议饭后散步，“饭后百步走，能活99”，这些文化的存在是有道理的。

正如我在本书开头讲的那样，我们的细胞需要葡萄糖来提供能量。而我们为细胞提供葡萄糖的主要方式就是食用含有葡萄糖的甜食和淀粉类食物。问题是，现代的饮食习惯倾向于过快地向我们的身体输送过多的葡萄糖——远远超过了身体所需的能量。

想象一下，你刚吃了一顿饭，导致血糖波动。当大量葡萄糖涌入你的身体时，有两种情况可能发生。如果你在血糖达到顶峰时久坐不动，多余的葡萄糖就会涌入你的细胞，使线粒体不堪重负。这会加剧炎症，导致多余的葡萄糖被储存在肝脏、肌肉和脂肪中。

另一方面，如果我们在进食后运动，刚吃进去的部分葡萄糖就会被肌肉细胞消耗掉。我们的线粒体会将多余的葡萄糖转化为能量，为收缩的肌肉提供燃料，这样血糖峰值就会降低。在动态血糖监测曲线图上，两者的差异非常明显。

更重要的是，当我们在饭后活动时，我们的血糖水平趋于平稳，不会大幅提高胰岛素水平，与我们喝醋时的效果是一样的。虽然我们的肌肉通常需要胰岛素来储存葡萄糖，但它们在收缩时却不需要。这是个好消息，因为降低胰岛素水平是改善我们健康的一个关键因素——胰岛素抵抗引发的慢性高胰岛素血症是多囊卵巢综合征和2型糖尿病发展过程中的核心病理环节。

总而言之，饭后活动10分钟是使血糖曲线趋于平稳的非常有效的方法，而且最重要的是，它不需要我们改变任何饮食习惯。此外，如果你有时会出现“餐后嗜睡”（吃完饭后感到疲倦）的情况，这个小窍门可以将这种情况扼杀在萌芽状态。

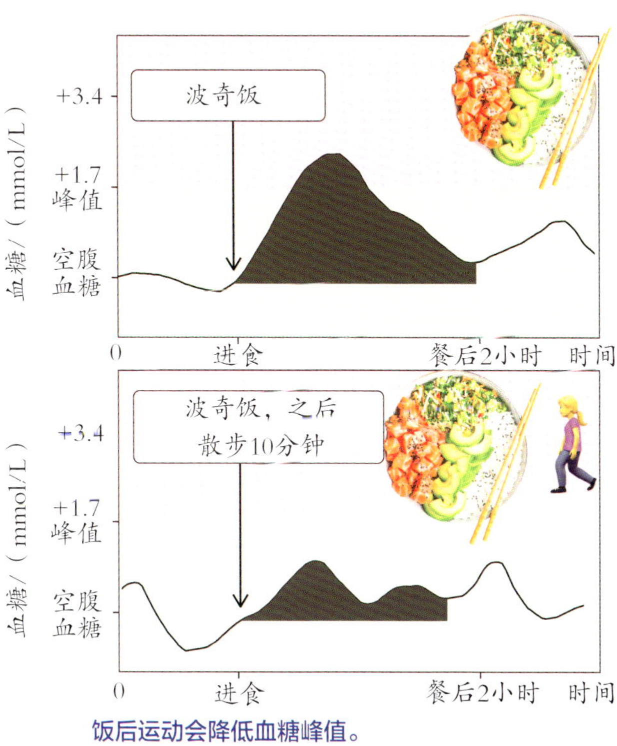

饭后运动会降低血糖峰值。

如何打造自己的专属运动窍门

白天用餐后（或吃完点心后），以任何你喜欢的方式活动身体。只要你不是一动不动，那你就是在做运动！选择任何你喜欢或觉得轻松的运动方式，真的完全取决于你。

如何知道自己是否做对了

如果你能找到一种轻松融入日常生活的运动方式，那你就做对了。正如我所说的，你可能已经在完成这个计划了。做完运动之后，你应该感觉良好，而不是疼痛、气喘吁吁或筋疲力尽。我们这里说的是轻度运动，在此期间，你可以为自己留出一些时间，从工作中解脱出来，听听音乐，找点乐子，给朋友打个电话，或者做一些你想做的家务。找到适合你生活的运动方式，让它成为一种享受。不要试图在你的日程表中塞进复杂或令人疲惫的运动。

下面几页还有更多例子。

花点时间回顾一下你的日常活动，看看你是否已经在践行这个小窍门：你在一天中是否有散步的时间？你的工作是否要求你多活动而不是坐着？你会做家务、遛狗或买菜吗？如果你能把这些活动的时间安排在用餐结束后的90分钟内，你就完成了这项任务。

来自参与者的建议

- 将手机变成真正的“移动电话”。打电话时，起身四处走走——你的家、你的办公室、你的小区。
- 一个非常受欢迎的方法是午餐后散步10分钟。

- 吃完饭后，收拾厨房或客厅是完成这一小窍门的好方法。
- 如果你吃完饭后不想马上起来（这是可以理解的，你也不需要这样做），那就在手机上设置一个80分钟的计时器，提醒你在“限时”内的最后一刻做些运动。
- 工作时，在办公桌前做坐姿提踵运动。
- 在沙发旁放一个重物（哑铃或水瓶），如果你在晚饭后看电视，就顺便用它做一些肱二头肌弯举练习。

常见问题解答

如果我在办公室，没有地方走路怎么办？在办公室，完成运动最简单的方法是：上下几次楼梯（如果你的办公室所在的大楼有楼梯的话），或者在办公桌前做坐姿提踵运动。

是否必须在用餐结束后90分钟内？是的！

在哪顿饭后完成这项任务最好？完成这项任务的最佳时间是你最容易完成的时候。

我可以在饭前做运动吗？你可以在一天中的任何时间进行运动。这对你的健康很有好处，但要完成本书中的特别计划，运动必须在饭后90分钟内进行。

我可以在做运动的同时吃饭吗？是的，这很有效。但有些人觉得边吃边动不太舒服，所以不太受欢迎。

我可以先吃主菜，然后边吃甜点边走动吗？可以！

早餐后可以吗？可以。任何一餐后都可以（点心后也可以）。

我每天早上吃早饭前都会去健身房锻炼——我每天锻炼的量已经很大了。我还需要饭后运动吗？理想情况下是需要的：如果你能在每天吃完一顿饭后抽出10分钟时间多做一些运动，你的血糖会感谢你的。

即使我的膳食中葡萄糖含量不高，我也需要这样做吗？需要。虽然饭后运动最有助于抑制因进食含淀粉或其他糖类的食物而导致的血糖飙升，但即使你的饭菜不含淀粉或其他糖类，这个窍门对你的身体仍然有帮助。试一试，养成习惯。

我行动不便。我该怎么办？你可以跳过这一步骤，继续食用咸味早餐、醋和素食前菜。你已经做得很棒了！

运动清单

- 拉伸
- 听广播时散步
- 出去走走，呼吸新鲜空气
- 步行通勤或遛狗
- 在跑步机上行走
- 跟着视频跳10分钟健身操或舞蹈
- 播放你最喜欢的三首歌并随着音乐跳舞
- 洗碗
- 打扫厨房或餐厅
- 整理房间或物品
- 修理东西
- 上下楼梯
- 如果你的工作需要你站立，那就继续站立
- 外出办事
- 去超市购物

- 做坐姿提踵：坐下时双脚着地，双手扶住桌子，用前脚掌撑地，用力抬起脚跟，然后再放回原处。这样做10分钟。这可以有效锻炼比目鱼肌，这是一种特别有助于血液中葡萄糖代谢的小腿肌肉训练。
- 和孩子们一起玩
- 看电视时做深蹲
- 做跳跃式深蹲
- 看电视时举一些重物（哑铃或水瓶）
- 参加普拉提课程或其他类型的运动课程
- 远足
- 骑行锻炼
- 去健身房锻炼
- 参加团队球类运动

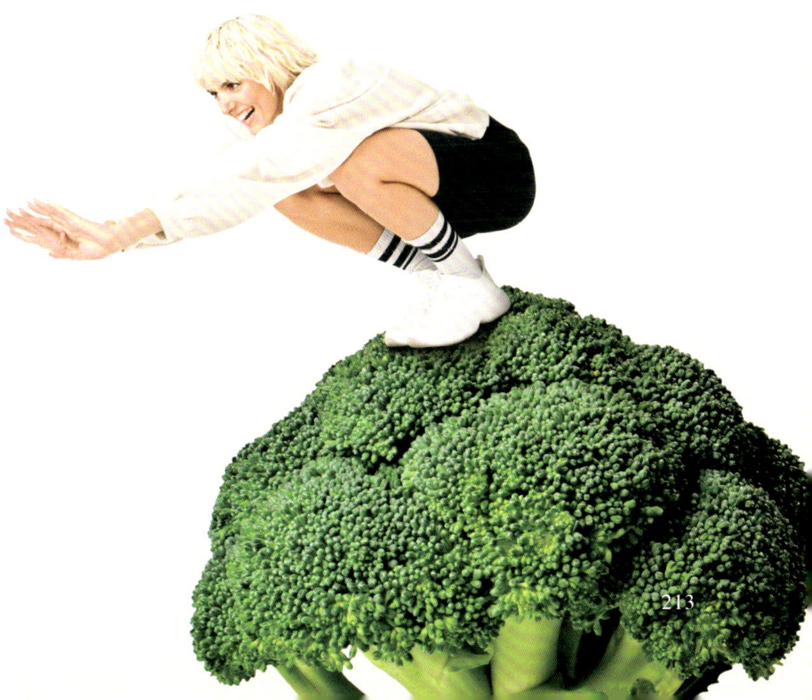

经典主菜

想为午餐、晚餐或素食前菜后的正餐找一些能稳定血糖的食谱吗？快请进！

彩椒茴香烤鸡配双豆

烤盘料理万岁！能少洗几个碗总是好的。这盘菜不仅颜值诱人，口感也令人愉悦。

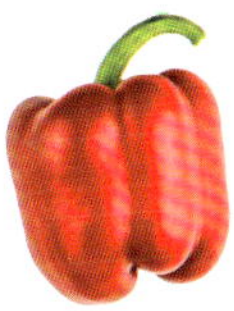

2个红彩椒，去瓤并切成4份

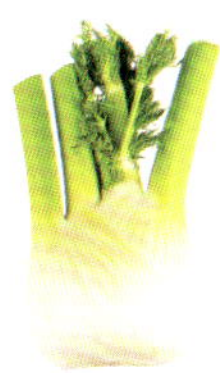

1个茴香球茎，切瓣（如果有叶的话，保留备用）

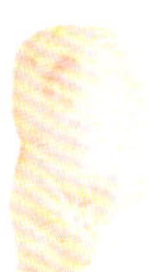

2个带皮带骨的鸡腿

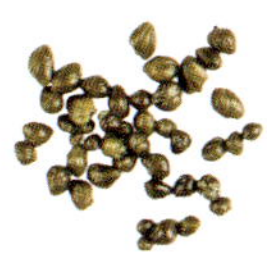

1汤匙刺山柑，沥干

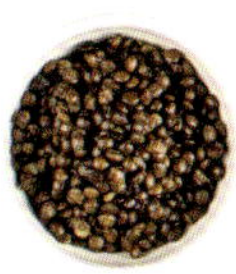

1/2袋煮熟的法国绿扁豆（约125克）

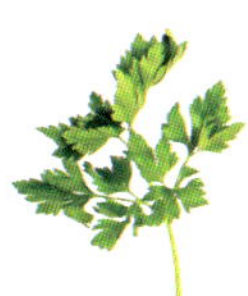

1小把平叶欧芹，粗略切碎，用于装饰（可选）

+2汤匙橄榄油

+适量的盐和胡椒粉

·制作方法·

- 将烤箱预热至200℃（风扇模式180℃）。将红彩椒、茴香球茎和鸡腿放在烤盘中，淋上橄榄油，并用盐和胡椒粉调味。放入烤箱烤30分钟，直到蔬菜变软并略微焦黄，鸡肉完全熟透。
- 将烤盘从烤箱中取出，撒上刺山柑和煮熟的法国绿扁豆。将烤盘放回烤箱再烤5分钟。上桌时撒上平叶欧芹和茴香叶（可选）。

制作2人份

准备时间：10分钟 / 总制作时间：35分钟

无麸质

我的挚爱：旧金山沙拉

√醋计划完成

当我喜欢某样东西时，我会一直坚持。住在旧金山时，我爱上了一家希腊餐厅的同款沙拉。四年来，我每周必吃两次！这是我对它的改良版。希望你会和我一样喜欢。

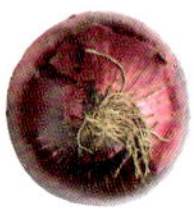

1/2个红洋葱，切成细丝

2汤匙苹果醋

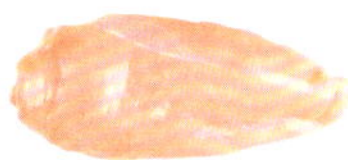

2块鸡胸肉（每块约160克）

3汤匙全脂希腊酸奶

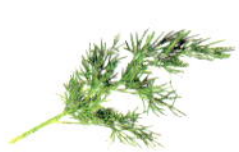

2茶匙干莳萝或切碎的新鲜莳萝

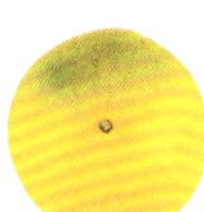

1个葡萄柚，去皮，分成小瓣，留汁备用

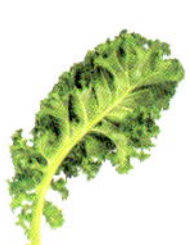

100克羽衣甘蓝，去掉硬梗，切小片（或使用预切装）

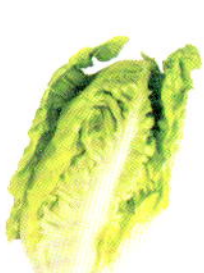

1棵小宝石生菜，摘叶

+4汤匙橄榄油

+适量的盐和胡椒粉

·制作方法·

· 将切好的红洋葱放入碗中，倒入苹果醋。搅拌均匀后放置一旁备用，同时准备鸡胸肉。

· 将鸡胸肉从中间横向片成两半（使其更薄），用盐和胡椒粉调味。在大煎锅中倒入2汤匙橄榄油，开大火加热。放入鸡胸肉片，每面煎3分钟，直到完全熟透，然后从煎锅中取出，切成小块，放一旁备用。

· 在大碗中混合希腊酸奶、莳萝、柚子汁和剩余的橄榄油，充分搅拌，制成沙拉酱。

· 将羽衣甘蓝放入沙拉酱碗中，用手揉搓几分钟，直到叶片变软并完全裹上沙拉酱。

· 加入小宝石生菜叶，与羽衣甘蓝一起拌匀。

· 将菜叶沙拉分装在两个碗中，在每份上依次铺上柚子瓣、醋渍红洋葱和鸡胸肉片，即可上桌。

制作2人份

准备时间：10分钟 / 总制作时间：7分钟

无麸质

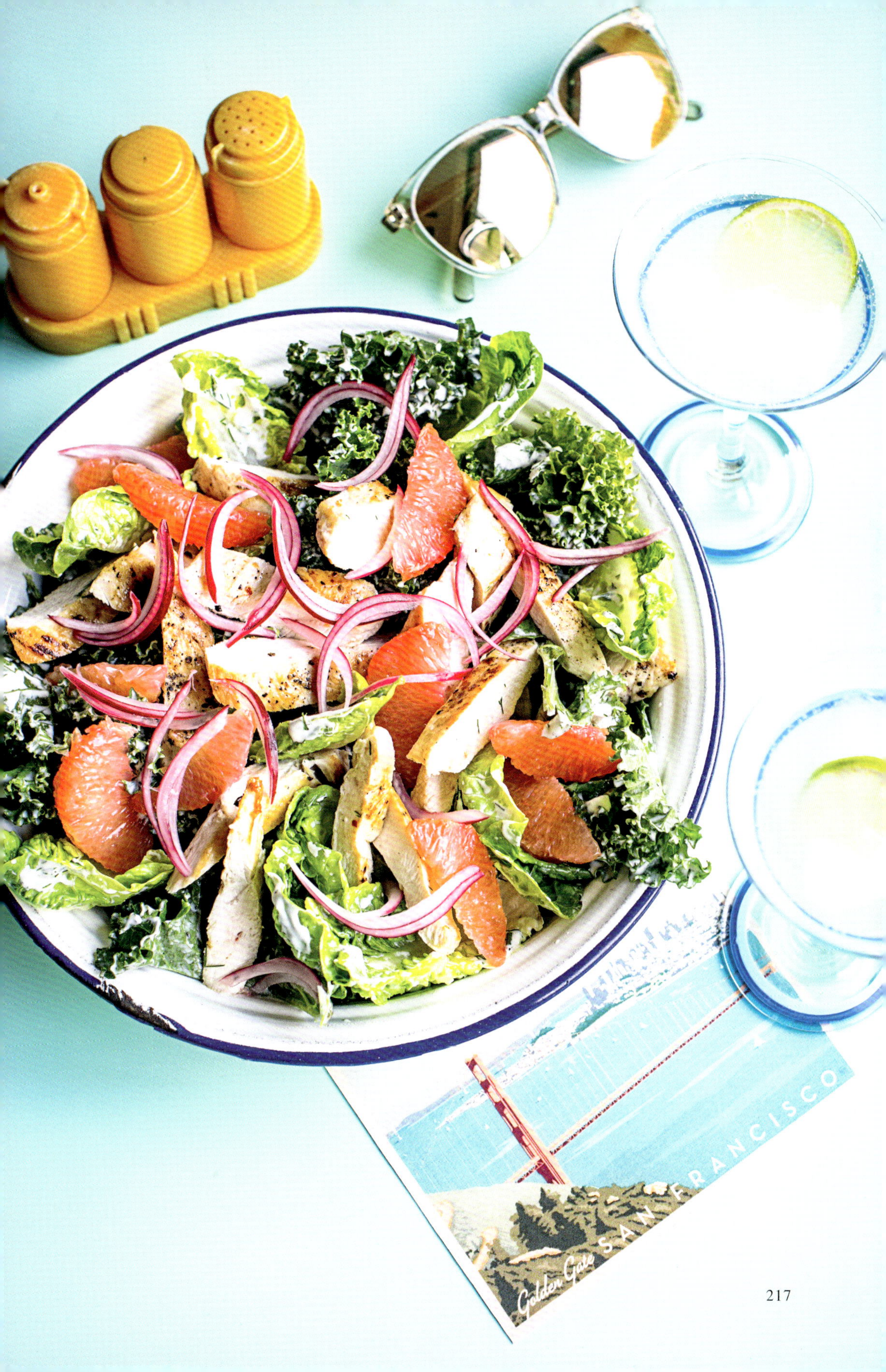
Golden Gate SAN FRANCISCO

芝麻酱烤鳕鱼

当你渴望享用一种奶油味浓郁的饭菜，但又希望保持血糖稳定时，该怎么办呢？当然是制作这个食谱啦。我非常喜欢，希望你也会喜欢。

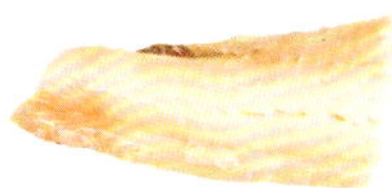

2块无皮无骨鳕鱼

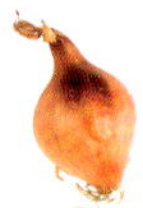

2个小洋葱，切碎

40毫升中东生芝麻酱

+80毫升开水

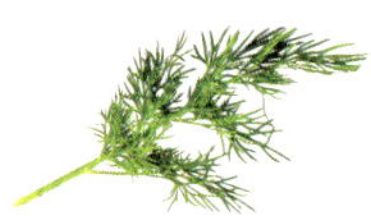

1大把莳萝，摘叶并切碎

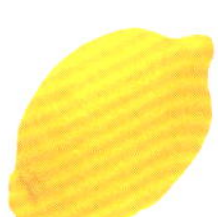

1/2个无蜡柠檬，取皮（切碎）和汁

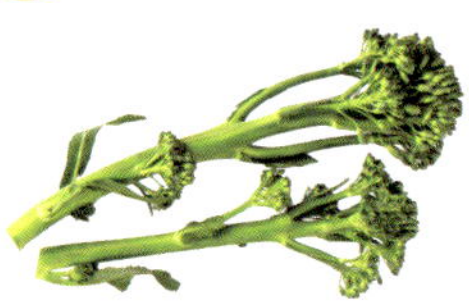

350克西蓝薹，切掉老硬部分

+2汤匙橄榄油

+适量的盐和胡椒粉

·制作方法·

- 烤箱预热至220℃（风扇模式200℃）。烤盘中铺好烘焙纸，将鳕鱼放在烤盘上，淋上1汤匙橄榄油。用盐和胡椒粉调味，然后放入烤箱烤10～12分钟，直到鳕鱼熟透。
- 同时，制作酱汁。开中火，锅中加热剩余的橄榄油，煸炒切碎的洋葱约5分钟。
- 加入中东生芝麻酱和开水，小火加热搅拌约3分钟，直到酱汁浓稠度类似淡奶油。如果需要，可添加更多开水。
- 拌入切碎的莳萝和柠檬皮碎，挤入柠檬汁调味。
- 将西蓝薹蒸（或焯水）约4～5分钟至断生。搭配鳕鱼装盘，淋上芝麻酱汁即可食用。

制作2人份

准备时间：5分钟 / 总制作时间：12分钟

无麸质

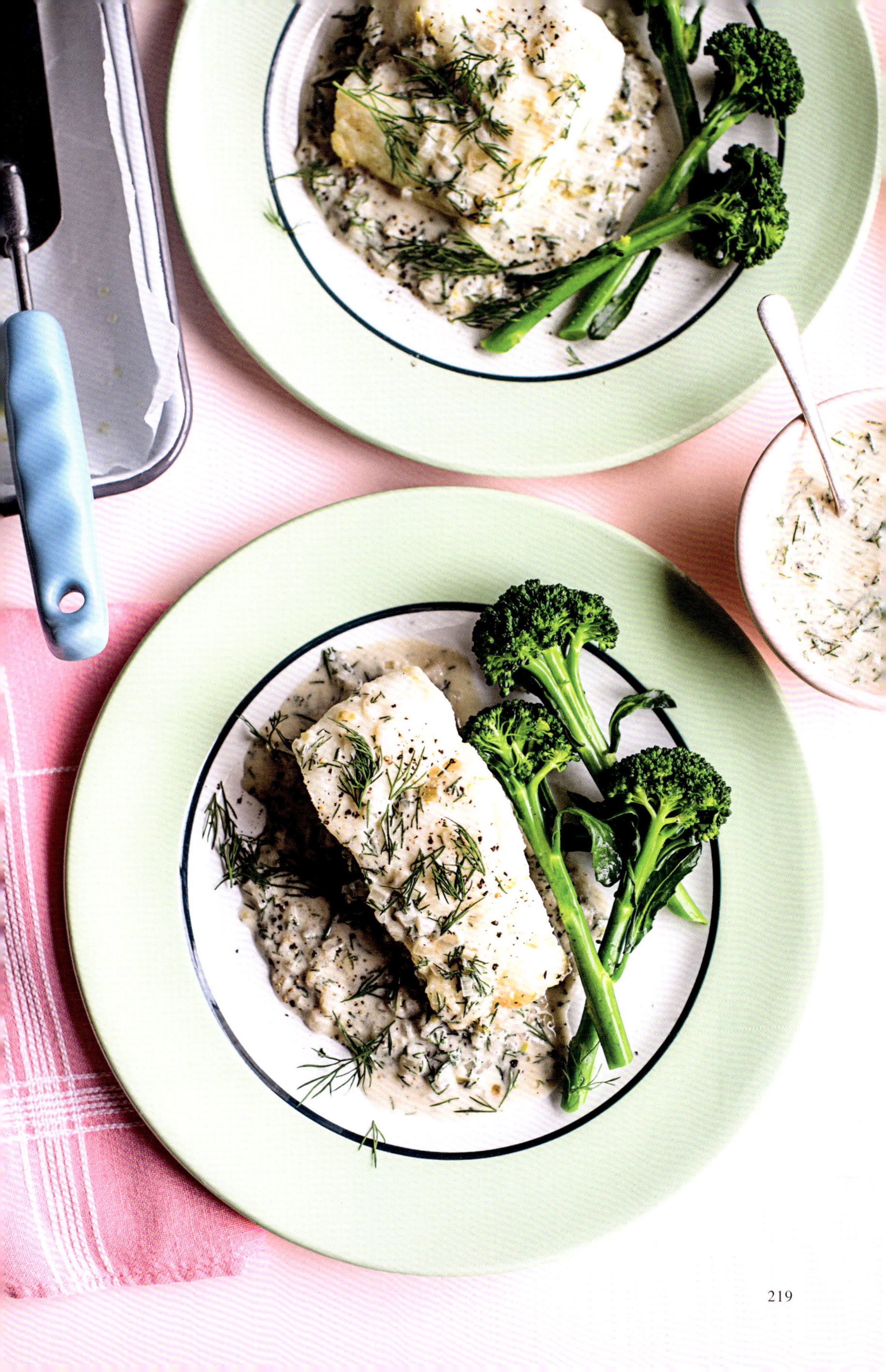

金枪鱼皮塔饼

啊，经典的金枪鱼三明治。这是我从一位亲爱的朋友那里学到的改良版本。刺山柑和芥末的加入为原本平凡的味道增添了令人惊艳的风味，实现了味觉层次的飞跃。

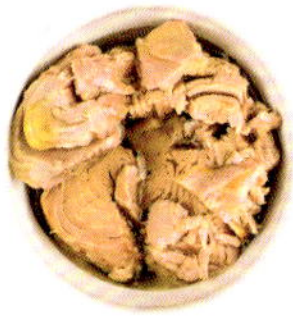

1罐110克的油浸金枪鱼，沥干

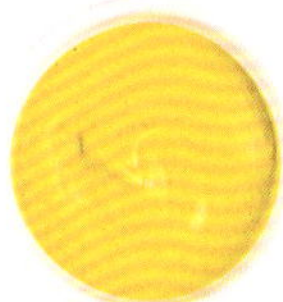

1汤匙第戎芥末

1汤匙蛋黄酱

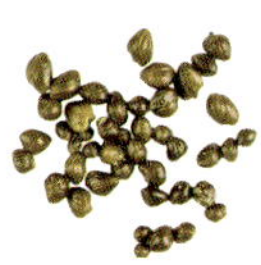

1茶匙刺山柑，沥干

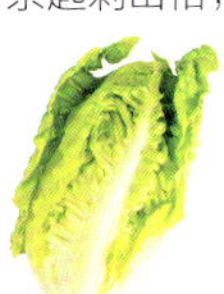

2~3片冰山生菜、罗马生菜或小宝石生菜叶

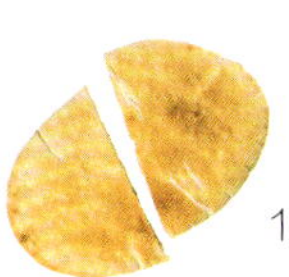

1张皮塔饼

+适量的盐和胡椒粉

制作方法

- 在碗中混合金枪鱼、第戎芥末、蛋黄酱和刺山柑，搅拌均匀，用盐和胡椒粉调味。
- 将皮塔饼烤至微焦脆，对半切开形成一个口袋。将生菜叶和金枪鱼馅料填入其中，即可食用。

制作1人份
准备时间：10分钟

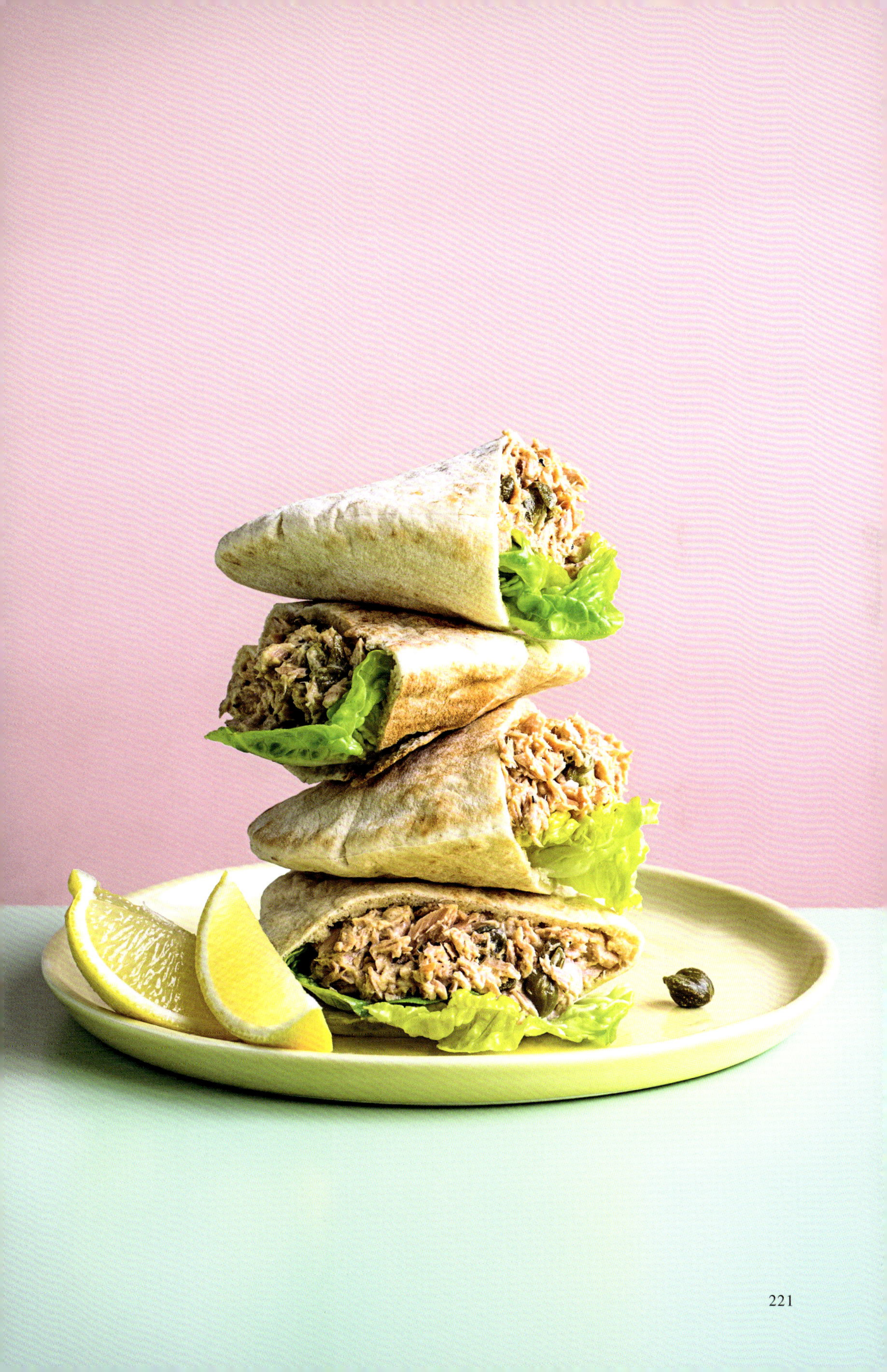

梅森罐装沙拉

这道食谱只要遵循基本原则（底部放蔬菜，中间放蛋白质，顶部放碳水化合物），就有无限可能。打包带去单位，倒扣在盘子上享用……这几乎确保了你的进食顺序是正确的：先吃蔬菜，最后吃碳水化合物。即使你没有完全按照这个顺序吃也不用担心，把握大原则即可。

使用冰箱里的任何蔬菜都行。蛋白质可以是鸡肉、牛肉、煮熟的鸡蛋、豆腐……再搭配一些米饭或意大利面。简单淋上香蒜酱、哈里萨辣酱甚至蛋黄酱就很完美，或翻到第124~127页寻找一些可以搭配醋的灵感。

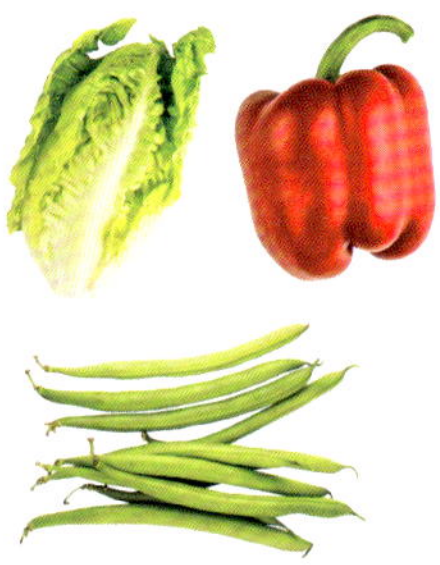

1把混合沙拉蔬菜，如生菜、彩椒、葱和四季豆等，切成小块（四季豆要焯熟）

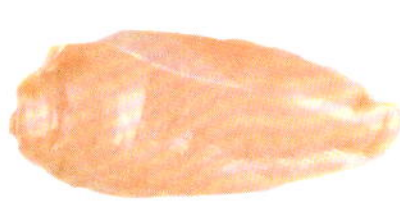

1块鸡胸肉，煮熟并切片

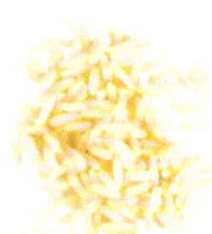

2~3汤匙白米饭或糙米饭

+你喜欢的调味酱

·制作方法·

- 在罐子底层放上混合蔬菜，中层放上鸡胸肉片，顶层放上米饭。
- 食用时，将罐子里的所有食物倒扣在盘子上，淋上调味酱，尽情享用吧！

制作1人份
准备时间：10分钟
无麸质

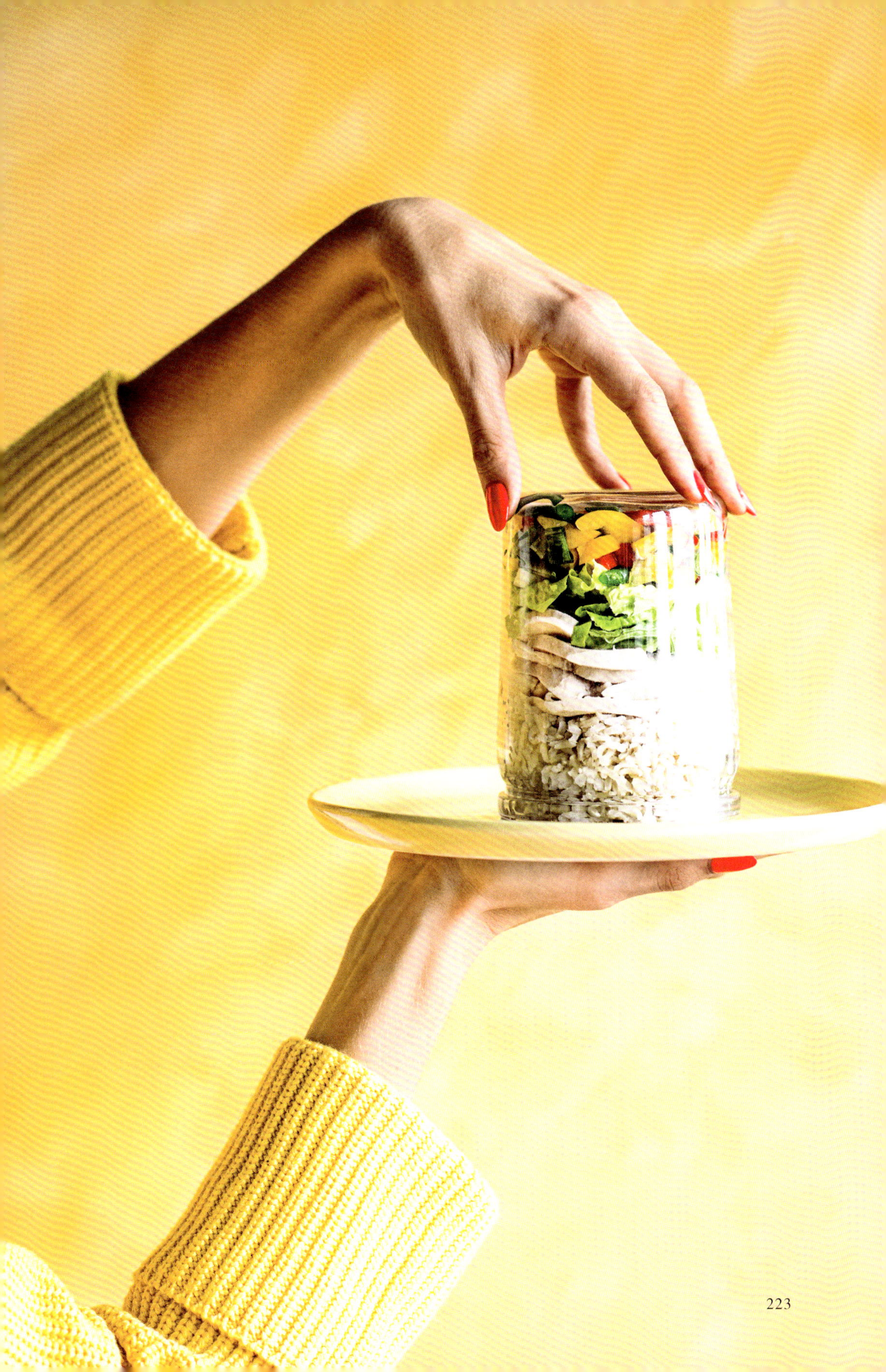

经典尼斯沙拉

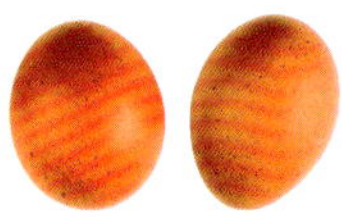

2个鸡蛋

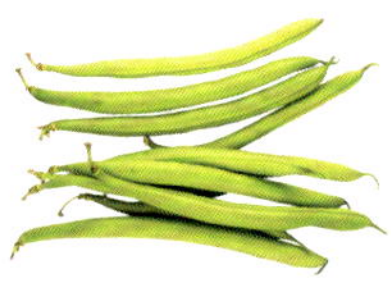

100克四季豆，去蒂

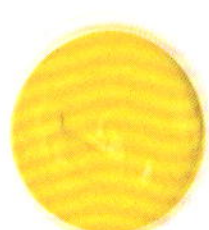

不到2汤匙第戎芥末

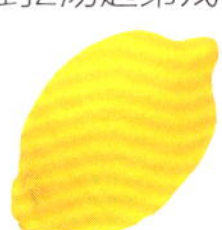

1个柠檬（挤出汁）

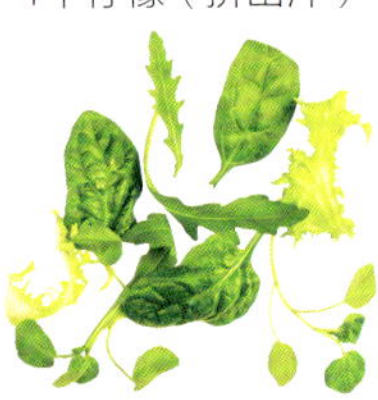

2大把混合蔬菜叶

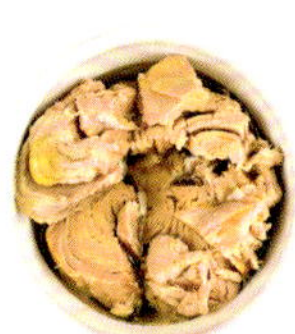

2罐110克装油浸金枪鱼，沥干

+2汤匙橄榄油
+适量的盐和胡椒粉

我不想吹嘘，但……好吧，是的，我确实非常擅长做尼斯沙拉。我要与你分享我的顶级秘方，之前从未透露过哦……就我们自己知道，好吗？

·制作方法·

- 小锅里加水，用大火煮沸。放入鸡蛋煮5分钟。然后放入四季豆，再煮5分钟，此时四季豆应该刚好煮熟，鸡蛋则是呈溏心状。
- 取出四季豆放置一旁。用冷水冲鸡蛋到可以处理，将其剥壳并放置一旁。
- 制作调料汁：将第戎芥末、柠檬汁和橄榄油与一些盐和胡椒粉放入碗中，搅拌至完全乳化。
- 在一个大碗中，将混合蔬菜叶与一半的调料汁拌匀，然后将其分成两份，放在两个沙拉碗或盘子中。每份均匀放上金枪鱼和四季豆。
- 将鸡蛋切成两半，放在每份沙拉上。用盐和胡椒粉调味，淋上剩余的调料汁即可享用。

制作2人份
准备时间：12分钟 / 总制作时间：7分钟
无麸质

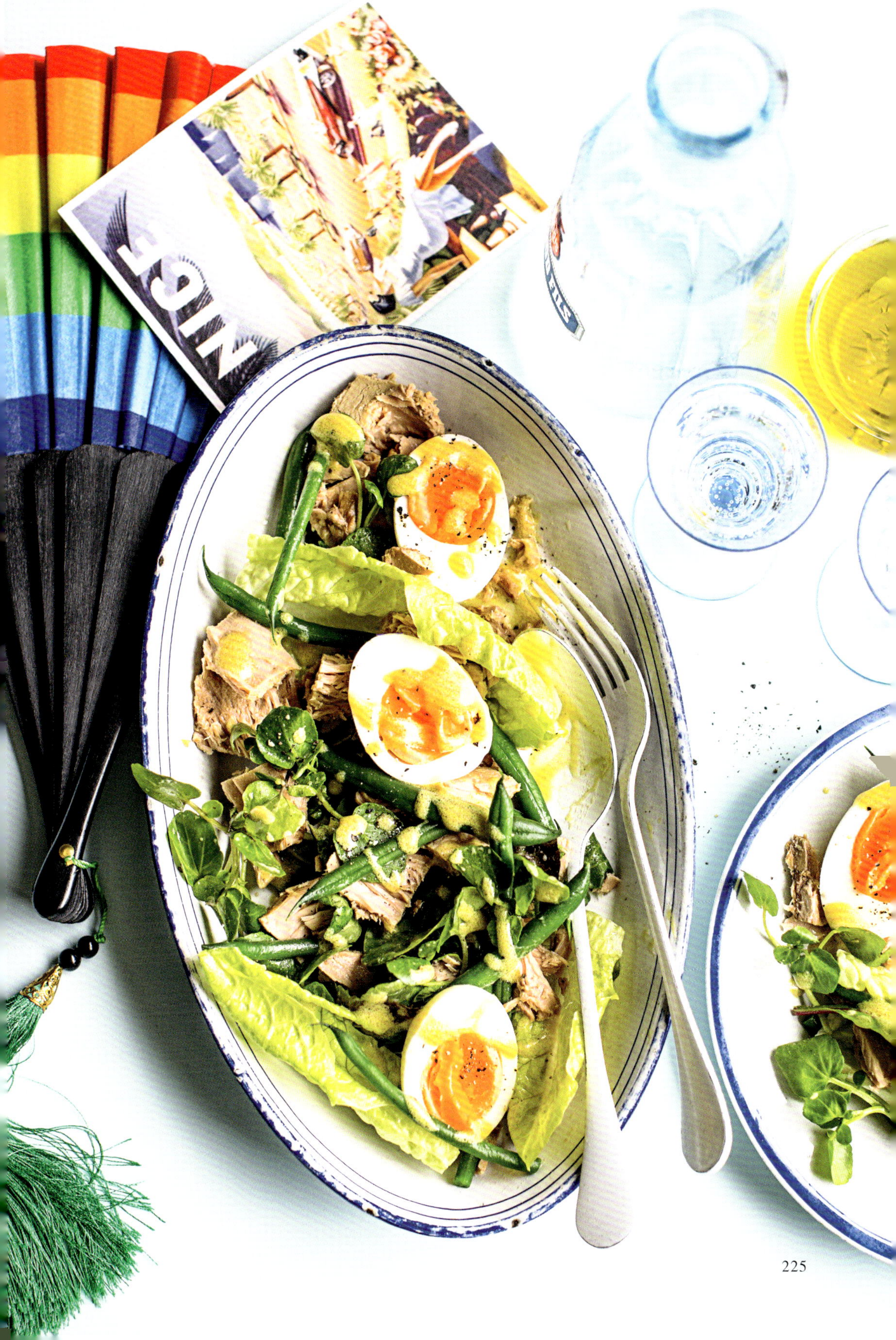
NICE

蒜香辣椒虾

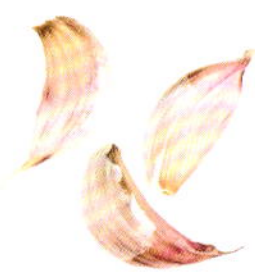

3瓣大蒜，切碎

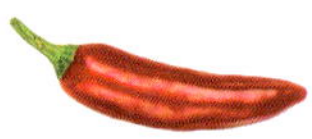

1个红辣椒，切碎

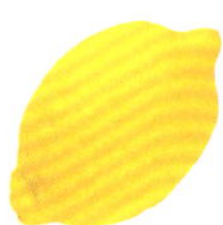

1/2个柠檬，切成小瓣

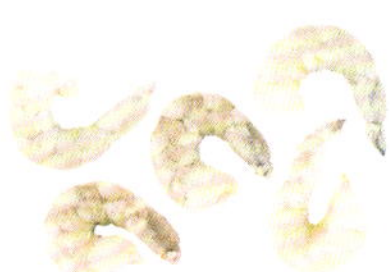

450克去壳黑虎虾

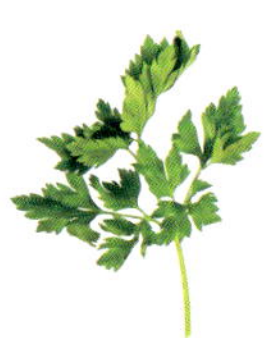

1大把平叶欧芹，取叶切碎

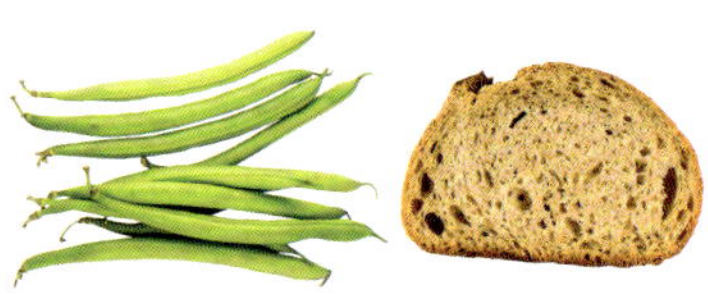

四季豆和脆面包（可选）

+3汤匙橄榄油

+适量的盐和胡椒粉

注意：虽然这道主菜非常美味，但蒜香和辣椒的浓烈组合可能不适合在与朋友或贵宾会面前食用。唇齿留香虽妙，却可能持久不散哦。

·制作方法·

- 将橄榄油放入一个大煎锅中，用中火加热。加入切碎的大蒜和红辣椒，炒1分30秒，至食材略微变软。
- 加入柠檬和黑虎虾，翻炒约3分钟，直到虾肉变红且完全熟透。用盐和胡椒粉调味，拌入切碎的平叶欧芹。
- 如果喜欢，可以配上蒸四季豆或用脆面包蘸取酱汁食用。

制作2人份

准备时间：5分钟 / 总制作时间：5分钟

无麸质

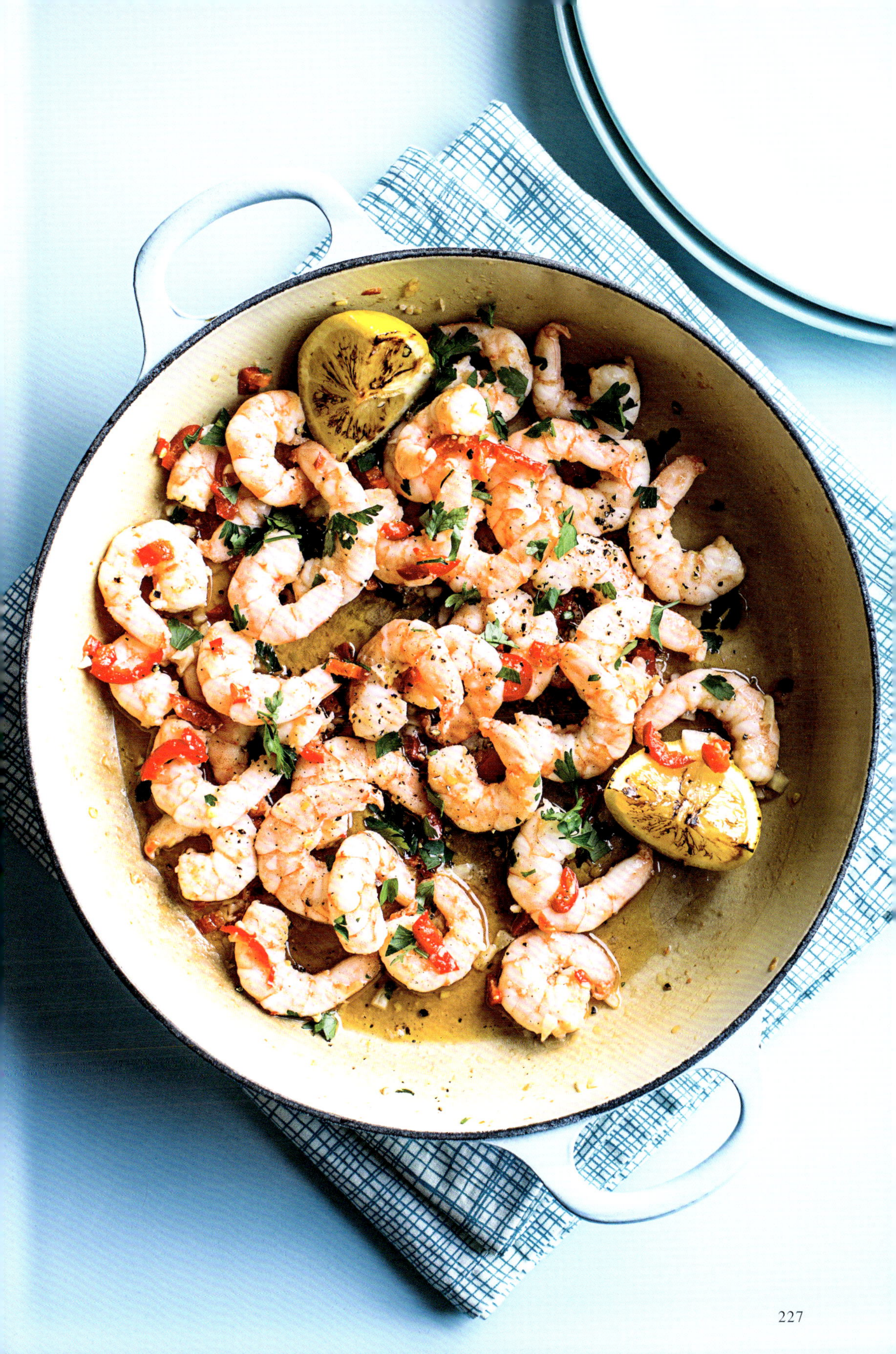

鹰嘴豆彩椒配肋眼牛排

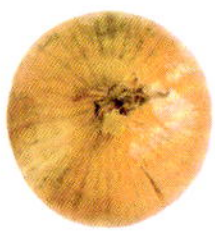

1个小洋葱，切碎

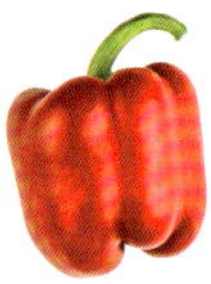

2个彩椒（红、黄），去瓤切丝

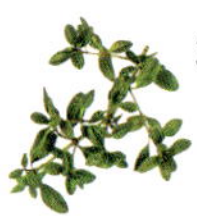

3～4枝百里香，摘叶

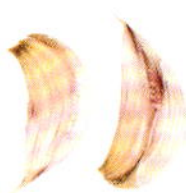

3瓣大蒜，切片

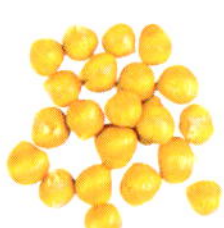

1罐400克装的鹰嘴豆，沥干

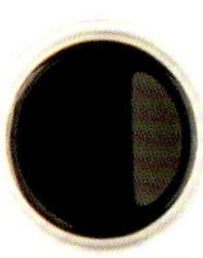

1汤匙意大利黑醋

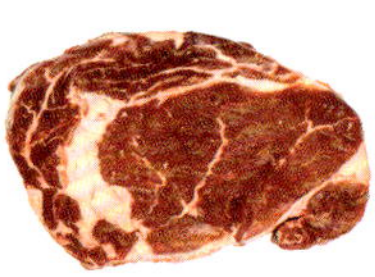

2块肋眼牛排（每块约200克）

+2汤匙橄榄油
+适量的盐和胡椒粉

当需要一顿特别满足和饱腹的大餐时，就是它了。

·制作方法·

- 制作辣椒烩：将1.5汤匙橄榄油放入一个大平底锅中，用中火加热。加入洋葱、彩椒和百里香，翻炒10分钟，直到蔬菜变软。
- 加入大蒜、鹰嘴豆和意大利黑醋，加盖焖3～4分钟，直到大蒜变软且略微收汁。
- 同时，煎牛排。用盐和胡椒粉给牛排调味，刷上剩余的橄榄油。加热平底煎锅，煎锅冒烟后，放入牛排每面煎2～3分钟（三分熟）。煎好后离火，用锡纸包裹后静置5分钟。
- 装盘前，用盐和胡椒粉给彩椒鹰嘴豆调味。将牛排切薄片，与蔬菜一起摆盘即可。

制作2人份
准备时间：10分钟 / 总制作时间：15分钟
无麸质

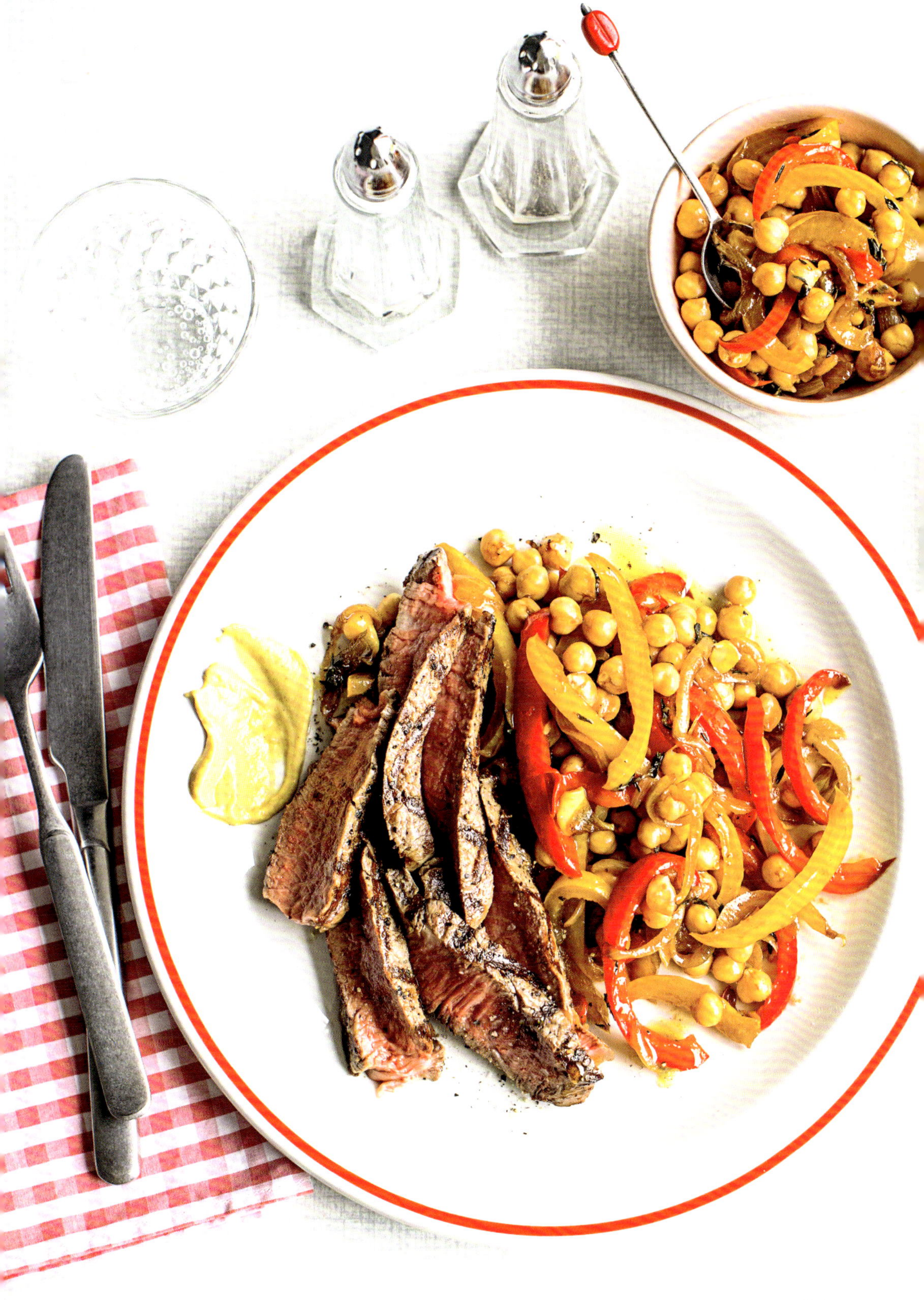

蒸嫩豆腐配香辣蒜蓉姜汁

辣椒、大蒜和姜——这些都是我喜欢的食材。这道菜浓郁的酱汁让豆腐焕发新生，成为令人垂涎欲滴的一餐。

1块（300克）嫩豆腐，切成两半

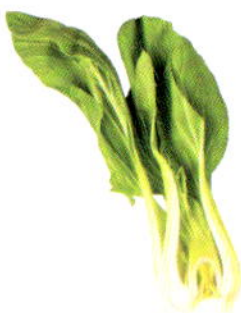
1小把青菜，冲洗干净，纵向切瓣

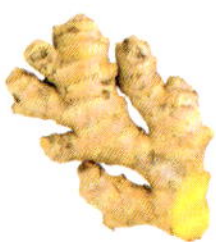
1小块姜，去皮切丝

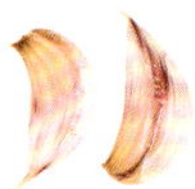
2瓣大蒜，剁蓉

2汤匙酱油（若你是无麸质饮食者，可使用塔玛莉酱油）

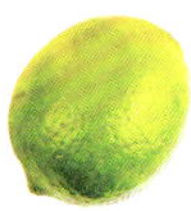
1/2个青柠（挤出汁）

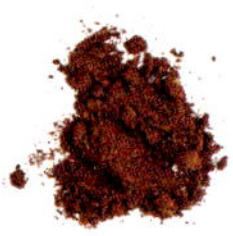
1/2茶匙辣椒粉（辣度自选）

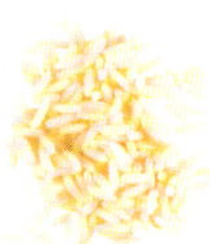
任意米饭（佐餐用）

+2汤匙橄榄油
+适量的盐和胡椒粉

·制作方法·

- 如果你有竹蒸锅，就用它；若没有，用蒸锅搭配箅子和一个小碟子。对于后者，在锅中加水煮沸（水不要没过箅子），然后将豆腐放入碟子中再小心地放入蒸锅内（确保水不会接触到豆腐）。旁边码放好青菜，盖上盖子，用中火蒸约10分钟，或者直到青菜变软。
- 同时，在中火上加热煎锅，倒入橄榄油，用中火爆香姜丝和蒜蓉约2分钟，至蒜蓉微黄。
- 加入酱油和青柠汁，用小火煨约10秒后离火，拌入辣椒粉。
- 装盘时均匀铺上豆腐与青菜，然后淋上酱汁。
- 立即享用，这道菜适合搭配任何主食。

制作2人份
准备时间：10分钟 / 总制作时间：10分钟
无麸质，纯素

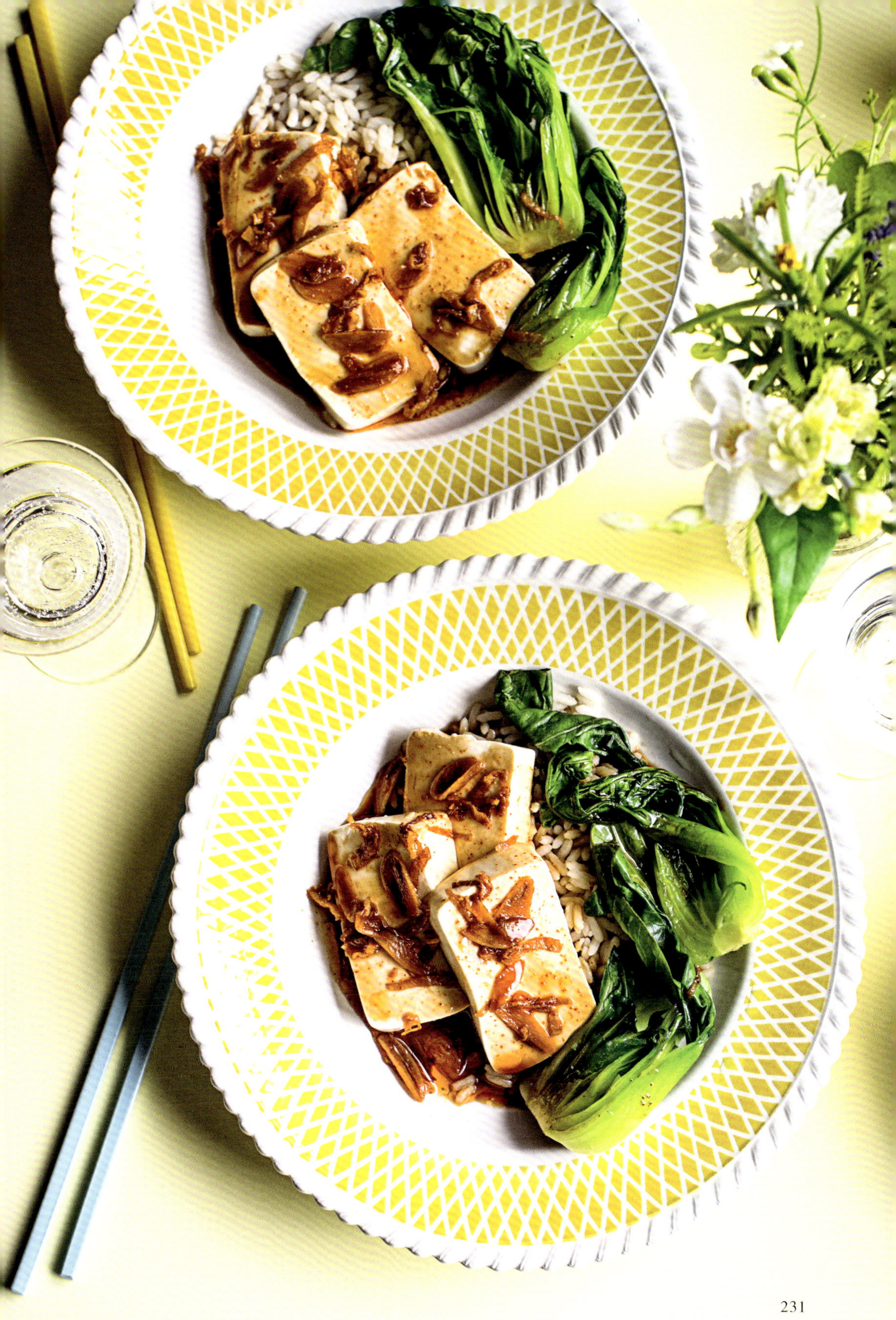

烤三文鱼配黄瓜腌姜汁

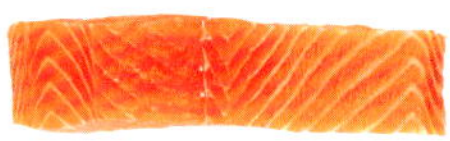

2块无骨三文鱼（每块约150克）

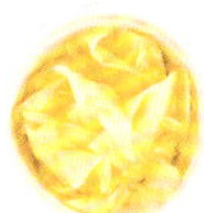

3汤匙腌姜，沥干后切碎

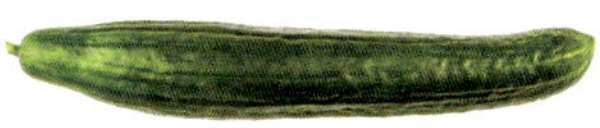

1/4根黄瓜，切丁

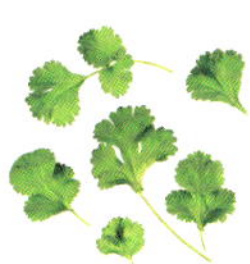

1小把香菜，摘叶，切碎

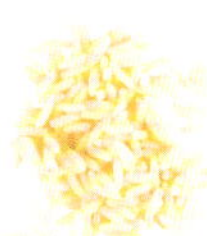

200克白米饭或糙米饭

2汤匙酱油（若你是无麸质饮食者，可使用塔玛莉酱油）

+1汤匙橄榄油

+适量的盐和胡椒粉

这道菜的味道鲜美无比，令人回味无穷。腌姜在大多数超市都有售——如果你还没有尝过，赶快去买吧！

·制作方法·

- 将烤箱预热至200℃（风扇模式180℃）。用烘焙纸铺好烤盘。将三文鱼放在烤盘上，淋上橄榄油，撒上盐和胡椒粉。在烤箱中烤12分钟，直到鱼肉变白熟透。
- 同时，将切碎的腌姜、切丁的黄瓜和切碎的香菜放入碗中混合，用盐和胡椒粉调味。
- 当三文鱼熟透后，分别放在两盘米饭上，再淋上腌姜酱汁。如果喜欢，可以再加点酱油，风味更佳。

制作2人份

准备时间：10分钟 / 总制作时间：12分钟

无麸质

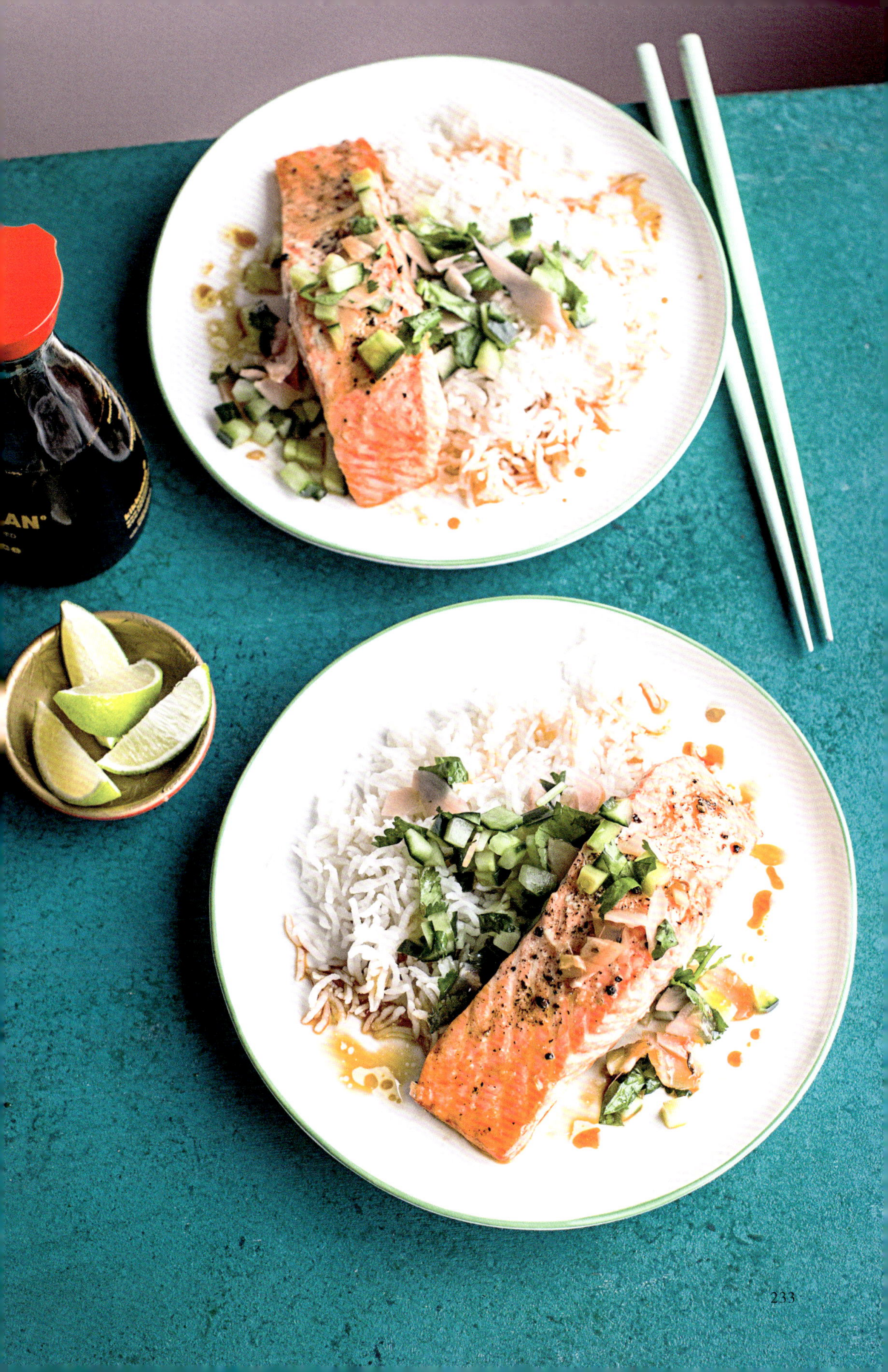

柠檬橄榄烤鸡腿

有些餐点如此简单、经典和美味，它们理应在每周的稳定血糖菜单中占有一席之地。

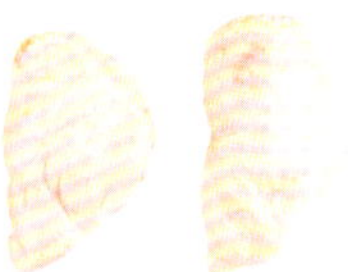

2块带骨带皮鸡腿

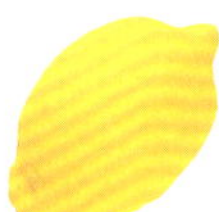

1个柠檬，切成瓣状

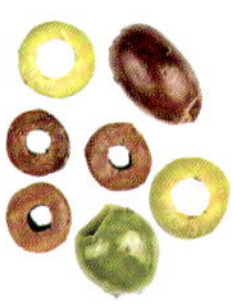

100克混合橄榄

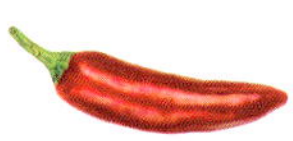

1根红辣椒，切碎

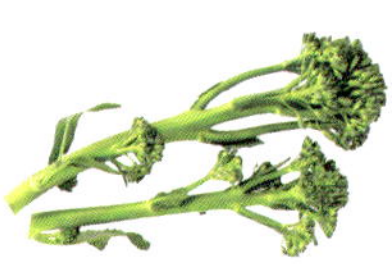

300克西蓝薹，去掉老梗部分

+2汤匙橄榄油
+适量的盐和胡椒粉

·制作方法·

- 将烤箱预热至200℃（风扇模式180℃）。将鸡腿、柠檬、橄榄和切碎的红辣椒放入烤盘中。淋上橄榄油并用盐和胡椒粉调味，搅拌均匀。将烤盘放入烤箱中烤30分钟，直到鸡腿熟透为止。
- 从烤箱中取出烤盘，放入西蓝薹，再次放入烤箱烤5分钟，直到西蓝薹变软并略微烤焦。将鸡腿和西蓝薹装到餐盘中，即可享用。

制作2人份
准备时间：7分钟 / 总制作时间：35分钟
无麸质

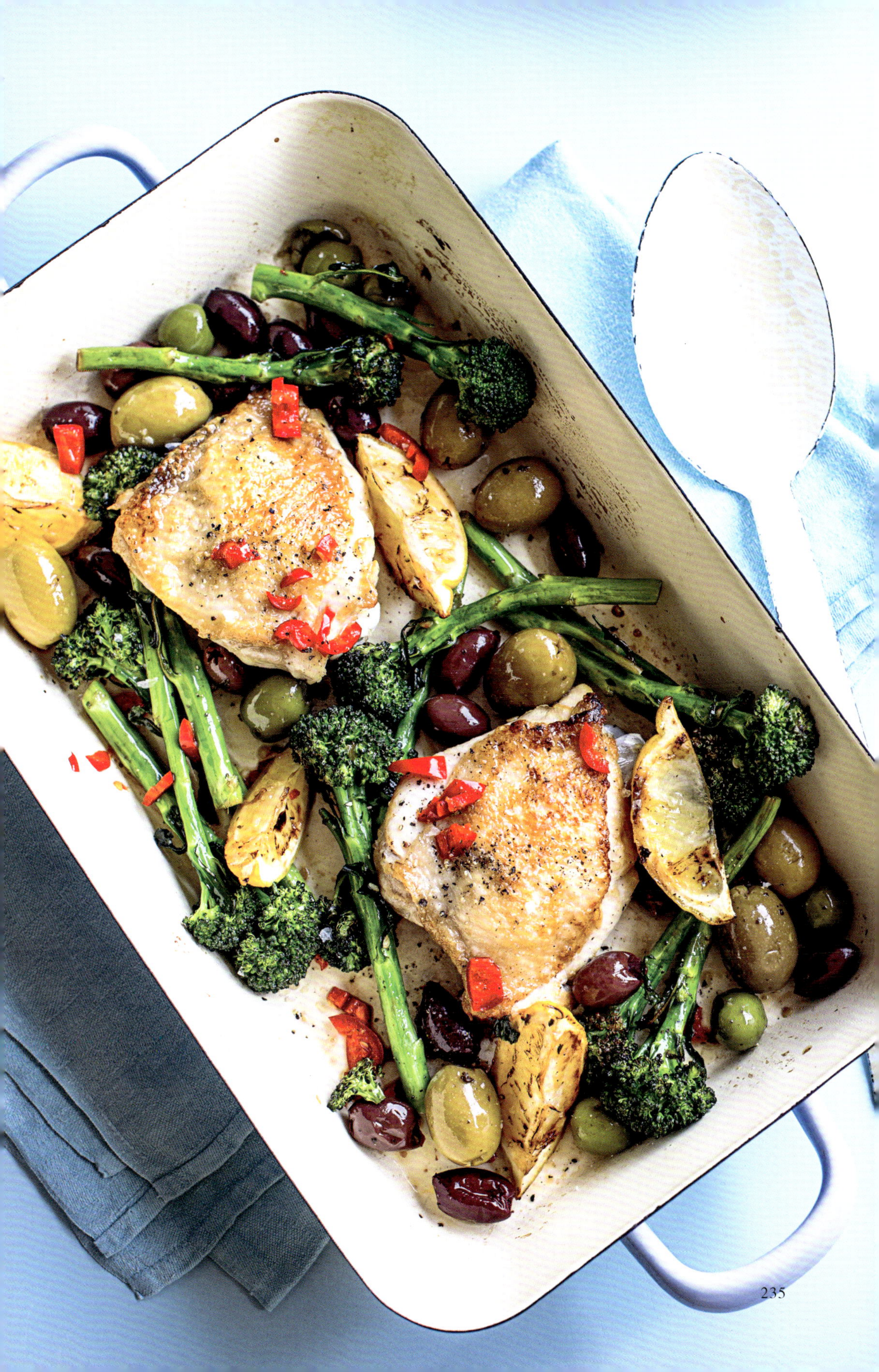

葱姜白切鸡

将此食谱归入“当我试图给人留下深刻印象时要做的餐品”类别吧。这道菜美味可口，从头到尾制作时间不到30分钟。

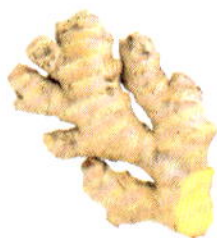

5厘米姜，去皮

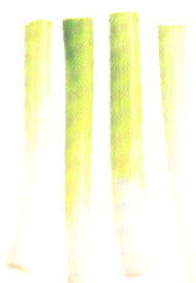

6大段葱

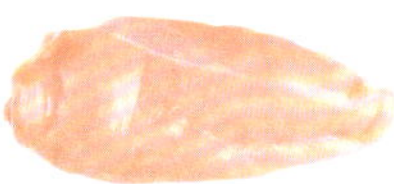

2块鸡胸肉（每块约160克）

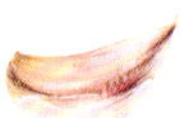

1瓣大蒜，切碎

3汤匙酱油（若你是无麸质饮食者，可使用塔玛莉酱油）

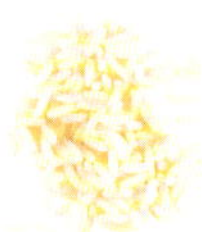

200克藜麦饭或白米饭或糙米饭

+3汤匙橄榄油

·制作方法·

- 把姜切出3片薄片留用，剩余的姜切成末。一根完整的葱留用，剩下5根葱的葱白和葱绿分开，均切成细丝。
- 将鸡胸肉、整根葱和姜片放入中号平底锅中，加入足够的水没过鸡肉。将水煮沸，然后调小火力，焖煮15分钟至鸡肉熟透。关火后将鸡肉继续浸泡在原汤中。
- 中火热锅倒入橄榄油，加入大蒜和葱白丝爆香。加入酱油、120毫升煮鸡肉的原汤、姜末和葱绿丝翻炒1分钟至酱汁稍微收浓。
- 将鸡肉捞出，切片。将米饭分装在两个盘子里。码上鸡肉，淋上酱汁即可。

制作2人份
准备时间：7分钟 / 总制作时间：20分钟
无麸质

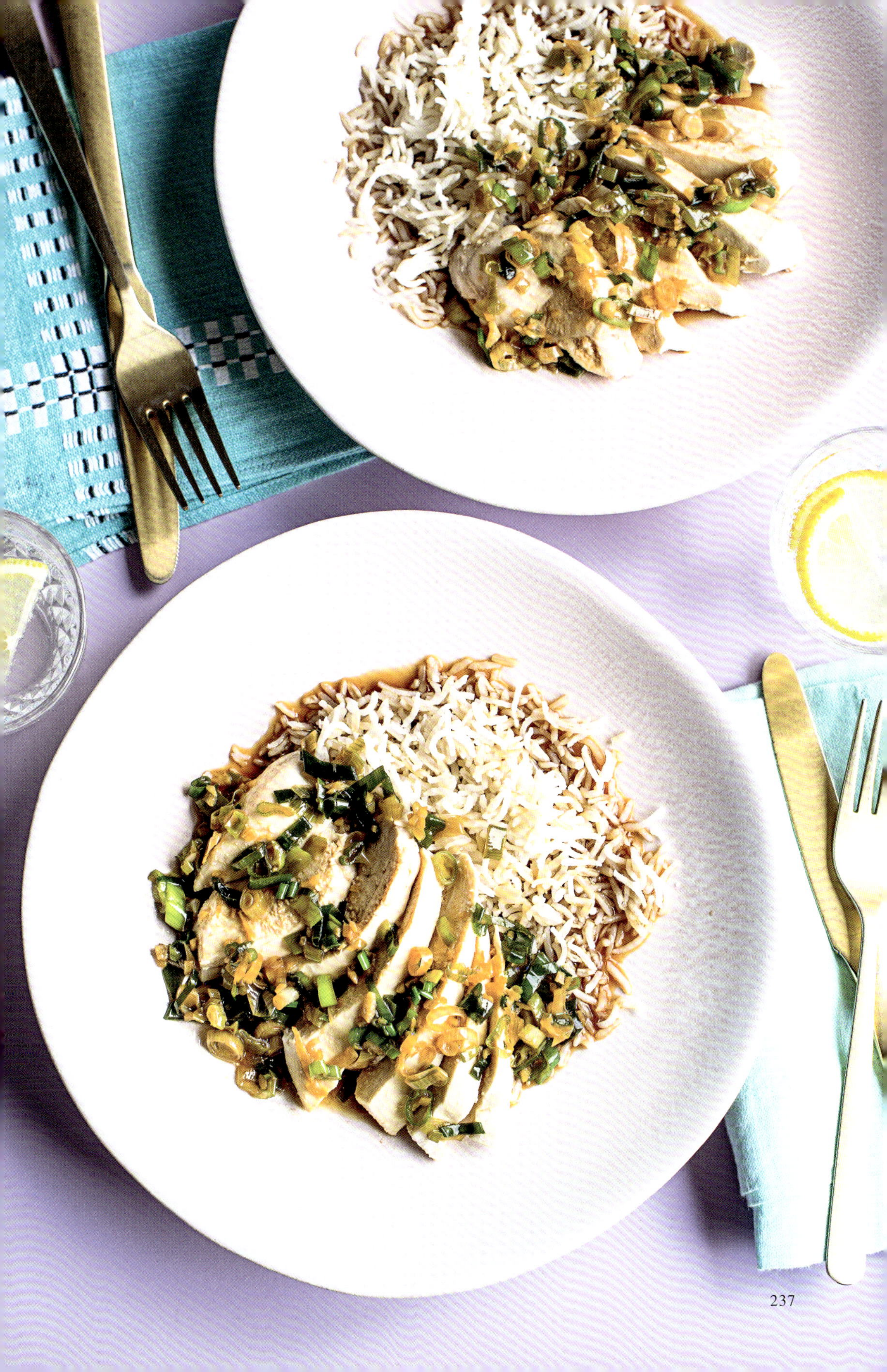

韩式泡菜牛肉碗

这是专属慵懒夜晚的美味。辣椒酱带来了一丝辣味，而牛油果则增加了绵密的清凉感，让你一口沦陷！

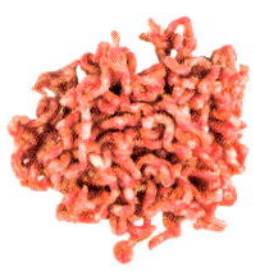

200克牛肉末（推荐脂肪含量5%）

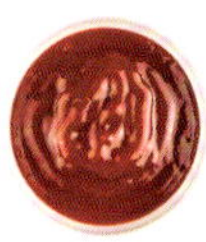

2汤匙是拉差辣椒酱

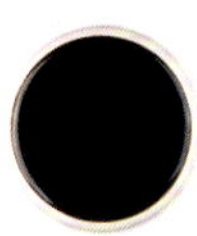

1汤匙酱油（若你是无麸质饮食者，可使用塔玛莉酱油）

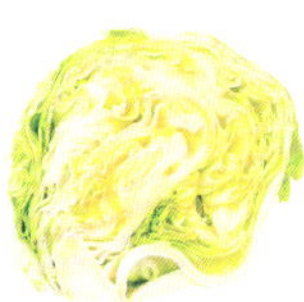

4片球生菜叶，切细丝

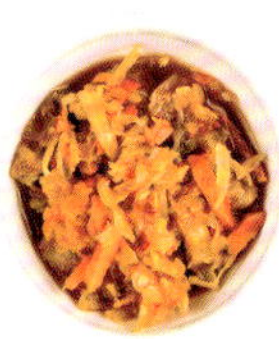

2大勺韩式泡菜

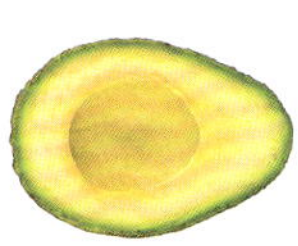

1个牛油果，去核切片

+2汤匙橄榄油

制作方法

- 将橄榄油倒入中号平底锅中，用中火加热。放入牛肉末，用木勺打散，翻炒约10分钟至牛肉末全熟微焦。加入酱油和1汤匙是拉差辣椒酱翻炒均匀。
- 将生菜丝、泡菜和牛油果片分装在两个碗中。将炒好的牛肉末铺在顶部，再淋上剩余的是拉差辣椒酱，即可享用。

制作2人份
准备时间：10分钟 / 总制作时间：10分钟
无麸质

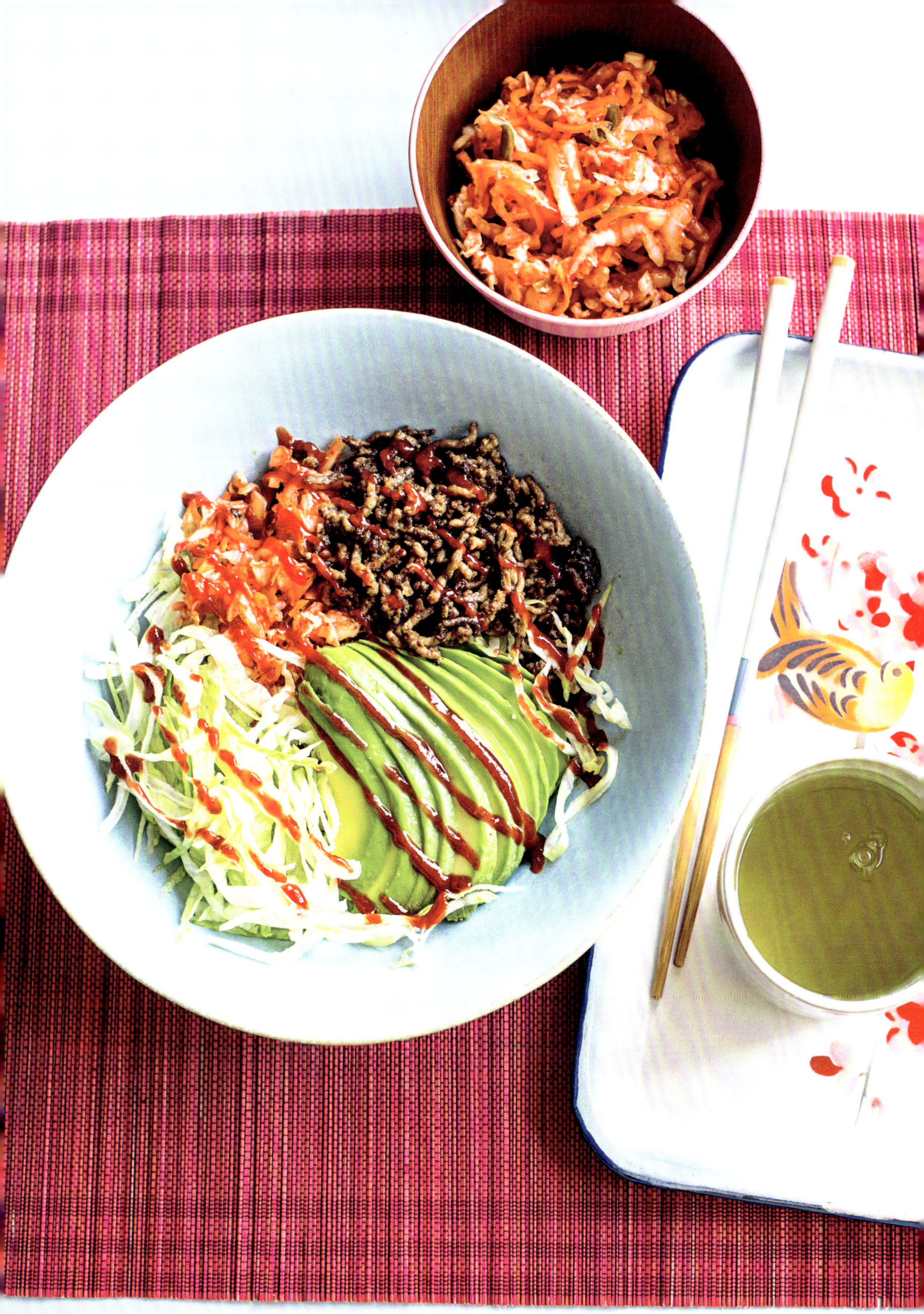

随心甜点

我以前说过，我还要再说一遍：

“是的！我吃了甜点！”

享受甜食与稳定血糖从不矛盾——我们只需要在饭后吃，而不是在早餐时吃或作为零食吃即可。

太妃桃子帕芙洛娃

90克细砂糖

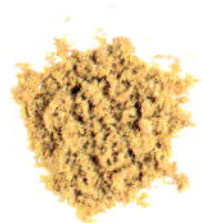

60克浅色原蔗糖

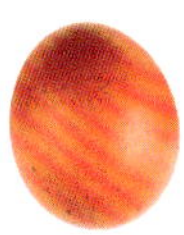

3个蛋清

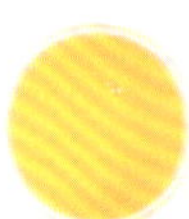

1茶匙白葡萄酒醋

100毫升打发的浓奶油，或100克全脂希腊酸奶

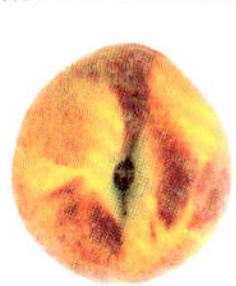

3个大桃子，去核切片，或100克覆盆子

+少许盐

在传统的蛋白霜配方中加入浅色原蔗糖，能幻化出令人沉醉的太妃糖风味。在水果搭配方面，桃子堪称绝配。一般选择当季的水果，都不会出错。

·制作方法·

- 将烤箱预热至180℃（风扇模式160℃），并在烤盘上铺上烘焙纸。将细砂糖和浅色原蔗糖混合在一起，过筛至无结块。
- 将蛋清和1撮盐放入无油无水的碗中，高速打发至硬性发泡。分次加入混合糖粉，每次添加后充分搅打融合。全部糖粉加入后继续高速搅打6分钟，至呈现挺立有光泽的蛋白霜。最后加入白葡萄酒醋，再打发1分钟。
- 用勺子将蛋白霜移到烤盘上，形成一个直径约18厘米、高5厘米的圆形基底。
- 将烤箱温度降至140℃（风扇模式120℃）。将蛋白酥皮基底放入烤箱中，烘烤1.5小时，直到外皮变得酥脆。从烤箱中取出，让其冷却。
- 食用前将打发的浓奶油或希腊酸奶均匀涂抹在蛋白酥皮顶部，再放上切片的桃子或覆盆子。即可享用。

制作6人份
准备时间：15分钟 / 总制作时间：1.5小时
无麸质，素食

极简巧克力慕斯

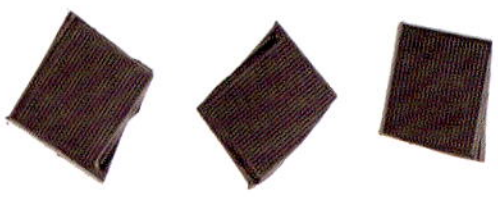

100克70%黑巧克力，切成小块

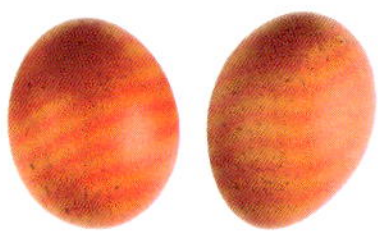

2个可生食鸡蛋，分开蛋清和蛋黄

20克细砂糖

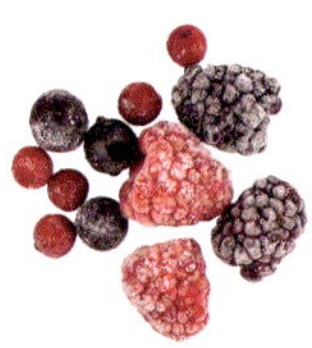

你喜欢的水果（例如草莓）

适量的酸奶或奶油（打发）

我最喜欢的甜点之一是这款极简巧克力慕斯。它不仅简单易做，而且味道极佳，常常成为晚餐聚会后的亮点。如果你像我一样时间有限，这道甜点绝对不会让你失望。

·制作方法·

- 将黑巧克力块与60毫升水放入耐热碗中，置于微沸的水锅上，隔水加热融化。确保碗底不要接触到热水表面。待黑巧克力融化后，将其从火上移开，冷却4～5分钟，加入蛋黄，搅拌一下，备用。
- 在另一个碗中，用打蛋器将蛋清和细砂糖一起打发，直到蛋清变硬。
- 将打发的蛋清分三次轻轻拌入巧克力蛋黄混合物中，直到完全融合。
- 将巧克力慕斯分装到小杯中，放入冰箱冷藏2～3小时，或者直到凝固成型。
- 食用时，可以用你喜欢的水果加以装饰，也可以加上一点酸奶或打发的奶油。

制作4人份

准备时间：25分钟 / 冷藏时间：2～3小时

无麸质

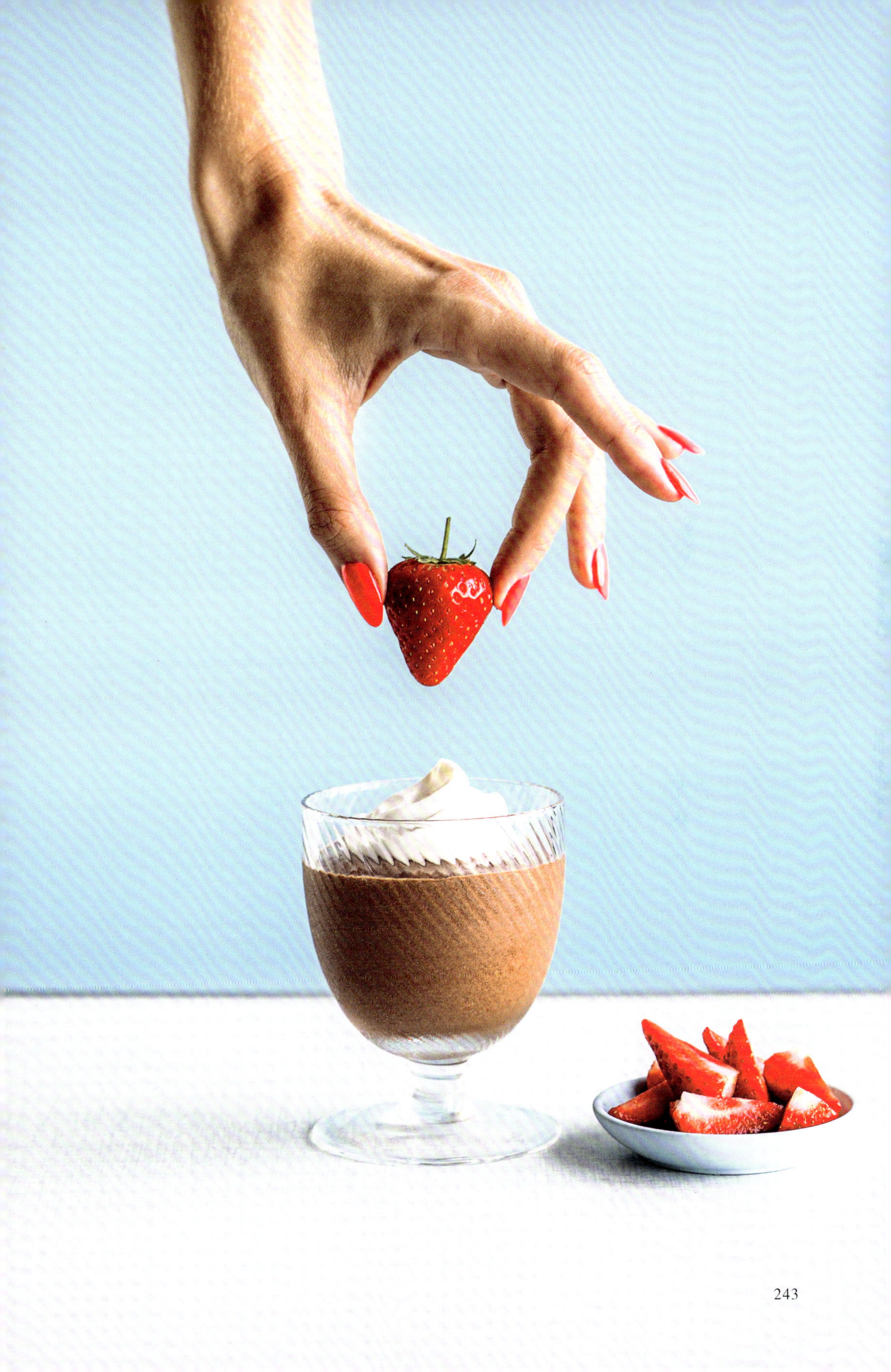

味噌巧克力球

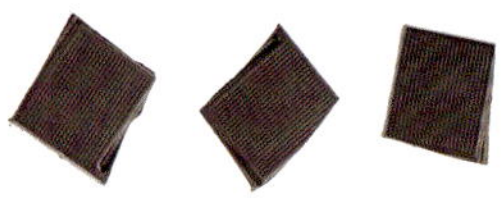

100克70%黑巧克力，切碎

100毫升
浓奶油

1汤匙黄油

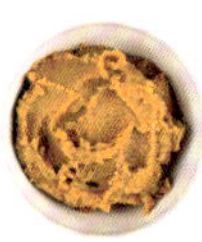

1茶匙白味噌
（可用赤味噌
替代）

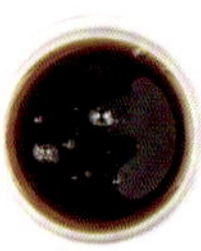

1汤匙枫糖浆

1小撮海盐

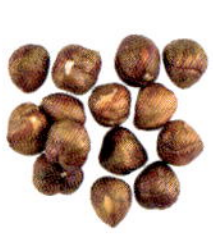

60克榛子仁
（切碎）

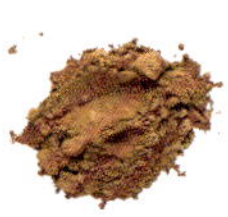

20克可可粉

若说你从这本食谱中学到了什么——除了大量的美味菜谱，希望你能体会到一点：血糖友好型烹饪，往往藏在意料之外的组合里。这道味噌巧克力松露甜品绝对会成为你甜点菜单上的新宠，我确信你会喜欢。

·制作方法·

- 将切碎的黑巧克力放入碗中备用。
- 在小锅中用小火加热浓奶油和黄油，搅拌至混合物接近沸腾。将混合物从火上移开，倒在巧克力上，让其静置几分钟，然后搅拌至顺滑，制成巧克力酱。
- 把白味噌和枫糖浆混合在一起，然后加入海盐搅拌均匀。把糖浆混合物拌入巧克力酱中，加入榛子仁碎，将混合物放入冰箱冷藏约2小时，直到凝固。
- 将凝固的巧克力混合物用勺子舀出，搓成小球。
- 将可可粉倒在盘子上，将巧克力球在可可粉中滚一滚，直至均匀裹上可可粉。
- 将味噌巧克力球存放在密封容器中，冷藏保存。

制作15颗
准备时间：25分钟 / 冷藏时间：1小时
无麸质

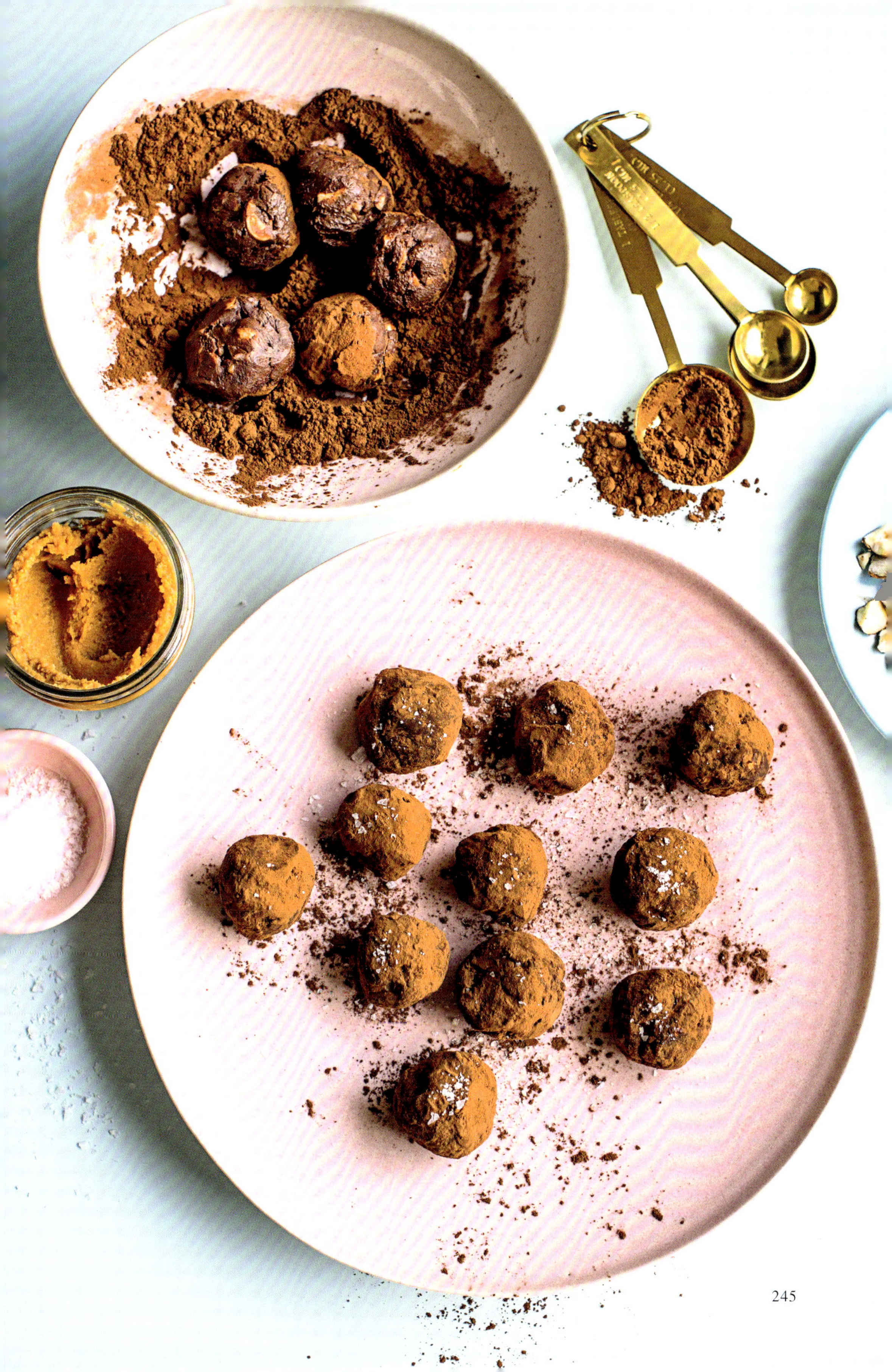

混合莓果开心果酥

这道甜点融合了浆果的多汁和坚果的香脆，是完美的搭配。你可以根据个人口味，将开心果仁换成榛子仁或杏仁。

50克面粉

150克细砂糖

50克无盐黄油

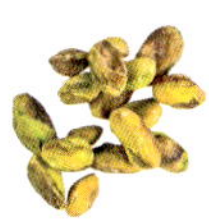

100克开心果仁

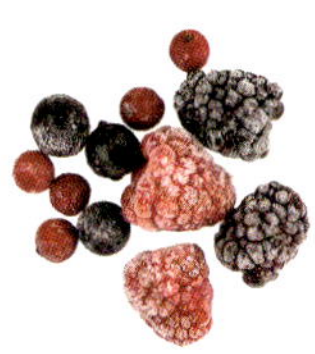

350克冷冻混合浆果

鲜奶油、全脂希腊酸奶或冰淇淋（可选）

·制作方法·

- 将烤箱预热至200℃（风扇模式180℃）。将面粉、100克细砂糖和无盐黄油放入食品料理机中，搅打至混合物呈面包屑状。加入开心果，搅打即可，且混合物呈淡绿色。
- 在烤盘上铺上混合浆果，撒上剩余的细砂糖。均匀地将酥粒混合物撒在浆果上。
- 将烤盘放入预热好的烤箱中，烤20～25分钟，直到浆果冒泡，酥粒金黄酥脆。
- 取出烤盘，稍微冷却后即可享用。如果喜欢，可以搭配奶油、全脂希腊酸奶或冰淇淋一起食用。

制作4人份
准备时间：10分钟 / 总制作时间：25分钟
素食

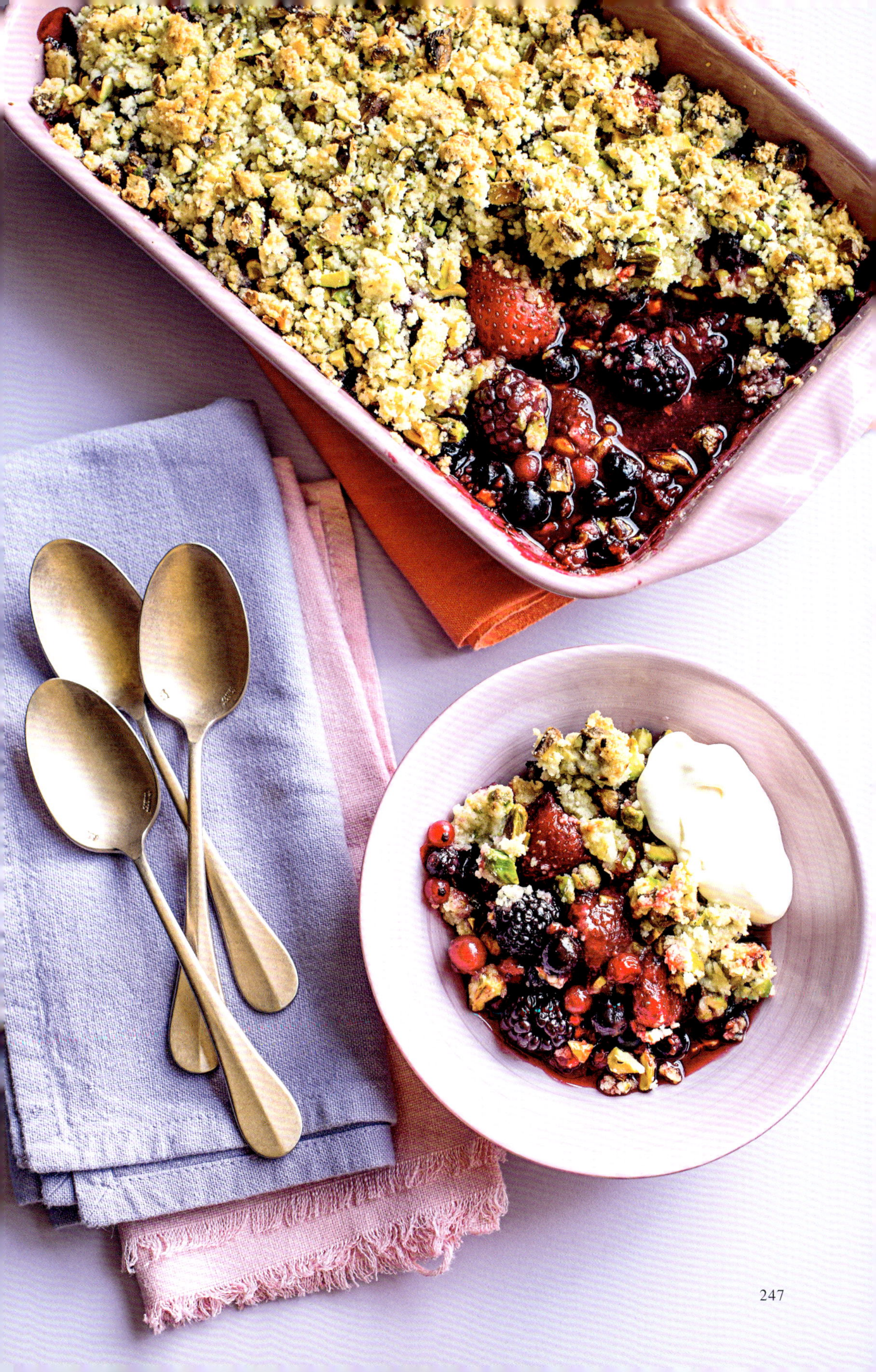

浆果稳糖冰淇淋

4汤匙全脂希腊酸奶

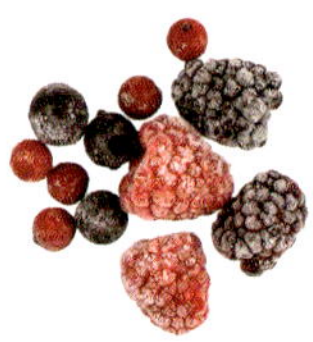

100克冷冻混合浆果

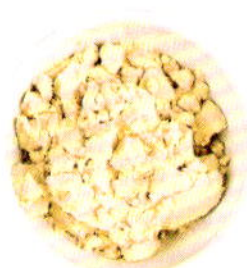

1勺乳清蛋白粉（或任何无调味且不加糖的蛋白粉）

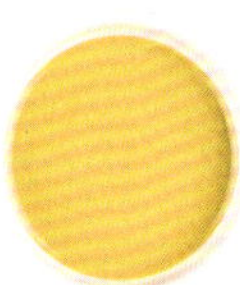

1汤匙中东生芝麻酱（可选）

一款可以保持血糖稳定的冰淇淋！你可以把它当作两餐之间的下午点心来享用。

·制作方法·

- 将酸奶放入塑料容器中，放入冰箱冷冻3～4小时，直至完全冻住。
- 将冷冻好的酸奶、冷冻混合浆果、乳清蛋白粉和中东生芝麻酱（若使用）放入搅拌机中混合搅拌。一开始，混合物会变得像碎屑一样，继续搅拌，最终你会得到一份口感细腻，可以用勺子舀着吃的美味冰淇淋。
- 马上享用第一份，把第二份放在一个耐冻容器中冷冻起来。食用前可以重新搅拌使其变软，或者直接放在容器里让它自然变软。

制作2人份
准备时间：7分钟，不含冷冻时间
无麸质，素食

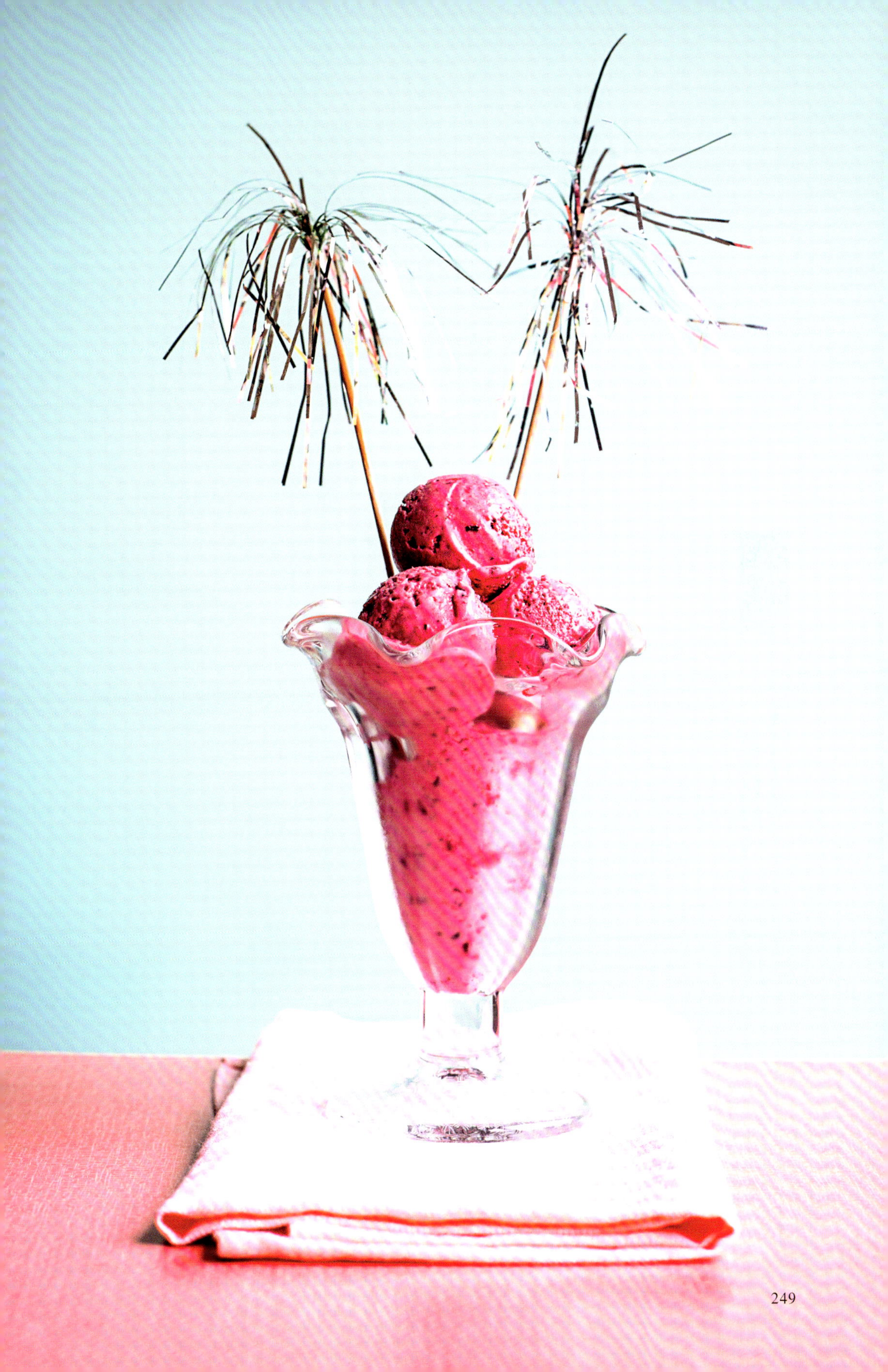

柠檬芝士蛋糕

少许黄油（用于涂抹模具以防粘）

90克细砂糖（额外再准备1汤匙备用）

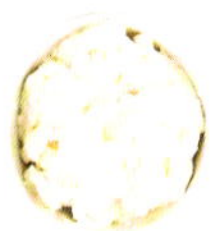
250克意大利乳清干酪

25克中筋面粉

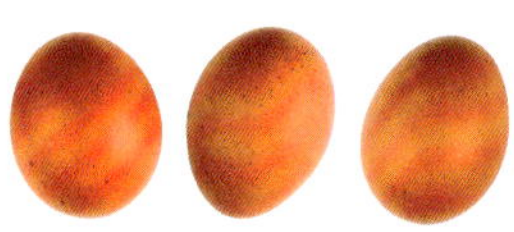
3个鸡蛋（蛋清、蛋黄分离）

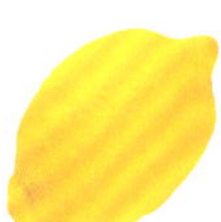
3个柠檬（取皮屑）+1个柠檬（取汁）

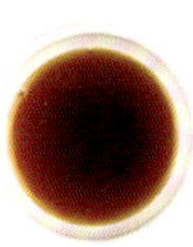
1茶匙香草精

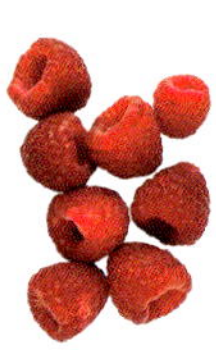
混合浆果、法式鲜奶油或全脂希腊酸奶，可佐食

柠檬芝士蛋糕，你会喜欢到什么程度？好吃到让你想为它写诗。

·制作方法·

- 将烤箱预热至200℃（风扇模式180℃）。将活底蛋糕模（直径18厘米、高7.5厘米）底部垫上烘焙纸，四周涂抹黄油，撒上1汤匙细砂糖防粘。
- 在碗中，放入意大利乳清干酪、中筋面粉、40克细砂糖、蛋黄、香草精、柠檬皮屑和柠檬汁，搅拌至顺滑。
- 另取一个碗，用电动打蛋器将蛋白打发至硬性发泡。加入剩余的50克细砂糖，继续打发至浓稠有光泽的蛋白霜。将蛋白霜拌入奶酪混合物中，直至完全融合，制成蛋糕面糊。
- 将蛋糕面糊倒入模具，再放入预热好的烤箱中，烤35～40分钟，直到蛋糕表面金黄且膨胀隆起。取出，冷却至室温。
- 将蛋糕放入冰箱冷藏至少2小时后再取出脱模。可搭配混合浆果、法式鲜奶油或全脂希腊酸奶享用。

制作6人份
准备时间：15分钟 / 总制作时间：40分钟（另加冷藏时间）
素食

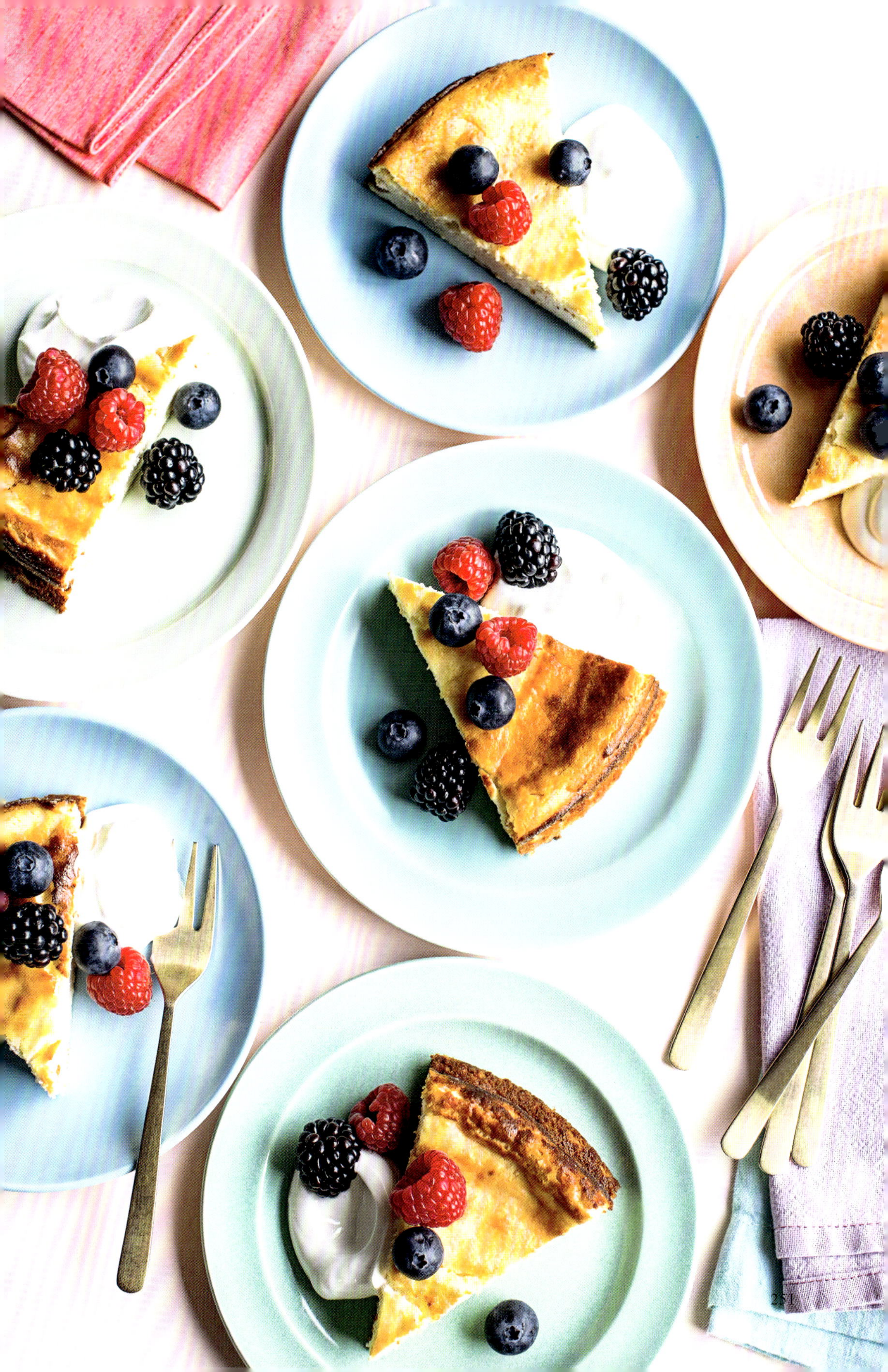

原子香蕉

注意！这将会引爆……你的味蕾！这道原子香蕉来自我祖母的秘方。看着香蕉在微波炉里旋转爆裂的模样，至今仍是我的烹饪经历中最令人兴奋的时刻！

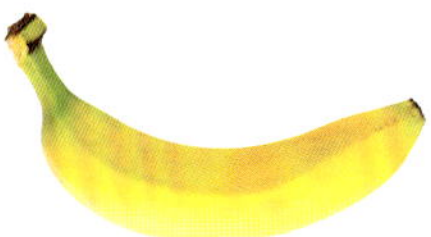

1根香蕉

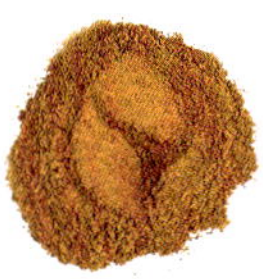

1茶匙肉桂粉

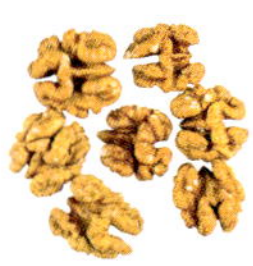

1汤匙切碎的核桃

1汤匙中东生芝麻酱（可选）

·制作方法·

- 将香蕉放在微波炉专用盘子里，用叉子戳几个洞。将盘子放入微波炉，高火加热2分钟，直到香蕉变软，香蕉皮会爆裂开。
- 撒上肉桂粉和核桃仁碎即可食用。如果喜欢，还可以淋上一点中东生芝麻酱。

制作1人份
准备时间：4分钟 / 总制作时间：2分钟
无麸质、素食

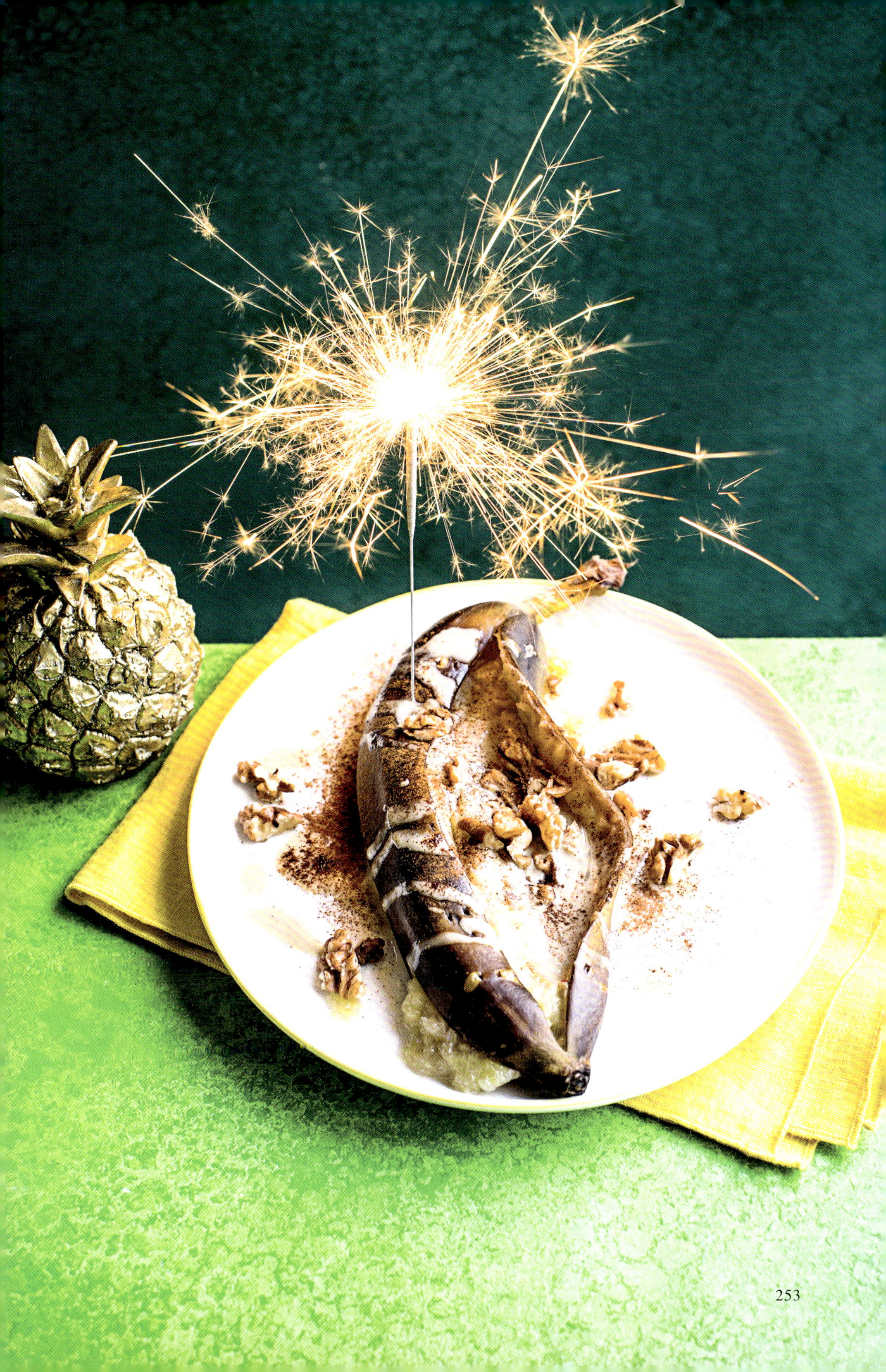

海盐坚果巧克力脆片

这道甜点完美体现了“葡萄糖女神”的理念：简单易做，却惊艳十足。通过为巧克力“穿上外衣”（搭配脂肪、膳食纤维和蛋白质），有效平缓血糖波动。

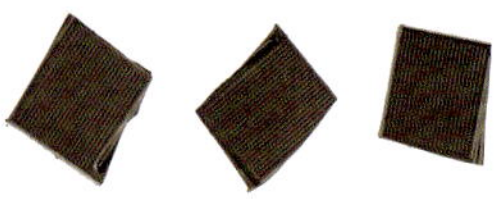

150克70%黑巧克力，切碎

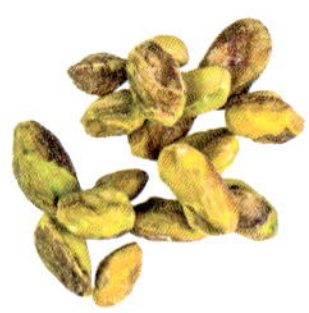

30克开心果仁，粗略切碎

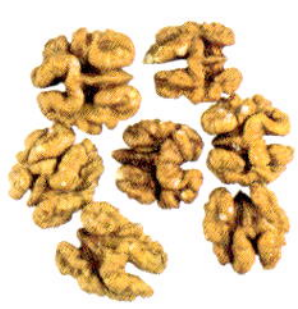

20克核桃仁，粗略切碎

1/2茶匙海盐

·制作方法·

- 在烤盘上铺上烘焙纸。将黑巧克力放入耐热碗中，放在微沸的水锅中，隔水加热熔化，确保碗底不接触到水。
- 将熔化的巧克力倒入准备好的烤盘中，用勺子抹平成薄而均匀的一层。
- 均匀地撒上开心果仁、核桃仁和海盐。
- 将烤盘放入冰箱冷却，令坚果巧克力完全凝固变硬（约需30分钟）。
- 取出后掰成一口大小，放入密封容器中保存，最多可保存2周。

制作1盘

准备时间：15分钟 / 冷藏时间：30分钟

无麸质

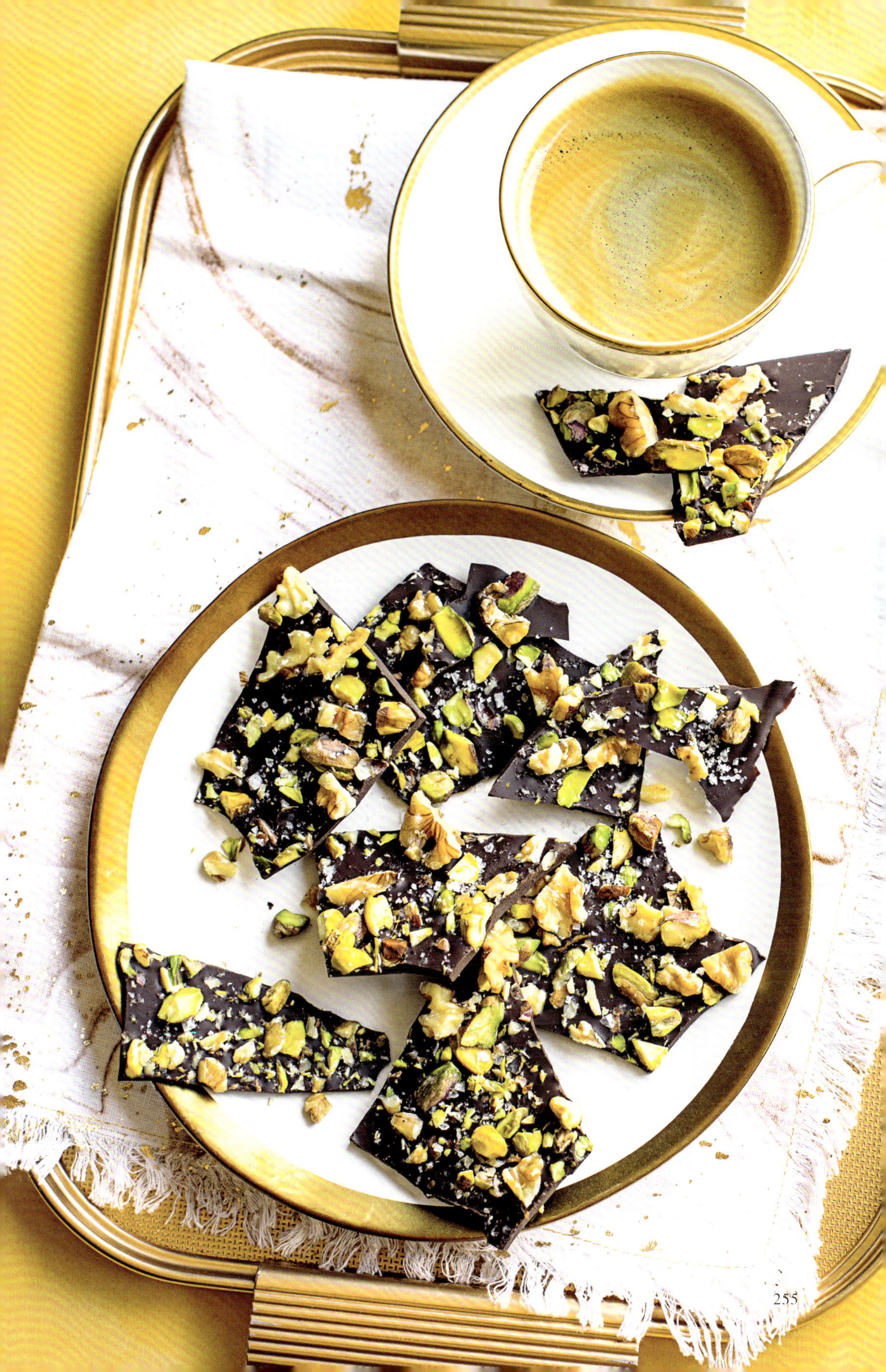

如何处理突如其来的“渴求”

当你通过这套方法来平缓血糖波动时，你的“渴求”应该会开始减少。但“渴求”完全消失可能需要一些时间。这是一些实用的技巧，帮助你在“渴求”来袭时保持镇定。

尝试给自己20分钟的冷却期。在此期间，让你的大脑休息，让血糖水平自然下降。如果在此期间你的“渴求”消失了，那么很棒。如果没有，继续以下步骤（按不同的情况选择对策）。

情况1：渴望吃甜食，但不想吃太多。

吃一点，但要有控制力。将小份的甜食与富含膳食纤维的食物一起食用，这将有助于减缓葡萄糖的吸收。例如，可以将小块巧克力与1小把坚果一起食用。

情况2：渴望吃碳水化合物。

吃一些，但不要空腹吃。选择富含膳食纤维的食物，这将有助于减缓葡萄糖的吸收。例如，可以选择全麦面包而不是白面包。

情况3：想吃点东西，但不知道吃什么。

加入一些蛋白质。例如，可以将酸奶与一些坚果和浆果混合食用，或者将一片全麦面包与花生酱一起食用。

情况4：觉得自己只是嘴馋。

尝试喝一杯水或者无糖饮料。这有助于填满你的胃，减少“渴求”。

情况5：刚刚用完一餐。

在用餐后10分钟内进行肌肉活动。这有助于降低血糖峰值，减少“渴求”。即使只是简单地散步，也可以帮助到你。

第4周结束了——接下来呢

你做到了！欢迎来到你的未来世界。现在是2030年……

开玩笑的。4周的计划结束标志着一个新的开始。现在，你已经掌握了保持健康的技巧，并将它们融入到你的日常生活中。希望你已经注意到这些小窍门正在慢慢变成你的习惯，成为你生活中的一部分。

未来的每一天你都将更加轻松和充满活力。继续坚持实施这些小窍门，并与家人和朋友分享你成功的经验。你将发现，你的身体和精神状态都得到了极大的改善。无论你遇到什么挑战，这些小窍门都会帮助你克服它们，并让你感觉良好。

记住，这只是一个开始。未来的每一天都是一个新的机会，可以进一步改善你的健康，让你更加幸福。坚持下去，你会看到更多的进步和改变。

最后，感谢你在这段旅程中的努力和坚持。祝你未来一切顺利。

爱你的，杰西

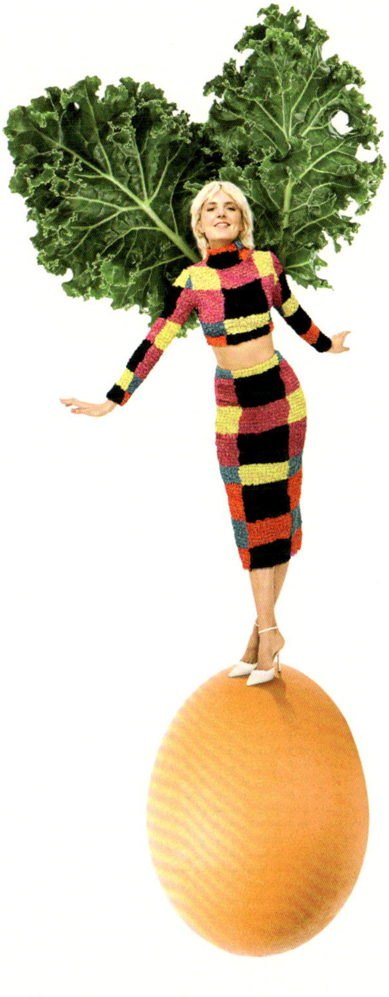

致谢

致参与者们

亲爱的试点试验参与者们，我向你们表示衷心的感谢。因为你们在2022年10月自愿参与到“葡萄糖女神法”（当时它还只是一个呈现在PDF中的想法）的试验中来，是你们让这个项目变得更好。你们为这个项目提供了信息，你们的想法改进了这个项目，你们的成果正在与全世界分享，你们的热情在整个过程中激励着我。与你们交流是一种快乐和荣幸。我再次向每一位参与者表示真诚的感谢！

梦之队

是下面这些了不起的人，让这本书呈现在了大家面前。

凯瑟琳·布鲁顿（Kathryn Bruton），食谱精灵，完美地诠释了“葡萄糖女神”的精髓，也能理解我的抽象要点，比如“这个食谱就是把香蕉放进微波炉里”。

亚历克斯和艾玛·史密斯（Alex & Emma Smith），创造力非凡，你们将这本书生活化，并将才能和宝贵的经验奉献给了这个项目，和你们一起创造“葡萄糖女神法”的世界真是太有趣了。

安妮·里格（Annie Rigg）、哈蒂·贝克（Hattie Baker），美食造型师，还有汉娜·威尔金森（Hannah Wilkinson），道具造型师，你们让食谱变得平易近人，友好而不可抗拒。感谢你们让我的读者们能够充满力量地踏上这段旅程。

朱迪·巴拉特（Judy Barratt）和珍妮·卡斯帕里（Janey Kaspari），作家，你们得体的语言充实了文字，确保信息清晰明了，故事令人愉悦。

埃洛伊萨·法尔托尼（Eloisa Faltoni）、劳拉·赫梅里克（Lara Hemeryck）、贾斯汀·埃斯佩迪多（Justin Espedido），“葡萄糖女

神”社区的支柱们。没有你们，也就没有机会在这里和大家分享。

奥雷亚·卡彭特（Aurea Carpenter）和丽贝卡·尼科尔森（Rebecca Nicolson），我的仙女，谢谢你们和我一起开始“新河”之旅，感谢你们的善良和支持。愿我们永远一起写“下一本书”。

利亚·米勒（Leah Miller）和理查德·罗勒（Richard Rhorer），以及西蒙与舒斯特出版公司的所有人，我的天使们，你们了解这项工作存在的困难和潜能。谢谢你们欢迎我，也谢谢你们把“葡萄糖女神法”带给周围的人。

索菲·鲁瓦内（Sophie Rouanet）和索菲·沙尔纳韦尔（Sophie Charnavel），以及罗贝尔·拉封出版社（Robert Laffont）的每一个人，我的法国“家人”们，和你们一起工作简直就像回家一样，我从心底里感谢你们。

贾斯廷（Justine）、路易丝·德·蒙塔尔梅尔（Louise de Montalembert）、康斯坦斯·戈瓦雷（Constance Govare）、莱蒂西亚·布吕恩（Laetitia Brun）和欧仁妮·德雷兹（Eugénie Derez），你们都是有远见卓识的人。你们引领“葡萄糖女神法”进入了一个新时代。你们给予了她本应拥有却只有你们才能赋予的翅膀。

奥斯瓦尔多·庞顿（Osvaldo Ponton），我出色的摄影师。仅仅是想到要和你一起工作，就让我万分安心。感谢你答应参与我的项目，并且做得如此出色。

我在全球的出版商、销售和分销团队，正是你们让这项科学成果能够触及数百万人。我很荣幸能与你们合作。

苏珊娜·利（Susanna Lea），我果敢又出色的经纪人。我甚至不知道该从哪里开始感谢你。如果没有你，就不会有这页感谢信。你带我踏上了这段奇特的旅程。感谢你给我这个绝佳的机会去成长，并向世界展示自己。这是一份独一无二的礼物。

最后，感谢SLA的每一个人，和你们一起工作让我梦想成真了，谢谢你们！

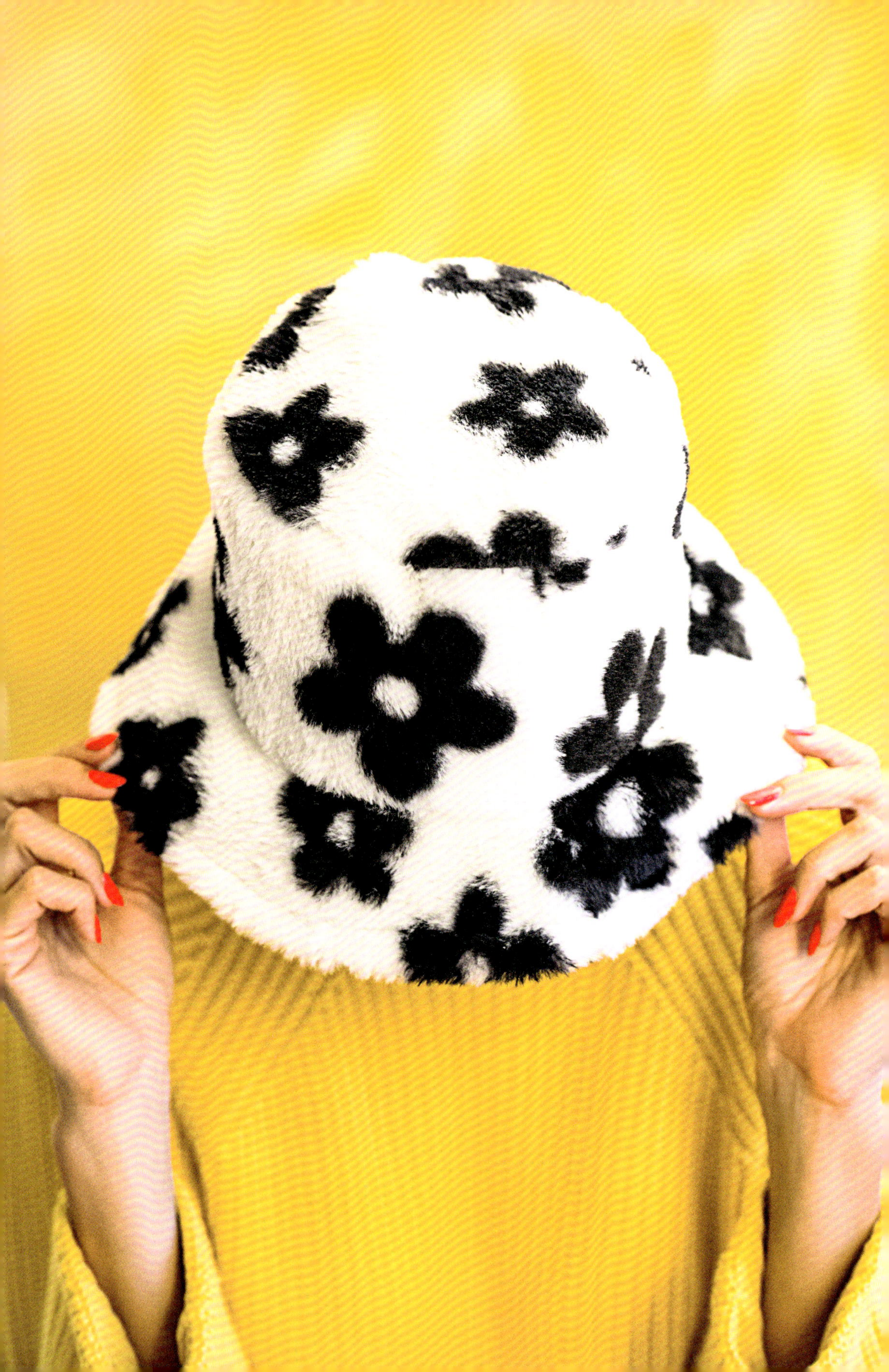